Ernährung in Sozialen Medien

Eva-Maria Endres

Ernährung in Sozialen Medien

Inszenierung, Demokratisierung, Trivialisierung

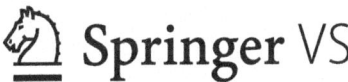 Springer VS

Eva-Maria Endres
Berlin, Deutschland

ISBN 978-3-658-21987-1   ISBN 978-3-658-21988-8   (eBook)
https://doi.org/10.1007/978-3-658-21988-8

Die Deutsche Nationalbibliothek verzeichnet diese Publikation in der Deutschen National-
bibliografie; detaillierte bibliografische Daten sind im Internet über http://dnb.d-nb.de abrufbar.

Springer VS

Gedruckt auf säurefreiem und chlorfrei gebleichtem Papier

Springer VS ist ein Imprint der eingetragenen Gesellschaft Springer Fachmedien Wiesbaden GmbH
und ist ein Teil von Springer Nature
Die Anschrift der Gesellschaft ist: Abraham-Lincoln-Str. 46, 65189 Wiesbaden, Germany

Inhaltsverzeichnis

Zusammenfassung

Problemfelder der klassischen Ernährungskommunikation sind unter anderem die Unvereinbarkeit von Ernährungswissenschaft und Alltagspraxis, ein unrealistisches Verbraucherbild, eine notwendige Repolitisierung von Ernährungsthemen und ein hierarchisches Experten-Laien-Verhältnis. Soziale Medien könnten hier mit dem Prinzip der Selbstregulierung, der Partizipation vieler Nutzer weltweit und der Demokratisierung des Wissens durch Open-Source-Bewegungen Möglichkeiten für Verbesserungsansätze sorgen. Die vorliegende Arbeit bietet einen explorativen Blick auf das Feld der Ernährungskommunikation in Sozialen Medien. Zunächst wurde der Stand der Forschung mittels einer Recherche aktueller Studien vorgestellt und anschließend eine eigene empirische Untersuchung des Sozialen Netzwerks Facebook präsentiert. Für diesen eigenen empirischen Teil wurden eine Momentaufnahme der wichtigsten Akteure im Ernährungsbereich und eine quantitative Inhaltsanalyse von deren Beiträgen durchgeführt. Anschließend wurde anhand eines Fallbeispiels die Beteiligung der Facebook Nutzer über die Kommentarfunktion mittels einer qualitativen Inhaltsanalyse untersucht. Letztlich zeigten die Ergebnisse, dass Ernährungskommunikation in Sozialen Medien bereits in einem überaus großen Umfang stattfindet, allerdings weniger durch Experten, sondern hauptsächlich durch Laien. Die Inhalte sind damit zwar weniger fundiert aber deutlich alltagspraktischer und verbrauchernah. So stellen die Sozialen Medien bei den Gefahren, die jedes neue Medium mit sich bringt, vor allem eine große Chance für Ernährungsexperten dar, ein neues Zeitalter für die Ernährungskommunikation einzuläuten – jenseits unrealistischer Anforderungen und engen Regelkorsetts.

Verzeichnis der Abbildungen und Tabellen

1 Einleitung

Das Internet ist mittlerweile konstruktiver Bestandteil unserer Medienlandschaft geworden. Während im Jahr 2000 28,6% der deutschen Bevölkerung ab einem Alter von 14 Jahren das Internet gelegentlich nutzten, waren es Ende 2014 bereits 79,1%. (van Eimeren et al. 2012) Ebenso stieg damit die Bedeutung Sozialer Medien. Wikipedia hat beispielsweise mit über 2,1 Mio. enzyklopädischen Artikeln in deutscher Sprache achtmal mehr Einträge wie der aktuelle Brockhaus. (Wikipedia 2017) Einen großen Teil der Sozialen Medien machen neben Wikis auch Online-Communities wie Facebook, Instagram oder LinkedIn, aus. Sie ermöglichen es den Nutzern, ein eigenes Profil zu gestalten und mit anderen Nutzern auf verschiedene Arten in Kontakt zu treten. Von allen Internetnutzern waren Ende 2012 bereits 42% in solchen Netzwerken aktiv, das sind ca. 22 Mio. Menschen in Deutschland. 90% der Jugendlichen und jungen Erwachsenen sind mindestens einmal wöchentlich auf ihrem Account, 63% täglich. (van Eimeren et al. 2012) Allein Facebook nutzen jeden Tag 19 Mio. Menschen. Damit erzielt Facebook eine größere Reichweite als die drei größten Tageszeitungen Deutschlands. (Facebook 2012)

Das Web 2.0, aus dem Soziale Medien geboren wurden, zeichnet sich durch Möglichkeiten der Interaktion und Produktion aus. Während früher die ganze Familie nach Feierabend vor dem Fernseher unterhalten wurde, findet Mediennutzung heute zunehmend „anyplace, anytime, anywhere" (Beißwenger 2010, S. 19) statt. Dabei steht die Selbstbestimmtheit des Nutzers im Mittelpunkt. Er kann entscheiden, wann er welche Informationen erhält, und vor allem kann er die Medien selbst mitgestalten. Der passive Konsument wird zum *Prosumer* (Produzent und Konsument zugleich). (Beißwenger 2010) Dabei tragen Soziale Medien zu einem Teil der Identitätsfindung bei, besonders bei jungen Menschen. (Hugger 2010) Der Einfluss sozialer Interaktionen in den digitalen Medien nimmt einen immer größeren Einfluss auf die Interaktionen in der realen Welt. So sagte bereits 2011 der Netzpolitiker Konstatin von Notz, in fünf bis zehn Jahren werde es keinen Unterschied zwischen Sein und Onlinesein mehr geben. (Pham und Lau 2011) Und selbst der CDU Politiker Peter Altmeier beschrieb in einem Interview unter dem Titel „Ich twittere, also bin ich", wie sehr die Präsenz in Sozialen Medien sein Leben verändert. (van Hildebrandt 2011)

© Springer Fachmedien Wiesbaden GmbH, ein Teil von Springer Nature 2018
E.-M. Endres, *Ernährung in Sozialen Medien*,
https://doi.org/10.1007/978-3-658-21988-8_1

Der Begriff *Soziale Medien* beschreibt verschiedene neue kollaborative Organisationsformen, die auf dem System des Web 2.0 basieren. Sie zeichnen sich durch eine selbst organisierte Arbeitsweise aus und stehen damit in einem starken Kontrast zu hierarchischen Organisationsformen. (Voigt und Kreiml 2011) Denn mit der Emergenz der Sozialen Medien und dieser selbst organisierten Arbeitsweise der Nutzer werden hierarchische Strukturen zunehmend überflüssig. Beispielsweise wurden Restaurantempfehlungen in der klassischen Publizistik von professionellen Journalisten erarbeitet, die diese als Dienstleistung z.b. an einen Verlag verkauft haben. In den Sozialen Medien übernehmen die Nutzer selbst die Funktion der Professionellen und schreiben z.b. Restaurantempfehlungen, die sie anschließend über Blogs oder Soziale Netzwerke allen Nutzern zugänglich machen. (Watson et al. 2008) In den Massenmedien herrscht das „One-to-many"-Prinzip vor: einer verteilt Informationen an viele. In den Sozialen Medien ist es das „Many-to-many"-Prinzip: viele Nutzer verteilen Informationen an viele. Damit verändert sich auch die Rolle der professionellen Redaktion, Produktion und Konsumption von Wissen werden zunehmend demokratisiert. (Voigt und Kreiml 2011)

Auch die Kommunikation der Ernährungs- und Gesundheitswissenschaften ist damit einem Wandel unterworfen. Modelle der klassischen Ernährungskommunikation, wie sie bspw. von der DGE (Deutsche Gesellschaft für Ernährung), Verbraucherzentralen und anderen Informationsdiensten seit über hundert Jahren praktiziert werden, versuchen meist mit Appellen in den Formen der Massenkommunikation das Ernährungsverhalten der Bevölkerung zu ändern und scheitern damit seit ihrem Beginn. (Spiekermann 2006a) Dennoch wird immer wieder seitens der Ernährungswissenschaftler das ungesunde Essverhalten der Deutschen angeprangert: Sie essen zu süß, zu fettig, nehmen zu viel Energie zu sich und sind zu dick. (DGE 2008) Dabei liegt diese vermeintliche Fehlernährung nicht an fehlenden Informationen zu einer gesunden Ernährung. Auch die Botschaft, was eine gesunde Ernährung ausmacht, ist grundsätzlich in der Bevölkerung angekommen. (Spiekermann 2006a) Als Gründe für das Scheitern der Ernährungskommunikation könnte die große Diskrepanz zwischen Ernährungswissen und Ernährungsverhalten angegeben werden, was unter anderem auf die rein naturwissenschaftliche Ausrichtung der vermittelten Ernährungsinformationen, die damit verbundene Abwertung des Alltagswissens und die Ausblendung kultureller und sozialer Faktoren sowie eine rein kognitiv orientierte Wissensvermittlung zurückgeführt werden könnte. Letztlich ist Ernährungskommunikation vorschreibend und nimmt bei der Gestaltung der Inhalte wenig Rücksicht auf die Adressaten. (Steinberg 2011) Der Leitgedanke von Public Health Nutrition sieht hingegen einen gesellschaftsbezogenen, interdisziplinären und holistischen

Ansatz vor und orientiert sich damit an der WHO Ottawa Charta, die Partizipation, Selbstbestimmung und Anpassung an lokale Bedürfnisse fordert. (WHO 1986)

Das Internet und insbesondere Soziale Medien des Web 2.0 sind somit ein wichtiger Forschungsgegenstand für die Ernährungswissenschaft, nicht nur weil die Anzahl der Personen, welche Gesundheitsinformationen aus dem Internet beziehen, von Jahr zu Jahr steigt. (Escoffery et al. 2005) Mit dem Aufkommen der Sozialen Medien ändert sich auch die Art und Weise, wie Informationen produziert und verbreitet werden, grundsätzlich. Für die Ernährungswissenschaft kann dies bedeuten, dass Adressaten von Ernährungsbotschaften künftig mehr Partizipation an Ernährungsthemen fordern. Auch die Rolle des Experten könnte sich mit der Demokratisierung des Wissens verändern.

Die folgende Arbeit nähert sich diesem Feld „Ernährungskommunikation in Sozialen Medien". Der theoretische Hintergrund gibt zunächst einen Einstieg in die klassische Ernährungskommunikation und deren Problemfelder. Im Anschluss werden die gängigen Prinzipien und Termini der Sozialen Medien erläutert. Die dort aufgeführten Begriffe sind zusätzlich zum Nachschlagen in einem Glossar aufgeführt. Im darauffolgenden Kapitel wird der aktuelle Stand der Forschung im Rahmen einer ausführlichen systematischen Studienrecherche dargestellt. Im dritten Teil folgen eigene empirische Untersuchungen, die Aspekte der Ernährungskommunikation in dem bisher wenig erforschten Sozialen Netzwerk *Facebook* beleuchten.

Technische Möglichkeiten und der Umgang mit neuen Medien sind einem schnellen Wandel unterworfen. Als diese Arbeit zum ersten Mal 2013 verfasst wurde, wurde sie mit einer großen Euphorie für die Sozialen Medien geschrieben. Es war die Zeit des arabischen Frühlings und einer neuen, jungen Generation, in der auf eine effektive und unkomplizierte Weise Netzwerke geknüpft und Informationen ausgetauscht wurden. Man hatte das Gefühl, damit könnte die Welt verändert werden. Die Welt hat sich auch verändert, aber es sind auch zahlreiche negative Aspekte der Sozialen Medien zu Tage getreten. Als die Arbeit für diese Veröffentlichung 2017 komplett überarbeitet wurde, zeichnete sich daher ein kritischerer Blick auf die Sozialen Medien ab. Auf Instagram werden keineswegs nur Bilder aus dem „wirklichen Leben" gezeigt. Sie sind genauso inszeniert wie in Hochglanzzeitschriften; nur dass dort mittlerweile einer Großzahl der Leserschaft klar ist, dass die Fotos bearbeitet sind. 2013 gab es z.B. zum Zusammenhang zwischen der Nutzung von Instagram und der Entwicklung einer Essstörung noch kaum wissenschaftliche Studien. Heute zeichnet sich ein anderes Bild ab. Natürlich wird sich das Bild Sozialer Medien im gesellschaftlichen Zusammenspiel auch weiterhin ändern. Mit dieser Arbeit soll jedoch die bisherige Entwicklung dieser Medien und ein aktuelles Schlaglicht festgehalten werden. Es wird spannend sein, weiter mitzuverfolgen, wie sich die Medienland-schaft und unsere Gesellschaft zukünftig verändern. Hierzu soll auch diese Arbeit einen Beitrag leisten. Denn um zu wissen wo es in Zukunft hingeht und wie Dinge gestaltet werden können, ist es immer wichtig zu wissen wie es angefangen hat.

2 Problemfelder und Chancen

2.1 Ernährungskommunikation

2.1.1 Versuch einer Definition

Über Ernährung in verschiedener Form zu kommunizieren, ist ein zentraler Bestandteil für Ernährungsexperten. Dennoch gibt es keine einheitliche Begriffsdefinition. (Barlösius und Schiek 2006) In der deutschen Kommunikationswissenschaft findet die Ernährungskommunikation als Teil der Gesundheitskommunikation erst seit einigen Jahren Beachtung. Während Health Communication in Nordamerika ein seit Langem etablierter Forschungszweig ist, gibt es in Deutschland erst wenige Studien, die den Einfluss von Medien auf das Gesundheitsverhalten untersuchen. (Rössler 2006)

Im Rahmen des Forschungsprojektes *Ernährungswende* fand erstmals eine wissenschaftliche Bearbeitung dieses Themas in Deutschland statt. Hier bezeichnen Eberle et al. Ernährungskommunikation als eine gesamtgesellschaftliche Verständigungsleistung. Öffentliche Ernährungskommunikation ist wiederum das Segment, welches „über massenmediale Kommunikation zugänglich ist und als Forum fungiert; in welchem gesellschaftliche Vorstellungen über ‚richtige' Ernährung als ein Teil eines erstrebenswerten Lebens sozial konstruiert werden". (Eberle et al. 2005, S. 38)

Betrachtet man diese Definition genauer, tun sich jedoch Widersprüche auf. In den Massenmedien als Teil der Massenkommunikation verläuft der Informationsfluss zunächst stets einseitig von einer Person oder Gruppe zu einer anonymen Masse. (Elzer 2007b) Der Austausch zwischen den Kommunikationspartnern, welcher für die direkte zwischenmenschliche Begegnung so typisch ist, fehlt hier. Eine Rückkopplung zwischen Kommunikator und Rezipient ist nicht gegeben. Massenkommunikation kann insgesamt als ein Prozess verstanden werden, der öffentlich (keine begrenzte oder definierte Empfängerschaft), indirekt (zeitliche oder räumliche Distanz zwischen den Partnern) und einseitig (ohne Austausch zwischen den Kommunikationspartnern) ist. (Burkart 2002) Der Zusatz „… als Forum fungiert" induziert jedoch die Vorstellung von einem Ort, oder wie es die antiken Wurzeln des Wortes beschreiben, einer Begegnungsstätte, an der sich Menschen treffen, um Meinungen und Ideen auszutauschen. (Link 2002) Dies widerspricht wiederum der Definition einer massenmedialen

© Springer Fachmedien Wiesbaden GmbH, ein Teil von Springer Nature 2018
E.-M. Endres, *Ernährung in Sozialen Medien*,
https://doi.org/10.1007/978-3-658-21988-8_2

Kommunikation und es entspricht auch nicht der gängigen Ernährungskommunikation. Denn hier wird meist von einem einfachen Sender-Empfänger-Modell ausgegangen, bei dem mittels Ernährungsbotschaften Einfluss auf das Verhalten oder die Einstellung des Adressaten genommen werden soll. Als Kommunikation im eigentlichen Sinn – als wechselseitigen Austausch zweier Parteien – wird sie selten gedacht und praktiziert. (Barlösius und Schiek 2006)

Bereits der Versuch einer Definition führt so zu einem der Dilemmata der Ernährungskommunikation. Seitens deren Vertreter wird angegeben, dass sie das Ideal des wechselseitigen Austauschs haben, der jedoch nur in wenigen Fällen tatsächlich stattfindet. Vielmehr werden Verbraucherinnen mit verschiedensten Informationen über Lebensmittel und Ernährung überhäuft. Als Beispiel sind hier die Vielfalt an Diätvorschlägen, widersprüchlichen Nährstoffempfehlungen oder die Fülle an unterschiedlichen Ernährungspyramiden zu nennen. Es fällt dem Verbraucher damit zunehmend schwer, wesentliche Informationen von unwesentlichen zu unterscheiden. Statt informiert und begleitet fühlt, sich ein Großteil vielmehr verwirrt und resigniert. (Büning-Fesel 2006)

Die oben genannte Definition wird in einem weiteren Dokument des Projektes *Ernährungswende* ausgeführt: „Im Wechselspiel des jeweiligen Ensembles von Werten und Einstellungen der konkurrierenden Diskursebenen – also der sozialen Orte, von denen aus ‚gesprochen' wird – und ihren Wissensbeständen bilden sich (hegemoniale) Diskurse heraus." (Rehaag und Waskow 2005, S. 12) Hier wird deutlich, dass an dem Diskurs über die „richtige" Ernährung verschiedene Akteure beteiligt sind, die untereinander konkurrieren, und hierdurch hegemoniale Machtstrukturen entstehen können. Nach dem obigen, von Büning-Fesel genannten Beispiel scheint der Verbraucher in diesem Diskurs eine untergeordnete Rolle zu spielen.

Weiterhin differenzieren Rehaag und Waskow Ernährungskommunikation in zwei Diskursebenen: Alltagskommunikation und Expertenkommunikation. Zur Expertenkommunikation zählen sie politische, wissenschaftliche und wirtschaftliche Kommunikation. Die öffentliche, massenmediale Kommunikation dient nach den Autoren als deren gemeinsames Forum. (Allerdings sind Massenmedien einem ökonomischen Zwang unterworfen und können nicht als offenes Forum dienen, Anm. d. A.) Hier werden die Botschaften dieser Akteure nicht direkt übernommen, sondern inhaltlich und kontextuell entsprechend den Vorstellungen eines Akteurs abgewandelt. Jeder der Akteure hat spezifische Referenzsysteme. Politische Kommunikation rekurriert auf Macht, wirtschaftliche auf ökonomischen Erfolg und wissenschaftliche Kommunikation auf wissenschaftliche und ethisch-moralische Kohärenz. Zivilgesellschaftliche Akteure, wie Verbraucherorganisationen, werden je nach Schwerpunkt einem der drei Felder zugeordnet. (Rehaag und Waskow 2005)

Unter Alltagskommunikation verstehen Rehaag und Waskow (2005) Ernährungsinformationen, die face-to-face ausgetauscht werden und die umfassenden Aufgaben der Alltagsbewältigung und des Ernährungsalltags betreffen. Alltagswissen wird in der Regel nicht hinterfragt, da es auf Routinen basiert, die im Alltagshandeln erworben wurden und auf einem System der Selbstverständlichkeiten und Plausibilität basieren. Es funktioniert in dem jeweiligen Umfeld und liefert damit für Laien Gewissheit. (Rehaag und Waskow 2005) Oft findet im Rahmen der Alltagskommunikation auch eine Erstinformation über verschiedene Medien statt, die dann in interpersonalen Kommunikationsnetzwerken verarbeitet wird. (Rössler 2006)

Rössler unterteil die Ernährungskommunikation wiederum in Produktkommunikation, welche die Darstellung von Lebensmitteln in verschiedenen Kontexten meint, und die Prozesskommunikation, welche die Darstellung verschiedener die Ernährung betreffender Prozesse von Anbau über Herstellung, Kauf und Zubereitung bis zum Verzehr einschließt. Sie können zum Teil auch gleichzeitig stattfinden. (Rössler 2006)

Zudem ist Ernährungskommunikation nicht allein auf übliche Ernährungsthemen wie Lebensmittelauswahl, oder –zubereitung beschränkt. Oft gibt es Überschneidungen mit der Gesundheitskommunikation, Umwelt- oder Risikokommunikation. (Rehaag und Waskow 2005)

In dem Forschungsprojekt *Konsumwende* wird der Begriff Ernährungskommunikation in einer umfasseneren Definition verwendet. Eingeschlossen werden alle Maßnahmen, die Institutionen durchführen, um „Informationen, Kompetenzen und positive Einstellungen zum Thema Ernährung an unterschiedliche Zielgruppen zu vermitteln." (Wilhelm et al. 2005, S. 7) Diese findet über verschiedenste Kommunikationswege und in verschiedenen Kommunikationsräumen statt. Da Informationen über Ernährung einen Großteil der Bevölkerung insbesondere über Massenmedien erreichen, werden diesen einen besonderen Stellenwert zugeschrieben. Der Terminus Ernährungsberatung wird hingegen im Rahmen des Projektes ausgeschlossen, da dies meist in face-to-face Situationen stattfindet, nur punktuell ansetzt und damit stark auf das Problem und die Situation des jeweiligen Individuums fokussiert ist. (Wilhelm et al. 2005)

Im Rahmen der verschiedenen Projekte definieren die Autorinnen und Autoren den Begriff „Ernährungskommunikation" jeweils recht unterschiedlich. Es ist somit festzuhalten, dass es keine übereinstimmende Meinung darüber gibt, welche Informationen über Ernährung wie und wo kommuniziert werden sollen. Es gibt hierbei auch keine Best-Practice-Kriterien, die es den zuständigen Institutionen und Akteuren erleichtern könnten, eine effektive und sinnvolle Ernährungskommunikation zu praktizieren. Will man die verschiedenen Definitionen zusammenfassen, kann Ernährungskommunikation als eine Verbindung verschiedenster Anstrengungen, Informationen über Ernährung und angrenzender Fachgebiete zu vermitteln, bezeichnet werden. Sie schließt sowohl die Kommunikation unter Experten als auch unter Laien ein, wobei unterschiedliche Akteure an dem Diskurs um die „richtige" Ernährung beteiligt sind und sich unter diesen hegemoniale Diskursformationen bilden. Ernährungskommunikation findet über zahlreiche Kommunikationswege statt. Da Massenkommunikation für eine weite Verbreitung von Ernährungsinformationen sorgt und auch als Ort des öffentlichen Diskurses der verschiedenen Akteure betrachtet wird, könnte ihr eine besondere Bedeutung zugeschrieben werden. Entgegen der Annahme eines partizipativen Dialogs, findet Ernährungskommunikation jedoch meist als einseitiges Sender-Empfänger-Modell statt.

2.1.2 Das Scheitern der Ernährungskommunikation

In Deutschland wird bereits seit mehr als 120 Jahren Ernährungsaufklärung betrieben. Seit über 50 Jahren ist die DGE (Deutsche Gesellschaft für Ernährung) dabei eine der führenden Institutionen in der Ernährungskommunikation. (Spiekermann 2006b) Ein wichtiges Werkzeug zur Vermittlung von Ernährungswissen sind beispielsweise die 10 Regeln der DGE, welche nach eigenen Aussagen auf aktuellen wissenschaftlichen Erkenntnissen basieren, und dem Verbraucher helfen sollen, sich gesund zu ernähren. (DGE 2005) Im Ernährungsbericht der DGE wird jedoch jedes Mal aufs Neue festgestellt, dass die Menschen sich immer noch nicht gesund, nach den empfohlenen Regeln ernähren, obwohl seit vielen Jahren Aufklärungsarbeit geleistet wird. (DGE 2008, 2012)
    Die Frage ist daher berechtigt, ob die Ernährungskommunikation scheitert. Seit einigen Jahren wird diese Problematik auch in wissenschaftlichen Kreisen diskutiert und findet zunehmend mehr Aufmerksamkeit. Mit interdisziplinären, wissenschaftlichen Methoden nimmt man sich einer Analyse dieses Scheiterns an und versucht, nachhaltige und umfassende Verbesserungen auszuarbeiten. (Steinberg 2011) Scheitern bedeutet in diesem Zusammenhang jedoch nicht, dass die Botschaften nicht gehört werden oder keinerlei Veränderung erzeugen. Das Wissen, was eine „gesunde Ernährung" ausmacht, wurde in großen Teilen der Bevölkerung verbreitet. (Spiekermann 2006a) Vielmehr definiert sich das Scheitern an den selbst gesteckten Zielen der Expertinnen, das Handeln der Verbraucher in eine bestimmte Richtung zu beeinflussen. Dies ist im erwünschten Maß nicht erfolgt. Zudem findet bis heute kein Nachweis darüber statt, ob ein Wandel der Handlungsweisen, wenn er erfolgt, aufgrund der Ernährungskommunikation erfolgt. (Barlösius und Schiek 2006)

Im Rahmen der Analyse dieses Scheiterns wurden verschiedene Problemfelder der Ernährungskommunikation erkannt und definiert. Diese sollen im Folgenden beschrieben werden.

Naturwissenschaftliches Forschungsparadigma

In der Geschichte der Diätetik gab es verschiedene Auffassungen über eine „gesunden Ernährung". So stand in der Antike noch die gesamte Lebensweise (griechisch δίαιτα) im Mittelpunkt. Nicht einzelne Inhaltsstoffe bestimmten die beste Ernährung für einen Menschen, sondern dessen individuelle Konstitution, wozu neben Kriterien wie Alter oder Geschlecht auch Charakterzüge zählten. Der Körper fungierte als eine Art natürlicher Indikator für den gesundheitlichen Nutzen eines Lebensmittels. Somit war die beste Ernährung höchst individuell und auf die jeweilige Lebenssituation angepasst. (Endres 2012) Diese antike Auffassung veränderte sich über die Jahrhunderte hinweg unter verschiedenen Einflüssen stark. In der Renaissance und Aufklärung wurde Ernährung zunehmend losgelöst von den übrigen Aspekten einer Lebensweise betrachtet. Obwohl die damalige Diätetik ganzheitlicher eingestuft werden kann als die heutige naturwissenschaftlichere Betrachtung, beschränkte sie sich auf physiologische Aspekte. Soziologische oder psychologische Zusammenhänge hatten kaum mehr Bedeutung. (Barlösius 2011)

Seit dem 19. Jahrhundert ist die Ernährungsforschung von den Naturwissenschaften dominiert. Entsprechend der Vorrangstellung der Chemie in dieser Wissenschaft wurde in der ersten Hälfte des 19. Jahrhunderts Ernährung überwiegend unter chemischen Aspekten erforscht. Die stoffliche Zusammensetzung der Nahrung – nach den drei Hauptnährstoffgruppen Proteine, Kohlenhydrate und Fette – stand im Mittelpunkt. Mit der zweiten Hälfte des 19. Jahrhunderts wurde auch der Energiegehalt der Nahrung untersucht, womit die Physik, insbesondere die Thermodynamik in der Ernährungswissenschaft an Bedeutung gewann. Mit der naturwissenschaftlichen Betrachtung von Ernährung standen physiologische Prozesse im Vordergrund. Weniger das Wohlbefinden der Menschen war wichtig, sondern mehr wie viel Nahrung für die körperlichen Prozesse notwendig ist. Ziel der naturwissenschaftlich geleiteten Ernährungsexperten war es, nutritive Richtwerte für die physiologischen Bedürfnisse eines Menschen zu erstellen. „Echte" Bedürfnisse, wie Energie, Proteine, später Vitamine usw., wurden dafür von den „eingebildeten" Bedürfnissen, wie Genuss, Wohlbefinden, soziale Zugehörigkeit, usw., getrennt. (Barlösius 2011) Letztlich sollte die Wissenschaft damit auch der Politik zuarbeiten, die daran interessiert war, die Bürger gesund und somit leistungsfähig zu erhalten. Für den Staat war es wichtig zu wissen, wie viel Nahrung nötig ist, um ein Volk bedarfsgerecht zu ernähren, und

sie beauftragte die Ernährungswissenschaft, das herauszufinden. (Klotter 1990)
Justus Liebig gilt hier als einer der Gründungsväter der naturwissenschaftlichen
Ernährungswissenschaft in Deutschland. Er formulierte Mitte des 19. Jahrhunderts eine Ernährungslehre des Lebens, die auf einem gleichermaßen für Mensch,
Tier und Pflanze geltenden Stoffwechsel basierte. Dies bezog jedoch nicht mehr
eine umfassende Darstellung der menschlichen Realität ein, sondern reduzierte
den Menschen auf ein rein körperliches Wesen. Grammzahlen für verschiedene
Inhaltsstoffe wurden erstmals genau festgelegt, später abgelöst durch die Kalori-
enmessung. Dieser jungen Ernährungswissenschaft gelang es, die Aufnahme bestimmter Stoffe mit Funktionalität und somit Gesundheit im Sinne eines leis-
tungsfähigen Körpers in Verbindung zu bringen. Diese Logik bestimmt bis heute
die Definition von Ernährungszielen und damit auch die Ernährungskommunikation. Es wurde jedoch kaum hinterfragt, ob es Einflussfaktoren geben könnte,
die das Ernährungs- und Gesundheitsverhalten in gleichem oder sogar in größe-
rem Maße bestimmen als physiologische, wie etwa soziale, psychologische oder
kulturelle Dimensionen. (Spiekermann 2001)

Dennoch scheinen soziale, kulturelle und psychologische Determinanten
zunehmend mehr Beachtung zu finden. Während die sozialen und psychologischen Forschungsbereiche 1977 24% der Forschungsbereiche in Deutschland
ausmachten und ökonomische Determinanten mit 56% dominierten, machten die
sozialen und psychologischen Forschungsprojekte 1999 mit 39% den Hauptan-
teil der Forschungsbereiche aus. Medizinische und physiologische Determinanten lagen zum selben Zeitpunkt bei 26%. (Oltersdorf 2001) Allerdings findet innerhalb der Ernährungswissenschaft durchaus eine Hierarchisierung der Teildis-
ziplinen statt. Hierbei wird eine Höherbewertung der Naturwissenschaften gegenüber der Sozial- und Geisteswissenschaften von Wissenschaftlerinnen verschiedener Disziplinen wahrgenommen. Auch wenn es inzwischen einige Forschungsprojekte zur Sozialforschung des Essens gibt, wurde diese Vorrangstellung der Naturwissenschaften nicht in Frage gestellt. Der Diskurs um eine Not-
wendigkeit der Soziologie des Essens findet zudem nur fachintern statt und wird
von der naturwissenschaftlichen Betrachtung dominiert. (Steinberg 2011)

Vernachlässigung sozialer und kultureller Dimension des Essens

Zwar haben die Natur- und Agrarwissenschaften durchaus zu einem großen Wissenszuwachs über physiologische und ökologische Zusammenhänge in der Ernährungswissenschaft beitragen, jedoch versagen ihre Instrumente, wenn es um
kulturelle, kommunikative und soziale Phänomene des Essens geht. (Wierlacher
1993) Bereits im Ernährungsbericht 1976 wurde festgestellt: „Die Apelle der naturwissenschaftlich arbeitenden Ernährungswissenschaft für eine physiologisch

richtige Ernährung werden vom Durchschnittsverbraucher wenig oder gar nicht registriert, weil tiefverwurzelte Nahrungsgewohnheiten dem entgegenstehen." (DGE 1976, S. 396 zit. nach Wierlacher 1993, S. 1)

Dies sei ein Hinweis darauf, dass eine Ernährungskommunikation ohne Berücksichtigung der Soziologie des Essens scheitern muss. Die „physische Oberfläche" der Ernährung ist mit der Institution der Mahlzeit an eine unendlich höher gelegene Ordnung gebunden. Indem das gemeinsame Essen eine soziologische Angelegenheit wird, gestaltet sie sich nicht nur ästhetischer, sondern ist auch überindividuell reguliert. Dies beginnt mit der Regelmäßigkeit der Mahlzeit, die es ermöglichte, dass ein Personenkreis sich zu vorher festgelegten Zeiten zusammenfindet und somit einen Teil des Naturalismus des Essens, wo jeder gerade dann isst, wann er Hunger hat, überwindet. Es führt sich fort über die Benutzung von Geschirr und Besteck oder der Reihenfolge, in der ein Gericht serviert wird und gegessen werden darf. Die Sozialisierung der Mahlzeit stellt sich damit über die Bedürfnisse des Einzelnen und wirkt letztlich wieder auf jene zurück. Denn von der gemeinsamen Mahlzeit geht eine ungeheure sozialisierende Kraft aus. (Simmel 1984) Indem man an einem gemeinsamen Mahl teilnimmt und mit den anderen das Essen teilt, wird man zu einem Mitglied dieser Gemeinschaft. Das Teilen der Nahrung sicherte das Überleben einer Gruppe, sozial und materiell. Es machte sie zu einer stabileren Gruppe. Dieser Akt hat in jeder bekannten Gesellschaft die gleiche, universelle Bedeutung. Aus historischen, literarischen und zahlreichen anderen Zusammenhängen gibt es etliche Beispiele, in denen durch eine gemeinsame Mahlzeit soziale Zugehörigkeit geschaffen oder bekräftigt wird. Gemeinsames Essen ist durch keine andere soziale Institution zu ersetzen. Es gibt nichts Vergleichbares, was in dieser Stärke Zugehörigkeit oder Anerkennung einer Gemeinschaft symbolisiert. (Barlösius 2011)

Kulturelle Normen und Konventionen des Essens, die über viele Generationen entwickelt wurden, sind daher nicht nur ein weiterer Einflussfaktor neben vielen. Soziokulturell-psychische Aspekte bestimmen die Ernährung in einem wesentlich höheren Maß als physisch-biologische. Sie sind darüber hinaus enorm resistent gegenüber Veränderungen. Während sich biologische Funktionen im kulturellen Wandel schneller anpassen, ändert sich die Esskultur zuletzt, wodurch es zwischen technischem Wandel und soziokultureller Anpassung häufig zu Phasenverschiebungen kommt. Ernährungsprobleme heutiger Zeit können daher nur effektiv angegangen werden, wenn diese soziokulturellen Aspekte der Ernährung berücksichtigt werden. (Wierlacher 1993)

Unzureichende Interdisziplinarität

Durch die Dominanz der naturwissenschaftlichen Disziplinen in der Ernährungswissenschaft ergibt sich eine unzureichende Zusammenarbeit mit anderen Wissenschaften, insbesondere den Sozial- und Geisteswissenschaften. (Steinberg
2011) Daher beschränkt sich die Ernährungswissenschaft in Deutschland meist
auf den Bereich der Agrarwissenschaft, Biochemie und Ernährungsmedizin. Obwohl es bereits in den 1990ern Ansätze einer Erweiterung dieser einseitigen naturwissenschaftlichen Forschungsperspektiven gegeben hat, bspw. durch die Soziologie des Essens, die Anthropologie, historische Ernährungsforschung oder
die Psychologie, gab es nie hinreichende Bestrebungen, diese Disziplinen zusam-
menzuführen. Insbesondere in Deutschland scheint mangelnde Interdisziplinarität ein Phänomen zu sein, da in Nordamerika bereits seit den 1970ern erfolgreich
am Aufbau einer übergreifenden Kulturforschung des Essens gearbeitet wird und
ebenso in zahlreichen europäischen Ländern das Kulturthema Essen Gegenstand
wissenschaftlicher Forschung wurde, wie zum Beispiel in Frankreich, Italien, der
Schweiz, Großbritannien, Niederlande und weitere. (Wierlacher 1993) Zwar gab
es in der Vergangenheit immer wieder Bestrebungen zu einem übergreifenden
Fächerverbund, jedoch hat die interdisziplinäre Öffnung des Fachs nie stattgefunden. Angesichts einer mehr als vierzigjährigen Geschichte des relativen
Scheiterns bei einer effektiven Ernährungsbildung, sehen hierin einige Wissen-
schaftler eine der großen Chancen auf Verbesserung der Wirksamkeit. (Spiekermann 2001)

Wichtig wären hier einerseits die Entwicklung einer gemeinsamen For-
schungsperspektive und andererseits insbesondere auch die Zusammenführung
der Forschungsergebnisse. Letztlich basiert die Ernährungskommunikation auf
den entsprechenden Forschungsergebnissen und da diese separat voneinander
kommuniziert werden und sich teilweise sogar widersprechen, trägt die fehlende
Zusammenarbeit zu einer Verunsicherung der Verbraucher hinsichtlich des
„richtigen" Ernährungsverhaltens bei. (Steinberg 2011)

Letztlich wäre eine wichtige Voraussetzung für die Schaffung einer solchen
interdisziplinären Forschung, dass anerkannt wird, dass die alltägliche, menschliche Nahrungsaufnahme ein kommunikatives Handeln und somit ein identitäts-
stiftender Vorgang ist. Daraus geht hervor, dass Nahrungsaufnahme nicht nur
durch physische Körperfunktionen, sondern auch durch erlernte Verhaltensmus-
ter gesteuert wird. Voraussetzung für das Gelingen ist damit die Auffassung des
Essens als sozialem Totalphänomen. (Neumann 1993) Das würde bedeuten, dass
sowohl die „natürliche Bedingtheit der Ernährung als auch die soziale Gestaltung
des Essens" (Barlösius 2011, S. 23) zu gleichen Teilen anerkannt werden müssten. Damit einher geht die Forderung nach einer interdisziplinären Forschung

und ihr eine neue methodische Grundlage zu schaffen. (Neumann 1993) So ist es beispielsweise wichtig, von den gesellschaftlichen Problemlagen auszugehen, akteursorientiert, d.h. Interessen und Sichtweisen der verschiedenen Akteure zu integrieren, und disziplinübergreifend zu arbeiten, d.h. sowohl Erkenntnisse und Methoden der Wissenschaften, als auch Erfahrungen aus der Praxis miteinander zu verknüpfen. (Eberle et al. 2005)

Unvereinbarkeit von wissenschaftlichen Anforderungen und Alltagspraxis

Während zu Beginn der Ernährungswissenschaft die Erforschung und Beseitigung von Mangelernährung und Unterernährung erklärtes Ziel war, wandelte sich die Anforderung an die Ernährungswissenschaft Mitte der 1950er Jahre. Adipositas, Diabetes, Karies und andere Erscheinungen von Fehlernährung rückten in den Vordergrund. Nun ging es nicht mehr darum die Bevölkerung ausreichend zu versorgen, sondern die Zahl der so genannten ernährungsbedingten Erkrankungen zu verringern. Das Ziel der Ernährungswissenschaft war infolgedessen die Bevölkerung von ihren traditionellen Essgewohnheiten abzubringen, da diese gesundheitsschädlich seien und zu Übergewicht führen sollen. Letztlich sollten Traditionen der Lebensmittelauswahl und Kochpraktiken sowie historische Esskulturen durch eine von Normen der Ernährungswissenschaft gesteuerte und damit gesundheitsförderlichere Ernährung ersetzt werden. (Barlösius 2011)

In diesem historischen Kontext konstituierte sich eine Konkurrenz zwischen dem normativen, „gesundem" Ernährungsverhalten, welches die Ernährungswissenschaft vorgab, und dem tatsächlichen Essen in der Alltagspraxis. Diese herrscht bis heute vor. Zwar kennt ein Großteil der Bevölkerung die von der Ernährungswissenschaft kommunizierten Botschaften, empfindet sie in der Umsetzung im Alltag jedoch als Zumutung. Hier spielen nicht nur kulturelle und soziale Dimensionen des Essens eine Rolle. Ernährung ist Teil einer Lebenspraxis, in der mit knappen Ressourcen, z.B. Zeit oder Geld, und eingeschränkten Fähigkeiten, wie Lebensmittel- und Kochkompetenzen, umgegangen werden muss. Daneben existieren in jeder Region, in jeder sozialen Lage, in jeder Generation unterschiedliche Vorstellungen von gutem Essen und effizienter Hauswirtschaft. Die an der Naturwissenschaft orientierten Empfehlungen gehen jedoch von einem für alle Menschen gleichen Ernährungsalltag aus und bilden somit bei weitem nicht die Vielfalt der Lebenswelten ab. Eine Veränderung der Essgewohnheiten würde zudem immer mit einer Veränderung der ganzen Alltagspraxis einhergehen. Diese Zumutung wird seitens der Experten kaum registriert. (Spiekermann 2006a)

Der Verbraucher hat letztlich den Eindruck, dass der kulturellen und geschmacklichen Vielfalt, welche direkt über die Sinne erfahrbar ist, eine einzige richtige, für den Körper optimale Ernährungsform gegenüber steht. Das Alltagswissen, welches über Generationen im kulturellen und sozialen Austausch vermittelt wurde, wird damit entwertet. An die Stelle routinierter Beurteilung, was gut ist oder funktioniert, tritt eine kulturelle Orientierungslosigkeit, die nach Meinung der Experten durch naturwissenschaftliches, gesundheitsorientiertes Wissen ersetzt werden soll. (Rützler 2005) Berücksichtigt wird dabei jedoch nicht, dass auch andere Dimensionen, wie eben geschmackliche oder soziale Präferenzen, eine Rolle bei der Entscheidung für das eine oder das andere Lebensmittel spielen. Das bedeutet nicht, dass diese Entscheidungen der Rationalität entbehren, sie erfolgen vielmehr auf der Grundlage verschiedener Rationalitäten, die nicht eindeutig zu hierarchisieren sind. Mit den naturwissenschaftlichen Anforderungen, die auf einer biochemischer Zusammensetzung der Lebensmittel und Körperfunktionen begründet sind, produziert die Ernährungswissenschaft zwangsweise Abweichungen, eine Differenz zwischen dem, was Verbraucher sind und was sie sollen. Statt dies zu erkennen und zu berücksichtigen, werden alltagsbezogenen Rationalitäten als defizitär und unaufgeklärt bewertet und gerade auch gesunde Verbraucher zu Patienten reduziert. (Spiekermann 2006a) Statt Esskultur als eine Ressource zu begreifen, werden Verbraucher zu ‚belehrrungsbedürftigen Laien' herabgestuft, wodurch Beratung durch den Ernährungsexperten legitimiert wird. (Steinberg 2011) Das Verhältnis und der Dialog zwischen Laien und Expertinnen werden in diesem Zusammenhang als hierarchisch beschrieben. Der fehlerhafte Mensch muss durch den Experten missioniert werden. (Methfessel 2004) Spiekermann (2006) führt dies unter anderem auf die für Deutschland typischen Wissenschafts- und Kommunikationsstrukturen zurück, in der Experten grundsätzlich hoch eingestuft werden. Dabei wird ein Großteil des Wissens außerhalb von Universitäten produziert. Dennoch sind der Ernährungskommunikation durch diese Expertenhierarchie deutlich engere Grenzen gesetzt, als etwa im angelsächsischen Raum, wo Alltagswissen mehr Beachtung findet. (Spiekermann 2006a)

Diese Sichtweise der Experten spiegelt sich auch in den Ernährungsinterventionen wider. Umsetzungspotentiale der Zielgruppen werden nicht berücksichtigt. Viele der Konzepte kennzeichnet daher eine „Alltagsvergessenheit" (Eberle et al. 2005, S. 5). Dass Ernährung im Zusammenhang des jeweiligen Alltags und in Verbindung mit den jeweiligen Lebensbedingungen, z.B. Arbeit, Familie, Freizeit, ausgehandelt werden muss, wird meist ausgeblendet. (Eberle et al. 2005)

Kritisiert wird in diesem Zusammenhang auch die einseitige Orientierung auf das Thema Gesundheit. (Steinberg 2011) So geben Institutionen der Ernährungsaufklärung als Ziel die Erleichterung der Entscheidung für richtiges/gesundes Essen an. (Barlösius und Schiek 2006) Ein Problem ist auch hier wieder die

Ausblendung sozialer und kultureller Aspekte des Essens und die Reduktion auf rationale Entscheidungen. (Steinberg 2011) Dabei gibt es bis heute keine fundierten Belege, dass eine gesunde, „richtige" Ernährung im Sinne der Ernährungswissenschaft die Gesundheit und damit die Lebensqualität oder die Lebenserwartung steigert. (Methfessel 2004)

Unrealistisches Verbraucherbild

Mit der Veränderung der Ziele der Ernährungswissenschaft in den 1950er Jahren von einer Versorgerfunktion hin zur Prävention ernährungsbedingter Erkrankungen ging nicht nur eine Abwertung des Alltagswissens einher, sondern auch die Integration der Verhaltensforschung, da das Verhalten der Bevölkerung geändert werden sollte. Dennoch blieb die Dominanz der Naturwissenschaften bestehen, was dazu führte, dass Ernährungsverhalten als ein funktionales, von Hunger- und Sättigungsmechanismus gesteuertes Verhalten definiert wurde. In diesem Sinne gestalteten sich auch die Ernährungsempfehlungen, die an die Bevölkerung gerichtet wurden: Kalorienreduktion, Fett und Zucker verringern, Vitamin- und Ballaststoffaufnahme erhöhen. (Barlösius 2011)

Es handelt sich bei diesem rationalen Verbraucherbild also um einen Verbraucher, der seine Entscheidungen auf wissenschaftlichen Erkenntnissen basierend trifft, bzw. als mündiger Verbraucher über Risiken und Vorteile aufgeklärt wird und von nun an alle Entscheidungen daran orientiert. Dass dieses Bild idealtypisch ist und wenig mit der Realität zu tun hat, scheint den Akteuren der Ernährungskommunikation bewusst zu sein. Dies zeigt sich beispielsweise darin, dass die verwendeten Medien, wie didaktisch aufgearbeitete Faltblätter oder Ratgeber, einer besonderen pädagogischen Sprache bedürfen. (Barlösius und Schiek 2006) Eben dieses Bild des rationalen und wissensgeleiteten Verbrauchers führt dazu, dass sich Ernährungsziele stets durch eine kognitive Wissensvermittlung auszeichnen. Dies führt jedoch nicht zu dem erwarteten Erfolg. Stattdessen müssten vielmehr praktische Kompetenzen vermittelt werden. (Pudel 2003) Generell sind Gesundheitsinformationen, die beispielsweise wie Warnhinweise auf Zigarettenschachteln mit Aversion und Bestrafung nach dem Modell von Pawlow und Skinner arbeiten, meist wenig wirkungsvoll. Seitens der Raucher werden Hinweise wie „Rauchen tötet" zwar als abstrakte Forderungen kognitiv wahrgenommen, jedoch auch schnell wieder abgehakt. Stattdessen wirken Informationen besser, wenn sie mit einer Emotion verbunden sind, indem z.B. ein Einzelschicksal geschildert wird. (Elzer 2007a) Gerade am Beispiel des Rauchens lässt sich erkennen, dass das Gesundheitsverhalten von Verbraucherinnen nicht rational gesteuert ist. Rauchen steht auch für einen verwegenen Lebensstil, für das Ausbrechen aus den Gesundheitsnormen, für Risikobereitschaft. Auf Zigarettenschachteln darauf hinzuweisen, dass Rauchen tötet, ist nahezu eine Werbung für diese Assoziationen. Zu denken, die Wahl der Lebensmittel und das Ernährungsverhalten von Verbrauchern wäre immer daran orientiert, die gesündeste, ökologisch einwandfreiste, ethisch beste Entscheidung zu treffen, ist töricht. In der Neuzeit sind wir umstellt von Pflichten, die es jeden Tag zu erfüllen gilt. (Weber 2013) Hierzu zählen zum Beispiel, jeden Morgen pünktlich aufzustehen, zur Arbeit zu erscheinen, schlank zu sein, individuelle Hobbys zu pflegen usw. Aus diesem Käfig zuweilen auszubrechen und Dinge zu tun, die irrational und gefährlich sind, ist attraktiv und psychologisch notwendig. Im Bereich des Essens können wir dies tun, ohne mit schlimmen negativen Sanktionen rechnen zu müssen, wie unseren Job zu verlieren.

Ein weiteres Missverhältnis im Verbraucherbild sind die Denkformen und Werte der Ernährungsaufklärung, die viel mehr denen der Ernährungsexperten, als ihren angeblichen Adressaten entsprechen. Die Akteure der Ernährungskommunikation haben oft eine akademische Ausbildung, ein überdurchschnittliches Einkommen und üben den gleichen Beruf aus. Sie befinden sich also in einer recht homogenen sozialen Lage und folgen den gleichen bürgerlichen Wertevorstellungen. (Spiekermann 2006a) Als Zielgruppe der Ernährungskommunikation sehen die Vertreter zwar die gesamte Bevölkerung an, jedoch ist längst bekannt, dass insbesondere die Mittelschicht mit einem guten Bildungsstatus erreicht wird. (Barlösius und Schiek 2006) Von Seiten der Bevölkerungsgruppen, die sich mit diesen bürgerlichen Mittelschichtswerten nicht identifizieren können, wie schlechtere soziale Lagen, werden die Belehrungsversuche der Ernährungsexperten meist nicht aufgenommen. Vielmehr können die Vermittler dieser Ernährungsbotschaften als Vertreter einer moralisierenden Mittelschicht empfunden werden, die ihnen ihren Habitus aufzwingen wollen. (Ottovay 2010) Ernährungskommunikation kann hier als eine Praxis der sozialen Distinktion erlebt werden und erreicht nicht die Bevölkerungsgruppen, die vermeintlich erreicht werden sollen. (Bourdieu 1987) Als Folge kommt Ernährungskommunikation nur bei den Bevölkerungsgruppen an, welche einen ähnlichen sozialen Hintergrund und ähnliche Werte haben wie die Produzenten von Ernährungsbotschaften. Ernährungskommunikation ist deshalb ein „Selbstgespräch der Wissenden", „ein tendenziell akademisch-bürgerliches Projekt" (Spiekermann 2006a, S. 13).

Zudem besteht auch eine Diskrepanz zwischen Experten und Adressaten hinsichtlich Genderaspekten. Ein Großteil der Ernährungsfachleute ist weiblich. Damit ist auch der Diskurs um eine gesunde Ernährung vornehmlich weiblich geprägt. Ernährungskommunikation wirbt eher mit asketischen Adjektiven wie maßvoll, abwechslungsreich, pflanzlich und gesund. Sie steht damit einem archaischen Bild der maßlosen, fleischlastigen Ernährung gegenüber, mit dem sich Männer eher identifizieren können. (Klotter 2011b)

Notwendige Repolitisierung der Ernährungskommunikation

In den 1920er Jahren formierte sich in Deutschland ein Zusammenschluss aus Wirtschaft, Wissenschaft und Politik, das so genannte *eiserne Dreieck*, das die Art und Weise der Ernährungskommunikation nachhaltig bis heute prägte. Während sich bspw. in Großbritannien eine moderne, selbstbewusst artikulierende Verbrauchervertretung bildete, gab es öffentliche Gegenpositionen im Deutschen Reich nur am Rande. (Spiekermann 2006b) Die Ernährungspolitik blieb in dieser Konstellation bis vor einigen Jahren ein untergeordnetes Sujet. In den Foren und Ausschüssen der gesellschaftlichen Diskussion wurden Ernährungsthemen stets durch Vertreter der Agrarwissenschaft und -politik repräsentiert. Entsprechend wurden Ernährungsfragen aus agrarpolitischer und landwirtschaftlicher Perspektive beantwortet. Dies blieb von der Außenwelt weitgehend unberührt. Besonders gegen politische Kontrolle außerhalb der agrarpolitischen Vertreter war das *eiserne Dreieck* immun. Der politische Wandel kam erst, als sich durch die BSE-Krise die Aufmerksamkeit auf die Akteure richtete. Von da wurde eine Agrarwende ins Rollen gebracht, die dem ökologischen Landbau Vorschub leistete und in deren Zug sich die Ernährungspolitik von der Agrarpolitik emanzipierte. (Rehaag und Waskow 2006)

Der Einzug in die Politik bzw. die stärkere Politisierung der Ernährungskommunikation und von Ernährungszielen könnte eine Chance für mehr Transparenz, eine höhere Beteiligung der Akteure und mehr öffentliche Diskussion sein. Bürger könnten partizipativer in den Gestaltungsprozess eingebunden werden. (Spiekermann 2001) Eine interdisziplinäre Ernährungspolitik könnte hier als ein Forum dienen, an das die verschiedenen Forderungen herangetragen und ausgehandelt werden können. Neben dem Austausch und der Partizipation von Alltagsakteuren könnte ebenso mehr Kontinuität in der Bearbeitung ernährungsrelevanter Themen gewährleistet werden, da eine Verantwortungsübernahme seitens des Staates stattfindet. Ernährungspolitik als gesamtgesellschaftliche Aufgabe statt Teilbereich der Agrarpolitik zu begreifen und den Verbrauchern einen Rahmen zu schaffen für ein adäquates Ernährungsverhalten, dafür könnte die Politik Initiator und Begleiter sein. (Steinberg 2011)

Sich widersprechende Ernährungsinformationen

Seit der naturwissenschaftlichen Erforschung der Ernährung kam es immer wieder zu zahlreichen Irrtümer der Ernährungswissenschaft. Hier einige Beispiele: Obst und Gemüse wurden Ende des 19. Jahrhunderts als Nahrungsmitteln beurteilt, die „für die Aufrechterhaltung des Lebens ungenügend" sind (in *Lefebvre, Les Aliments*, 1882 Kaufmann 2006, S. 24). In einer anderen Quelle wurde Obst als „wahres Übel" bezeichnet. Zucker wurde hingegen über Jahrhunderte hinweg als Heilmittel konsumiert und war damit das am meisten verschriebene Nahrungsmittel (nach Sidney Mintz zwischen vom 13. bis 18. Jahrhundert Kaufmann 2006, S. 24). Fleisch wurde als das beste aller Nahrungsmittel betitelt, welches, am besten schön fett und möglichst reichhaltig, als einziges gebündelte Lebenskraft enthält, im Gegensatz zu den Pflanzen mit ihrem sperrigem, faserigem Volumen. Allgemein wurde bis vor hundert Jahren besonders eine gemüse- und getreidereiche Kost als ungenügend verurteilt. (Kaufmann 2006) Diese Ernährungsempfehlungen stehen im vollkommenen Gegensatz zu den heutigen, wie bspw. in den 10 Regeln der DGE. (DGE 2005)

Warum kommt es immer wieder dazu, dass die Ernährungswissenschaft derartige Regeln aufstellen möchte? Bereits im 17. Jahrhundert entwickelte Leibniz im Zuge der Veränderung des Weltbildes von der Jenseitsorientierung zur Diesseitsorientierung eine Ordnung, die den Menschen helfen sollte, sich auf das diesseitige Seelenheil zu konzentrieren. Dies schloss auch die Gesundheit ein. Mittels Prävention sollte diese Gesundheitsordnung der Bevölkerung helfen, ihre Gesundheit zu verbessern. Bereits damals war er – wie viele Gesundheitsvertreter nach ihm – bestürzt darüber, wie wenig Menschen sich um ihre Gesundheit kümmern. Deshalb müsse der Staat die Fürsorge übernehmen, sich um das gesundheitliche Wohl der Bevölkerung zu kümmern. (Klotter 1990) Für den Bürger entsteht damit sowohl das Recht als auch die Pflicht zum gesundheitsgerechten Verhalten. Während neue Freiheiten und individualisierte Lebenswelten in den letzten Jahrhunderten gestiegen sind, wird Ernährung zunehmend reglementiert. (Klotter 2011a)

Ob ein Staat als solcher anerkannt wird, entschied vor allem auch seine Fähigkeit, das Volk mit ausreichend Nahrung zu versorgen. Für den Staat bestand damit ein großes Interesse, die Ernährungswissenschaft zu fördern, da sie objektive Parameter zur ausreichenden Versorgung eines Menschen liefern sollte. Da das 18. und 19. Jahrhundert von Kriegen und Hungerperioden gekennzeichnet war, lag die größte Bemühung des Staates anfangs darin, das Volk ausreichend zu versorgen und damit seiner Subsistenzpflicht nachzukommen. Die Ernährungswissenschaft sollte erstmals festgelegen, wie viel ein Arbeiter für seine eigene und die Ernährung seiner Familie braucht. Dies war von großer sozialpolitischer Bedeutung. (Barlösius 2011)

Die Ernährungswissenschaft – welche das politische Interesse an der Nahrungssicherung und später der Gesundheit der Bevölkerung als Selbstlegitimation nutzte (Barlösius 2011) – steht in ihrer historischen Entstehung gewissermaßen im Zugzwang, ständig neue Ernährungsregeln liefern zu müssen, da sie andernfalls ihre Daseinsberechtigung verlieren würde.

Heute werden Ernährungsinformationen über verschiedenste Wege und von verschiedensten Akteuren vermittelt, von einer Broschüre der DGE über Kochsendungen im Fernsehen bis zu Diskussionsplattformen im Internet. Diese große Anzahl an Ernährungsdiskursen steigert subjektiv das Ernährungsbewusstsein. Das Gefühl, in seinen Entscheidungen um das Essen beraten werden zu müssen, erhöht sich damit jedoch auch. (Jäckel 2011) Die Verwirrung seitens der Verbraucher ist besonders groß, da sich die zahlreichen Ernährungsbotschaften oft widersprechen. So wird in einer Frauenzeitschrift eine Nudel-Diät beworben, während in einer Tageszeitung eine Studie vorgestellt wird, die zeigen soll, dass Nudeln dick machen usw. Paradoxerweise nehmen nach Wahrnehmung der Beratungsstellen Ernährungskompetenzen und –wissen der Verbraucher ab trotz der großen Menge an Ernährungsinformationen. Es fällt den Verbrauchern außerdem schwer, die Botschaften einzuordnen. Wenn Informationen über Lebensmittelrisiken auch nicht richtig eingeordnet werden können und falsch an den Verbraucher kommuniziert werden, kann dies zu falscher Panik und Verunsicherung führen. Letztlich kommen Vertreter der Ernährungskommunikation zu dem Schluss, Ernährungskommunikation in Deutschland sei „widersprüchlich, orientierungslos und nur selten Gegenstand der Forschung". (Büning-Fesel 2011, S. 10)

Fehlende Evaluation

Weniger thematisiert wird in der Debatte um die Ernährungskommunikation die fehlende Evaluation der Maßnahmen. (Steinberg 2011) Als ein Grund für die unzureichende Evaluation wird die Finanzierungsstruktur von Wissenschaft genannt, die langfristig angelegte und durch Evaluationsmaßnahmen begleitete Projekte nicht ermöglicht. (Methfessel 2001) Dabei liegt es im Fall der Ernährungskommunikation bereits in der Natur der Massenkommunikation, dass eine Evaluation schlecht durchzuführen ist, da es keine Kontrollgruppe gibt, an der die Erfolge von Ernährungsaufklärung zu messen sind. (Klotter 2011b) Institutionen der Ernährungsaufklärung messen ihren Erfolg daher an der Verbreitung und Auflagenhöhe ihrer Printmedien, sowie über die Zugriffszahlen auf deren Internetseite. Dies ist jedoch keine Garantie dafür, dass die vermittelten Inhalte von den Verbrauchern tatsächlich übernommen werden. (Barlösius und Schiek 2006) Ebenso wurden andere Formen der Massenkommunikation, wie z.B. das Fernsehen, bisher kaum hinsichtlich der Wirkung ihrer Ernährungsinformationen evaluiert. (Rössler 2006) Steinberg weist darauf hin, dass in der Ernährungswissenschaft insbesondere Interventionen der Ernährungstherapie, also Behandlungen spezieller Erkrankungen, oder Präventionsmaßnahmen evaluiert werden. Maßnahmen zur Ernährungsbildung,

-aufklärung oder -information geben keine oder nur wenig aussagekräftige Auskünfte zu Vorhaben oder Durchführung einer Evaluation. (Steinberg 2011)

Zusammenfassung der Problematik

Folgende Kritikpunkte an der Ernährungskommunikation können stichpunktartig zusammengefasst werden:

Naturwissenschaftliches Forschungsparadigma

▪ Reduktion des Menschen auf seine biologische Leiblichkeit
▪ damit Ausblendung sozialer und kultureller Faktoren
▪ Ernährung wird nicht mehr als δίαιτα, als gesamte Lebensweise, verstanden, sondern auf einen physischen Vorgang reduziert.

Vernachlässigung der sozialen und kulturellen Dimension des Essens

▪ Soziokulturell-psychische Aspekte bestimmen die Ernährung in einem wesentlich höheren Maß als physisch-biologische
▪ Esskultur passt sich nur sehr langsam an Veränderungen an
▪ Ernährungskommunikation kann in einer allein naturwissenschaftlichen Ausrichtung nicht erfolgreich sein.

Unzureichende Interdisziplinarität

▪ Fachdisziplinen arbeiten für sich und zum Teil gegeneinander
▪ Forschungsergebnisse werden nicht zusammengeführt und widersprechen sich teilweise. Daraus folgt eine Verunsicherung des Verbrauchers.

Unvereinbarkeit von wissenschaftlichen Anforderungen und Alltagspraxis

▪ Esskultur, traditionelle Zubereitungen und Lebensmittel sollen als Störfaktor eliminiert werden
▪ Alltagswissen wird entwertet
▪ Verbraucher vertrauen nicht mehr ihren sozialen Präferenzen und dem kulturellen Wissen, dadurch entsteht kulturelle Orientierungslosigkeit.
▪ Vielfalt der Lebenswelten wird in den Ernährungsempfehlungen nicht abgebildet
▪ (Gesunde) Verbraucher werden zu Interventionsobjekten degradiert, belehrungsbedürftige Laien', hierarchisches Experten-Laien-Verhältnis
▪ Interventionen sind von einer ,Alltagsvergessenheit' gekennzeichnet

- Einseitige Orientierung auf Gesundheit als einziges Ziel und als einzige ‚richtige' Ernährung.

Unrealistisches Verbraucherbild

- idealtypische Annahme: Mündiger Verbraucher trifft seine Entscheidungen nur rational und wissensgeleitet. Dies führt zu einer rein kognitiven Wissensvermittlung seitens der Ernährungsexperten.
- Ernährungsbotschaften repräsentieren nicht die Sichtweise der Verbraucher, sondern die der Experten (bürgerlicher Wertekanon, geschlechtsspezifisch). Damit erreicht die Ernährungskommunikation keine Verbraucher außerhalb dieser Welt, sie ist ein ‚Selbstgespräch der Wissenden'.

Repolitisierung der Ernährungskommunikation nötig

- Ernährungspolitik agrarwissenschaftlich dominiert
- Forderungen:
  o Politik sollte als Forum zur Beteiligung verschiedener Akteure und gemeinsamen Aushandlung von Ernährungszielen dienen
  o Politik würde in diesem Prozess Kontinuität garantieren
  o Ernährung muss als gesamtgesellschaftliche Aufgabe begriffen werden, und durch die Politik müssen die nötigen Rahmenbedingungen für ein förderliches Ernährungsverhalten geschaffen werden.

Sich widersprechende Ernährungsinformationen

- Ernährungswissenschaft steht im Zugzwang, ständig neue Regeln aufstellen zu müssen, um sich selbst zu legitimieren
- Große Anzahl und Unstimmigkeiten der Informationen verunsichern die Verbraucher eher, als dass sie informiert werden
- Ernährungskompetenzen nehmen scheinbar ab, daher fällt es den Verbrauchern schwer, die Informationen einordnen zu können.

Fehlende Evaluation

- Natur der Massenmedien: Wird kein entsprechendes Forschungsdesign angelegt, gibt es keine Kontrollgruppe.
- Evaluation mittels Auflagenhöhe oder Zugriffszahlen auf Internetseiten unzureichend
- Unsicherheit über Wirkung von Ernährungskommunikation besteht.

2.1.3   Brauchen wir überhaupt professionalisierte Ernährungskommunikation?

Angesichts der Problemstellungen stellt sich die Frage, ob Ernährungskommunikation von Seiten der Experten überhaupt notwendig ist und wie sie stattfinden soll. Einerseits gibt es die Idealvorstellung, dass Ernährungskommunikation wissenschaftlich fundiert, unabhängig und transparent sein soll. Da eine wissenschaftliche Fundierung bisher jedoch nur seitens der Naturwissenschaften stattgefunden hat, widerspricht dies der Forderung, sie solle sich alltagsnah und in die Lebenswelt der Verbraucher eingebunden gestalten.

In der Ernährungswissenschaft und bei Regierungs- und Verbraucherorganisationen herrschen unterschiedliche Verbraucherbilder vor. Danach unterscheiden sich auch die Ziele der Ernährungskommunikation: Einmal geht es um Wissenszuwachs, ein anderes Mal soll das Verhalten der Verbraucher geändert werden. Generell herrscht kein Konsens darüber, wie und ob Ernährungskommunikation überhaupt stattfinden soll. (Barlösius und Schiek 2006)

Als Begründung für das relative Scheitern könnte man zudem anführen, dass ein Großteil der Ernährungsexperten kein Interesse daran hat, dass Ernährungskommunikation funktioniert. Ernährungsfehlverhalten hat ein großes ökonomisches Kapital, nicht nur für die Wirtschaft, sondern vor allem auch für ausgebildete Ernährungsfachleute, deren Arbeit sich erst dadurch rechtfertigt. Denn würden sich alle ‚richtig‘ ernähren, wäre Ernährungsbildung, und –beratung überflüssig. Das Scheitern der Ernährungskommunikation ist daher im Sinne der Ernährungsexperten rational, weil sich die Experten darüber selbst reproduzieren. Eine wirkliche Reflektion des Scheiterns scheint jedoch nicht stattzufinden. (Spiekermann 2006a)

Doch stellt sich auch die Frage, warum ein so elementarer und zugleich privater Bereich des Menschen eine Sorge der Wissenschaft, Politik und Wirtschaft sein sollte. Während Kleidung, Wohnung oder Sexualität weniger im Licht der Öffentlichkeit stehen, ist es eine Kernfrage der Ernährungskommunikation, warum Ernährungsaufklärung eine öffentliche Angelegenheit sein sollte. Was ist ihre Berechtigung, wenn ohnehin Wissen über Ernährung kulturell und sozial weitergegeben wird? Wozu müssen sich Verbraucher über Ernährung informieren, wenn Lösungen seitens des wirtschaftlichen Marktes, wie etwa im Gesundheitswesen, angeboten werden? Was bringt dem Essenden die Ernährungskommunikation? Wo liegt der Mehrwert? So lange diese Fragen nicht überzeugend geklärt werden, wird es auch keine Zukunftsperspektive einer wirksamen Ernährungskommunikation geben. (Spiekermann 2006b)

2.2 Soziale Medien

2.2.1 Einführung und Begriffsdefinitionen

Der Begriff *Soziale Medien* ist eine Tautologie. Denn alle Medien sind sozial, immer. Viele Kommunikationswissenschaftler stellen immer wieder die sozialen Funktionen von Medien, darunter auch Massenmedien, heraus. Gemeint sind mit dem Terminus „sozial" alle Leistungen der Medien, die diese für das gesellschaftliche Umfeld als soziales System erbringen, wie beispielsweise bei Massenmedien Stärkung des Normbewusstseins oder die Integration in die Gesellschaft. (Burkart 2002) Manche Medien sind dabei auf den ersten Blick vielleicht sozialer als andere, indem sie direkt Informationen zwischen Menschen austauschen und vermitteln, z.b. das Telefon oder der Brief. Aber auch ein Buch, selbst wenn es keiner liest, ist ein soziales Medium. Die soziale Funktion von Medien hängt nicht davon ab, ob wir sie nutzen. Es genügt bereits, dass Medien prinzipiell Anlass zum Austausch von Informationen oder zur Kommunikation geben. Von einer Höhlenmalerei bis zum Brockhaus, vom antiken Drama bis zum Privatfernsehen erfüllen Medien zwar unterschiedliche Aufgaben, aber sie sind immer sozial. (Münker 2009)

Jedoch ist der Begriff *Soziale Medien* oder ins Englische übersetzt, in der Bedeutung aber gleich, *Social Media,* mittlerweile ein feststehender Terminus. Er wird in dieser Arbeit und auch in der Fachliteratur als Begriff verwendet, um bestimmte Formen von neuen Medien im Internet zu beschreiben. Zur terminologischen Abgrenzung wird deshalb das Adjektiv *sozial* in Soziale Medien groß geschrieben. Dennoch gibt es eine Besonderheit bei diesen Medien, wofür sie die Hervorhebung, dass es *Soziale* Medien sind, verdient haben: Sie entstehen erst im gemeinsamen Gebrauch; sie existieren nur, weil wir sie benutzen. Das sind die Medien des Web 2.0. Das Besondere daran ist, dass historisch das erste Mal eine massenhafte Nutzung interaktiver Medien nicht nur möglich, sondern wirklich geworden ist. (Münker 2009)

Mit der Emergenz der digitalen Öffentlichkeit ging die Erfindung einer ganzen Reihe neuer Medien und zugehöriger Begriffe einher. Es ist daher notwendig, die verschiedenen Termini zuerst vorzustellen.

Digitalisierung / digitale Öffentlichkeit

Digitalisierung beschreibt die Umwandlung von Informationen in „bits" (binäre Codierungen, damit ist die kleinste Einheit digitaler Informationen gemeint: Kombinationen von Ziffern im Zweiersystem 1 und 0). Informationen können dadurch in einem elektronischen Kommunikationsnetz übertragen werden. Es ermöglicht die Informationsübermittlung großer Datenmengen für eine große Zahl räumlich getrennter Nutzer. Mittlerweile ist die Digitalisierung für ziemlich alle Arten von Informationen, die über Augen und Ohren aufgenommen werden können, möglich. Sie bietet damit die Grundlage für Multimedia. (Burkart 2002) Denn der Computer ist im Zuge dessen in der Lage, alle anderen bisher existierenden Medien zu simulieren und kann multimedial genutzt werden. Er wird deshalb auch *Universalmedium* genannt. Mit dem Computer und dem Internet haben sich die technischen Grenzen der Nutzung enorm ausgeweitet, während frühere mediale Techniken die Verwendungsweise durch ihre spezifische Konstruktion vorgegeben haben (z.b. konnte man mit einem Telefon mit jemand anderem sprechen, aber ihn nicht sehen). Die Grenzen der Technik für ihre Nutzung werden damit strukturell nicht in Frage gestellt, sie haben nur einfach keine Bedeutung mehr. (Münker 2009)

Web 2.0

Allgemein bezeichnet Web 2.0 den Trend, dass Internetauftritte durch die Nutzer mitbestimmt werden können. Der Grad der Partizipation divergiert dabei. Der Erfolg des Onlineshops Amazon beruht beispielsweise zu einem großen Teil darauf, dass die Nutzer für die Artikel Bewertungen abgeben und Rezensionen schreiben können. Hier beschränkt sich die Partizipation zunächst auf das Hinzufügen eigener Inhalte zu einem vorhandenen Angebot. Das extremste Beispiel des Web 2.0 sind Internetseiten, die ausschließlich nutzergeneriert sind, wofür die Online-Enzyklopädie Wikipedia berühmt ist. Dazwischen sind die Angebote des Web 2.0 groß. Sie umfassen Online-Communities für unterschiedliche Themen, Video-, Foto- oder Musikportale, Tauschbörsen (legale und illegale) für Informationen und Waren, Textnetze der Blogs und Microblogs (Definition unten) oder Wikis zum Austausch von Wissen. (Münker 2009)

Der Begriff *Web 2.0* wurde von dem Verleger Tim O'Reilly geprägt. Im Oktober 2004   fand erstmalig die Tagung „Web 2.0 Conference" statt. Der O'Reilly-Verlag lud dazu führende Software-Vertreter nach San Francisco, um nach dem Zerplatzen der ‚Dotcom-Blase' 2001 (geplatzte Börsenspekulationsblase, die insbesondere Internetunternehmen traf) neue kommerzielle Potentiale von Softwareunternehmen aufzuzeigen. Der Zusatz „2.0" spielt dabei auf den Zusatz neuer Software-Versionen an. (Kemper et al. 2012) Während der Begriff im Zuge eines Brainstormings zur Konferenz nicht von O'Reilly, sondern von Mitarbeitern des Verlags erfunden wurde, war es doch O'Reilly selbst, der mit dem Artikel „What is Web 2.0?" im September 2005 erstmalig zentrale Eigenschaften des neuen Internets auf eine bis heute gültige Weise beschrieb und dem Begriff damit ein großes Medienecho verschaffte. (Münker 2009)

Eines der in O'Reillys Artikel vorgestellten Prinzipien des Web 2.0 ist das **Web als Plattform** zu betrachten. Während früher eher eine statische Angebotsstruktur vorherrschte, die von den Softwarefirmen bestimmt wurde, und dem Nutzer nur wenige Inhalte und oft kostenpflichtige Software zur Verfügung stellten, ist das neue Web vielmehr als eine flexible Plattform ohne genaue Begrenzungen zu sehen. Die Inhalte werden dabei hauptsächlich von den Nutzern selbst generiert, strukturiert und aktualisiert. Das Netz passt sich damit menschlichem Denken und Verhalten viel stärker an, als durch die Vorgaben einzelner Softwarefirmen. Es wird dynamischer und organischer. (O'Reilly 2005) Diese servicekonzentrierte Ausrichtung führt dazu, dass sich die Anwendungen im Internet zunehmend an den Bedürfnissen der Nutzer orientieren und alltägliche Aufgaben übernehmen. Programme müssen dann nicht mehr auf dem Rechner installiert werden, sondern können direkt online, auch kollaborativ von mehreren Personen genutzt werden. (Ebersbach et al. 2011) Beispiele dazu sind:

- Doodle: Umfrage- und Terminplanungstool
- nexImage: Bildbearbeitungsprogramm
- GoogleDocs: komplettes Office-Paket, mit dem Dokumente gemeinsam online erstellt und bearbeitet werden können.

Ein weiteres Prinzip ist die **Nutzung kollektiver Intelligenz**. Wikipedia hat dies radikalisiert, indem erstmals zugelassen wurde, dass jeder Inhalt von jedem Nutzer mittels dem *Wiki*-System für Webseiten bearbeitet werden kann. Es ist ein tiefgreifendes Experiment, welches auf dem Vertrauen zu den Nutzern basiert und die Inhaltsgenerierung revolutionierte. (O'Reilly 2005) Zur Nutzung kollektiver Intelligenz gibt es weitere Beispiele:

- Hyperlinks (Verknüpfungen auf andere Internetseiten) sind die Grundlage des Internets. Eine Seite wird erst dann in die Struktur des Internets einbezogen, wenn sie durch die Nutzer mit anderen Seiten verlinkt wird. Wie Synapsen im Gehirn, deren Verbindungen durch Intensität und Wiederholungen wachsen, wächst das Netz durch die kollektive Aktivität der Nutzer auf natürliche Weise. (O'Reilly 2005)
- Das Produkt, welches das Online-Auktionshaus eBay anbietet, ist die kollektive Nutzung der Beteiligten. Das Unternehmen stellt lediglich den Rahmen dafür bereit, in dem diese Aktivitäten stattfinden können. Die große Masse an Käufern und Verkäufern macht dabei zugleich alle möglichen Konkurrenten im Vergleich unattraktiv. (O'Reilly 2005)
- Amazon bietet die gleichen Produkte an wie andere Online-Shops, mit den gleichen Bildern, Produktbeschreibungen und redaktionellen Inhalten wie seine Konkurrenten. Jedoch hat es die Beteiligung seiner Nutzer perfektio-

niert. Amazon hat die mit Abstand höchsten Zahlen an Nutzerbewertungen und bietet an nahezu allen Stellen Partizipationsmöglichkeiten, wie die Erstellung eigener Bestsellerlisten oder den Verkauf gebrauchter Waren. Dazu wird das Nutzerverhalten verwendet, um Suchresultate zu verbessern. Während andere Firmen gesponserte oder eigene Produkte an erster Stelle anzeigen, sind es bei Amazon die beliebtesten. Hierbei spielen nicht nur Verkaufszahlen eine Rolle, sondern auch das Verhalten von Nutzern beim Einkauf. (O'Reilly 2005)

▪ Hier reihen sich auch die Blogs ein, welche als personalisierte Internetseiten untereinander bspw. mittels Permalinks interagieren und so eine „Blogosphäre" schaffen, in der die Nutzer sich gegenseitig folgen, zitieren, kommentieren und zusehen können. Diese Gemeinschaft von Bloggern kann als das in den Massenmedien noch stumm konsumierende Publikum, welches im Web 2.0 eine Sprache gefunden hat, bezeichnet werden. (O'Reilly 2005)

Das nächste hier vorgestellte Prinzip des Web 2.0 ist die neue Bedeutung von **Daten**. Internetunternehmen gründen auf den Besitz von den richtigen Daten ihren Erfolg. Daten sind sozusagen das neue Kapital. Im Webbusiness hat ein Rennen um die besten Daten eingesetzt – vor allem geographische, persönliche, terminliche und produktspezifische. (O'Reilly 2005) In diesem Zusammenhang ist auch einer der größten Bedenken des Web 2.0 anzusprechen: der Schutz von Daten. Es stellen sich beispielsweise Fragen wie: Gibt es noch eine Privatsphäre der Nutzer, auf die Internetunternehmen keinen Zugriff haben werden? Welche Rechte haben Nutzer an ihren eigenen Daten? Welche Folgen hat es, wenn riesige Mengen an Daten wie Kapital von Unternehmen gehortet werden und eine ökonomische Konkurrenzsituation um diese Daten entsteht?

Weitere Prinzipien sind technische Eigenschaften wie die Abschaffung des Software-Lebenszyklus, Lightweight Programming Models und Software, die über die Grenzen einzelner Geräte hinaus genutzt werden kann. (O'Reilly 2005)

Kernkompetenzen von Unternehmen im Web 2.0 fasst O'Reilly folgendermaßen zusammen (O'Reilly 2005):

▪ Sie bieten Dienste und keine kostenpflichtigen Softwarepakete an.
▪ Sie kontrollieren riesige, schwer nachzubildende Datenmengen, die mit der Beteiligung der Nutzer steigen. Diese Daten sind deren Kapital.
▪ Sie haben Vertrauen in ihre Nutzer als Mitgestalter.
▪ Sie nutzen kollektive Intelligenz.
▪ Sie erreichen den ‚Long Tail' (Gewinnmaximierung durch das Angebot von Nischenprodukten) durch Bildung von Communities.
▪ Sie erstellen Software über die Grenzen einzelner Geräte hinaus.

- Sie entwickeln einfache Nutzungshandhabung, die den Zugriff auf und die Kombination von Anwendungen ermöglicht, ebenso einfache Entwicklungs- UND Geschäftsmodelle.

O'Reilly schrieb das für die neue Generation von Softwareunternehmen. Doch: Ob Unternehmen, Organisation oder Privatperson – die Auswirkungen dessen schließen letztlich alle mit ein. Das Web 2.0 bietet die Möglichkeit für viele Menschen, ein aktiver Teil zu sein, selbst zu publizieren, zu bewerten, Inhalte zu kommentieren, wodurch der Begriff *Mitmach-Web* geprägt wurde. (Voigt und Kreiml 2011) Im „Web 1.0" waren Internetseiten statisch. Der Nutzer konnte daran vorbeisurfen, sich Informationen holen, aber eine Interaktion war kaum, Partizipation am Inhalt überhaupt nicht möglich. Wenn es derartige Möglichkeiten gab, waren sie in anderen Funktionen ausgelagert, wie E-Mail-Kommunikation oder Foren. Diese boten aber nicht die Möglichkeit auf das Angebot direkt einzuwirken. Selbst aktiv zu werden, beispielsweise mit einer eigenen Internetseite, war nur denjenigen vorbehalten, die das technische Know-how hatten. Die „nutzerfreundliche" Gestaltung des Web 2.0 ermöglicht es, das Internet nicht nur zu lesen, sondern selbst zu beschreiben. „Ohne die Aufschaltung der Möglichkeit der Beschreibbarkeit wäre das Internet eine Litfasssäule geblieben. Jetzt ist es wie Lego: Eine Vielzahl von Webangeboten lädt dazu ein, aus verschiedensten digitalen Bausteinen eigene Seiten zu bauen oder auf Seiten anderer eigene Elemente einzufügen." (Münker 2009, S. 17) Die Besonderheit ist, dass das Web 2.0 nicht nur auf die Partizipation der Nutzer angewiesen ist, sondern erst dadurch überhaupt *entsteht.* (Münker 2009)

Was sich daraus entwickelt hat, ist eine neue digitale Kultur. Eine neue Öffentlichkeit ist entstanden, in Blogs, Online-Netzwerken, Plattformen oder Medienportalen. (Voigt und Kreiml 2011) Es handelt sich dabei nicht um ein Phänomen einer kleinen, technophilen Gruppe, sondern zieht sich durch alle Generationen und sozialen Lagen, weltweit. (Münker 2009)

Soziale Medien / Social Media / Social Web[1]

Die Begriffe Web 2.0 und Social Media werden häufig gleichbedeutend verwendet. Sie haben jedoch unterschiedliche Bedeutungen. Während Web 2.0 eine neue Entwicklungsstufe des Internets umschreibt, die auf einer neuen Systemlogik und einem neuen Ökonomiegeist der Internet- und Softwarefirmen (siehe

---

[1]   Ebersbach et al. verwenden statt Social Media den Begriff „Social Web". Dieser fokussiert stärker die Bedeutung des Internets für die Sozialen Medien. Da Soziale Medien ohne das Internet nicht denkbar wären, können diese Begriffe jedoch gleichbedeutend verwendet werden.

oben) basiert, hat der Begriff Social Media vielmehr mit den Auswirkungen dessen zu tun. Er beschreibt die kollaborativen Organisationsformen der vernetzen Nutzer des Web 2.0. Soziale Medien sind Medien, die auf einer selbst organisierten Arbeitsweise basieren und damit in einem starken Kontrast zu hierarchischen Organisationsformen stehen. Web 2.0 wäre somit als technische und ökonomische Voraussetzung für die gesellschaftliche und soziale Entwicklung der Sozialen Medien zu sehen. (Voigt und Kreiml 2011)

Soziale Medien lassen sich vor dem Hintergrund einer Definition von Hippner (2006) für Social Software definieren: Social Software basiert demnach auf webbasierten Anwendungen, die den Menschen in seinem Informationsaustausch, Beziehungsaufbau und der Kommunikation unterstützen. Im Fokus steht dabei also nicht die Technik, die es ermöglicht, digitale Daten auszutauschen, sondern der Mensch in seinem sozialen Umfeld. (Hippner 2006) Den Menschen soll ermöglicht werden, verschiedene zwischenmenschliche Interaktionen durchzuführen, wie Wissen auszutauschen, Kontakte herzustellen und zu festigen oder sich zu unterhalten. Besonders ist dabei, dass die Programme dafür internetbasiert sind und nicht auf dem lokalen Computer installiert werden müssen. Ein wesentlicher Punkt Sozialer Medien ist neben dem Austausch von Informationen deren kollaborative Erstellung. Die elektronische Vernetzung ist dabei eine entscheidende Voraussetzung, um gemeinsam etwas Neues zu schaffen. Außerdem sind für Identität und Beziehung der Nutzer die bereitgestellten Daten und die Beziehungen untereinander von großer Bedeutung. (Ebersbach et al. 2011)

Zusammenfassend können Soziale Medien folgendermaßen definiert werden:

> Soziale Medien bestehen im Wesentlichen aus „webbasierten **Anwendungen**, die für Menschen den Informationsaustausch, den Beziehungsaufbau und deren Pflege, die Kommunikation und die kollaborative Zusammenarbeit in einem gesellschaftlichen oder gemeinschaftlichen Kontext unterstützen, sowie den **Daten**, die dabei entstehen und den **Beziehungen** zwischen Menschen, die diese Anwendungen nutzen." (Ebersbach et al. 2011, S. 35)

Daraus resultierend, haben Ebersbach et al. (2011) für die Interaktion in Sozialen Medien sechs Prinzipien herausgearbeitet:

- Das Individuum bzw. die Gruppe steht im Mittelpunkt. Ein wesentlicher Teil ist die Möglichkeit zur Kommunikation untereinander. Daneben wird die Möglichkeit zur Personalisierung geboten, so dass die Aktionen des Einzelnen nachvollziehbar sind.
- Die Gemeinschaft der Nutzer (*Community*) steht im Vordergrund. Das Individuum sollte sich in die Gemeinschaft integrieren und seinen Beitrag dazu leisten.

- Es ist das Ideal, größtmögliche Transparenz zu schaffen hinsichtlich der Aktionen und Zusammenhänge.
- Einzelne Informationen stehen nicht für sich allein, sondern sind erst wertvoll, durch die Verknüpfungen mit anderen Informationen und den Kontext, den sie damit erhalten. Der Fokus liegt weniger auf der Information selbst, sondern auf der Struktur, die eine Art kollektives Wissen darstellt.
- Die Community organisiert sich selbst. Es werden keine Regeln oder Strukturen vorgegeben. Die Nutzer machen Soziale Medien zu *ihren* Medien, d.h. sie passen die Inhalte und Funktionen ihren Bedürfnissen an. Diesen Vorgang nennt man auch *Demokratisierung* des Webs.
- Die Selbstorganisation wird durch die Nutzer selbst kontrolliert, indem es Möglichkeiten zur Rückkopplung gibt, z.b. einzelne Beiträge zu bewerten oder zu kommentieren.

Mit der Emergenz der Sozialen Medien und der neuen, selbst organisierten Arbeitsweise werden hierarchische Strukturen zunehmend überflüssig. Beispielsweise wurden Restaurantempfehlungen in der klassischen Publizistik von professionellen Journalisten erarbeitet, die diese als Dienstleistung z.B. an einen Verlag verkauft haben. Dabei wird diese Empfehlung von wenigen Professionellen an viele gesendet. Der Begriff *Gatekeeper* umschreibt diesen Vorgang, er besagt, dass Massenmedien in ihrer Wirkungsweise Einfluss darauf nehmen können, was veröffentlicht wird und was nicht. In den Sozialen Medien übernehmen die Nutzer selbst die Funktion der Professionellen und schreiben z.B. Restaurantempfehlungen, die sie anschließend an ihre Freunde oder Kontakte schicken. In den Massenmedien herrschte somit das „One-to-many"-Prinzip vor: Einer verteilt Informationen an viele. In den Sozialen Medien ist es das „Many-to-many"-Prinzip. Damit verändert sich die Rolle der professionellen Redaktion und den Gatekeepern stark, wenn sie nicht sogar zunehmend überflüssig werden. (Voigt und Kreiml 2011)

Nachdem die wichtigsten Voraussetzungen und Prinzipien Sozialer Medien erläutert wurden, werden nun für diese Arbeit relevante Erscheinungsformen oder Anwendungen Sozialer Medien vorgestellt.

Blogs / Weblogs

Der Begriff Blog leitet sich von einer Zusammensetzung aus Web (Kurzform für World Wide Web) und Logbuch (englisch Log, Logbook): das *Weblog*. In seiner Kurzform heute meist nur *Blog* genannt. (Schrupp 2011)

Blogs sind Internetseiten, in denen der Betreiber *(Blogger/in)* Inhalt einträgt, welcher mit einem Datum versehen ist und in umgekehrt chronologischer
Reihenfolge angezeigt wird. (Du und Wagner 2006) Der Blog bietet somit die
Möglichkeit, ein chronologisches Archiv anzulegen. Sie eignen sich daher besonders gut zur Dokumentation, z.B. von Ereignissen, Gedanken, Entwicklungen
usw. Mit dem Blog impliziert man somit auch das Versprechen, dass es immer
weitere Einträge geben wird. (Schrupp 2011) Ein Blog hat daher im Gegensatz
zu einer gewöhnlichen Internetseite den Anspruch, ständig oder zumindest regelmäßig mit aktuellem Inhalt gefüttert zu werden. Meist werden Blogs aus Sicht
des Erzählers, teilweise auch in Ich-Form geschrieben. Dies legt den Vergleich
zum Tagebuch nahe, und sie werden nicht selten als solche genutzt. Viele private
Blogger nutzen am Anfang zunächst nur die Software als digitales Tagebuch mit
dem Gedanken „Das liest doch sowieso keiner!". Jedoch gestaltet sich der Auftritt im Blog um ein Vielfaches öffentlicher, da – sofern sie öffentlich zugänglich
sind – jeder mit einem Internetanschluss potentiell darauf zugreifen kann. (Ebersbach et al. 2011)

Mit der Software des Web 2.0 ist das Einrichten und Betreiben eines Blogs
sehr einfach geworden. In den letzten Jahren kamen eine ganze Reihe gratis
Blog-Dienste auf den Markt, welche die Funktionalität der Blog-Software konti-
nuierlich verbessern. Dies hat zu einer Proliferation von Blogs geführt. 2004
wurden weltweit ca. 6.000.000 aktive Blogs gezählt. (Du und Wagner 2006) Im
Jahr 2008 war diese Zahl bereits auf 133.000.000 Blogs gestiegen. (Leggatt-
Cook und Chamberlain 2012) 2009 entschied eine der bekanntesten Blogsuch-
maschinen *Technorati*, aufgrund des großen Wachstums nur noch englische
Blogs zu verwalten. (Ebersbach et al. 2011) Tatsächlich ist die wahre Anzahl der
Blogs weltweit oder für ein bestimmtes Land schwer zu schätzen. In Deutschland
gibt es allein weit mehr als 1.500 aktive Blogs, die sich mit dem Thema Essen
und Genuss beschäftigen.[2] Letztlich werden Blogs zu allen erdenklichen Themen
geschrieben. Es gibt Blogs, in denen über persönliche Dinge geschrieben wird
(meist mit Passwort geschützt), Zeitungsblogs (von professionellen Journalisten
oder Zeitungen betrieben), Warblogs (berichten aus Krisengebieten), Eventblogs
(für ein bestimmtes Ereignis angelegt), Hobbyblogs (über ein bestimmtes Hobby,
wie Stricken) ... diese Liste lässt sich endlos fortführen. Man kann Blogs auch
nach den Medien, die verwendet werden, kategorisieren. Demnach gibt es Text-
blogs, Filter bzw. Linksammlungen, Fotoblogs, Videoblogs und Audioblogs.
(Ebersbach et al. 2011)

---

[2]   genussblogs.net, ein ehemaliges Verzeichnis für „genussaffine und kulinarische" Blogs, ver-
       waltete am 18.02.13 1.523 Blogs, musste jedoch 2014 abgeschaltet werden, da es für die Be-
       treiber „zeitlich unmöglich geworden ist, die Flut an Food- und Weinblogs zu bändigen".

Komponenten eines Blogs (Ebersbach et al. 2011):

- *Post / Posting*: Eintrag eines Blogs, Hauptbestandteil
- *Permalinks / permanente Links*: Jedem Eintrag wird eine eigene URL (Internetadresse) zugeordnet. Das ermöglicht es dem Blogger oder anderen Bloggern auf einen bestimmten Eintrag und nicht auf die gesamte Internetseite zu verlinken. Texte können so verknüpft werden oder frühere Einträge zitiert werden.
- *Archiv*: enthält die älteren Beiträge z.b. nach Datum oder Thema geordnet.
- *Kommentare*: Auf den meisten Blogs habe die Leser die Möglichkeit die einzelnen Beiträge zu kommentieren. Hier entstehen nicht selten angeregte Diskussionen zwischen verschiedenen Bloggern und Lesern.
- *Tagging*: Möglichkeit, dem Beitrag ein Stichwort zuzuordnen. Aus den Stichworten können Übersichten in den Blogs erstellt werden.
- *Feed*: enthält die Inhalte eines Blogs in vereinfachter Form, meist die Titel der einzelnen Beiträge. Sie können von interessierten Lesern mittels *Feedreader* abonniert werden, wodurch der Leser auch sieht, ob es einen neuen Beitrag gibt.
- *Blogroll*: auf dem Blog veröffentlichte Linksammlung anderer Blogs. Es handelt sich dabei um Empfehlungen des Bloggers. Gleichzeitig gibt sie auch Hinweise auf das Netzwerk, die Persönlichkeit und die Glaubwürdigkeit des Bloggers.

Ein fester Bestandteil des Bloggens ist die Bereitschaft zum Dialog und zur Vernetzung. Von Bloggern wird erwartet, dass sie ihre Leser zum Kommentieren einladen oder Kommentare mindestens zulassen und auf diese antworten. Auch das Verlinken auf andere interessante Webseiten, vor allem andere Blogs, die Teilnahme an Diskussionen oder das Empfehlen im Blogroll gehört zur Kultur des Bloggens. (Schrupp 2011) Erwähnt man einen Blog oder besser noch einen konkreten Beitrag eines anderen Blogs, sollte dieser immer mit dem entsprechenden Link versehen werden. „Das saubere Zitieren, im Netz durch die Hyperlinks nachvollziehbar, ist in der Netzkultur eine ähnlich wichtige Tugend wie im Wissenschaftsbetrieb. Und wie im Wissenschaftsbetrieb geht es um das Teilhaben an Diskussion, um das Führen von Debatten, um ein Sich-auf-Andere-Beziehen in der Argumentation." (Niedermoser und Pischlöger 2011, S. 84) Das Web 2.0 bietet wiederum den großen Vorteil, dass ‚Zitate' unmittelbar verfolgbar sind, indem man auf den aufgeführten Link klicken kann und den zitierten Beitrag direkt lesen kann. Die Quelle kann neben dem Eintrag im Artikel auch unter dem zitierten Beitrag angezeigt werden (*Trackback*). Debatten können so über einen längeren Zeitraum andauern, mehrere Blogs und viele Blogeinträge umfassen und dennoch nachvollziehbar bleiben. (Niedermoser und Pischlöger 2011)

Letztlich führt dies alles zu einer Vernetzung gleich gesinnter Blogger, die eine Gemeinschaft (*Community*) bilden. Diese Vernetzung und Clusterbildung in der Masse aller Blogs nennt man *Blogosphäre*. (Schrupp 2011) Durch die verschiedenen technischen Möglichkeiten und sozialen Einflussfaktoren entsteht so ein dynamisches Informationsgeflecht, welches Publikation und Kommunikation auf einzigartige Weise vereint. (Ebersbach et al. 2011)

Microblogs

Das Microbloggen ist die jüngste Anwendung der Sozialen Medien. Der bekannteste Anbieter, Twitter, wurde erst 2006 gegründet. Hier wird die Länge der Textnachrichten auf 140 Zeichen beschränkt. Im Gegensatz zu den Blogs erstellt der Nutzer keine eigene Internetseite, sondern loggt sich mit einem eigenen Profil auf der Internetseite des Anbieters ein. Er hat dann die Möglichkeit, Einträge zu schreiben, die von seinen *Followern* gelesen werden können. Ein aktiver Microblogger hat also eine gewisse Zahl an Personen, die ihm *folgen* und damit seine Nachrichten lesen, als auch eine Anzahl an Nutzern, denen er selbst folgt (*Friends*). (Ebersbach et al. 2011)

Twitter-Sprache (Ebersbach et al. 2011):

- *Tweet*: öffentliche Nachricht des Nutzers, Zeichenlänge:140
- *Follower*: Nutzer, die Beiträge eines Microbloggers abonniert haben
- *Friends*: Microblogger, deren Beiträge man selbst abonniert hat
- *Timeline*: rückwärts chronologisch geordnete Anzeige der Beiträge der abonnierten Nutzer (*Friends*), persönliche Startseite
- *@nutzername*: Twitter hat ein spezielles Zeichensystem entwickelt, mit dem in den Nachrichten auf andere Nutzer verwiesen werden kann: Wird in einer Nachricht dem Nutzername ein @ vorangestellt, verlinkt dies automatisch auf den dazu gehörigen Nutzer. Dieser bekommt dann die Nachricht in seiner Timeline angezeigt und weiß somit, dass er von einem anderen Nutzer erwähnt bzw. angesprochen wurde.
- *#hashtag*: Mit dem # kann einer Nachricht ein bestimmtes Stichwort (engl. *tag*) zugeordnet werden. Den Nutzern fällt es damit leichter, Nachrichten zu einem bestimmten Thema zu finden, z.B. #Vogelgrippe oder #Emmentaler. Für Furore sorgte beispielsweise der Hashtag #aufschrei, unter dem seit Anfang 2013 eine nationale Debatte zu Sexismus stattfindet.

Microblogging wird insbesondere für eine aktuelle und sachliche Informationsvermittlung genutzt. Unter den Nutzern ist es insbesondere als das schnellste und autonomste Social-Media-Werkzeug beliebt. Es wird bspw. zur Live-Berichterstattung von politischen Aktionen genutzt und hat sich unter politischen Aktivisten in Krisengebieten zur Kommunikationsplattform entwickelt. Erste Bilder und Informationen von wichtigen Ereignissen verbreiten sich meist via Twitter, selbst die Redaktionen der größten Medienhäuser erhalten darüber ihre Erstinformationen. (Görg und Mayr Hofer 2011)

Soziale Netzwerke / (Online) Social Networks

Ähnlich dem Begriff *Soziale Medien* existiert der Begriff soziale Netzwerke bereits außerhalb des Internets[3]. Sozialwissenschaftler verstehen unter sozialen Netzwerken allgemein Beziehungsnetzwerke unter Menschen. Dabei können starke und schwache Beziehungen unterschieden werden. Schwache Beziehungen zeichnen sich durch eine informelle Bindung, seltenen Kontakt und wenig vertraulichen Austausch aus. Starke Beziehungen zeichnen sich aus durch Vertrautheit, regelmäßiger Kommunikation, emotionaler Intensität und instrumentellen Austausch. (Kneidinger 2010) In Social-Media-Plattformen bzw. Online Social Networks treten wie in der realen Welt beide Formen von sozialen Bindungen auf. Bereits bestehende Beziehungen können gefestigt werden. Beziehungen, die ausschließlich in Online-Netzwerken bestehen, sind meist von schwachem Charakter. Zu Personen, die man nur durch Online-Netzwerke kennt, hat man meist eine schwache Beziehung, sie können sich aber in seltenen Fällen auch zu starken Beziehungen entwickeln. Obwohl der Begriff *Soziale Netzwerke* in Zusammenhang mit dem Web 2.0 Anwendungen beschreibt, die den Aufbau von Beziehungen unterstützen, wäre der Begriff besser definiert mit dem Aufbau eines Netzwerks. (Sonderegger 2011) „Netzwerk" bezeichnet allgemein „eine Konstellation aus Beziehungen und Knotenpunkten, zwischen denen direkte Verbindungen bestehen" (Sonderegger 2011, S. 341), was den Charakter von Sozialen Netzwerken gut beschreibt.

Während Soziale Medien ohnehin den Mensch und seine sozialen Bedürfnisse in den Mittelpunkt stellen, erhalten Menschen und Beziehungen in Sozialen Netzwerken noch mehr Aufmerksamkeit. Sie machen quasi deren Inhalt aus. Ihr Zweck ist es, private oder berufliche Netzwerke und Bekanntenkreise online abzubilden. Um einem Social-Network-Dienst beizutreten, ist zunächst eine Registrierung erforderlich, anschließend erhält man ein eigenes Profil mit dem man mit anderen Teilnehmern in Kontakt treten kann. Beziehungen zwischen den Nutzern können öffentlich dargestellt werden. Bekannte Beispiele für Anbieter

---

[3] Wie bei dem Begriff *Soziale Medien* wird *Soziale Netzwerke* im Folgenden mit einem großen S geschrieben, um ihn terminologisch als <u>Online</u> Social Network – also eine Anwendung des Web 2.0 im Gegensatz zu dem soziologischen Begriff des sozialen Netzwerks als Gemeinschaft sozialer Interaktion – abzugrenzen.

Sozialer Netzwerke sind die Businessnetzwerke LinkedIn oder Xing und private
Netzwerke wie Facebook, MySpace, studiVZ oder Wer-kennt-wen. (Ebersbach
et al. 2011)
Die Oberflächen und Funktionen der verschiedenen Netzwerkanbieter sind
sehr unterschiedlich. Dennoch können einige Komponenten ausgemacht werden,
die bei fast allen Plattformen verfügbar sind (Ebersbach et al. 2011):

- *Profil*: Selbst gewählte Präsentation des Nutzers. Der Nutzer kann selbst
  entscheiden, welche Daten er eingibt und welche davon für andere sichtbar
  sind. Soziale Netzwerke profitieren (auch ökonomisch) davon, dass möglichst viele Daten preisgegeben werden. Zu den Profildaten kann ein Foto
  hinzugefügt werden. Es wird bei Interaktionen oft neben dem Namen angezeigt und übernimmt daher eine wichtige Funktion.
- *Beziehungsgrad*: Einige Plattformen bieten die Möglichkeit, Kontakte in
  verschiedene Kategorien einzuordnen, z.B. Freunde, Bekannte, Kollegen.
  Teilweise können die Nutzer auch selbst Kategorien an ihre Kontakte ver-
  geben. Für die verschiedenen Gruppen können dann unterschiedliche Einstellungen, z.B. für die Anzeige von Profildaten, vorgenommen werden.
- *Persönliche Nachricht*: Möglichkeit, einem Kontakt eine Nachricht zu schicken, die von anderen nicht eingesehen werden kann.
- *Pinnwand*: Neben den persönlichen Nachrichten können Nutzer auch Nachrichten direkt auf dem Profil des Empfängers hinterlassen. Diese können, je
  nach persönlichen Einstellungen, öffentlich gesehen werden.
- *Statusmeldung*: Microblogging-Funktion, die es ermöglicht, kurze Texte,
  Bilder oder Videos zu veröffentlichen. Diese werden in umgekehrt chronologischer Reihenfolge den befreundeten Nutzern angezeigt. Die Kontakte
  haben dann verschiedene Möglichkeiten, den Beitrag zu bewerten, zu kommentieren oder mit anderen Nutzern zu teilen.
- *Gruppen*: Viele Anbieter Sozialer Netzwerke bieten die Möglichkeit mit anderen Nutzern Gruppen zu bilden. Diese können offen für alle Interessierte
  sein oder geschlossen, so dass nur geladene Nutzer Mitglied werden können.

Die bekannteste und teilweise auch mächtigste Social-Network-Plattform ist Facebook. Sie startete 2004 als geschlossenes Netzwerk für Studierende der Harvard Universität als eine digitale Umsetzung von College-Jahrbüchern. Später
kamen dann die Pinnwand-Funktion, die Share-Funktion, mit der andere Inhalte
geteilt werden können, Chat-Funktionen und der „Like"-Button, mit dem man
anzeigen kann, dass einem ein Beitrag gefällt, hinzu. Facebook ist mittlerweile
zu einem riesigen Netz im Netz geworden. (Mayer-Edoloeyi 2011) Weltweit belaufen sich die Zahlen der monatlich aktiven Nutzer auf über 1,3 Milliarde

(Facebook 2012), was ungefähr der Bevölkerung der USA und Europa zusammen entspricht. Gerade in Zusammenhang mit Facebook wurde in den letzten Jahren immer wieder Kritik geübt, die stellvertretend als eine Thematisierung der Probleme letztlich aller Sozialer Netzwerke gesehen werden kann. Daten sind oft die Grundlage und das Kapital zahlreicher Web 2.0-Anwendungen. So ist es die Grundlage von Google, ein möglichst gutes Suchergebnis zu liefern, indem viele Daten von Internetseiten gesammelt werden. Das Kapital Sozialer Netzwerke sind die Daten der Nutzer. Facebook geriet in der Vergangenheit unter anderem in die Kritik, weil die Nutzungsbedingungen geändert wurden und Facebook damit die uneingeschränkte Nutzung der Daten, auch nachdem ein Account gelöscht wurde, zugesprochen wurde. Nach Protesten wurde dies zum Teil wieder geändert. Die Daten, wie z.B. Fotos, besitzen nun zwar die Nutzer, allerdings darf Facebook sie kommerziell verwenden und diese Rechte auch an Dritte weitergeben. Zudem kann Facebook bei einer Anmeldung auf die Kontakte in dem privaten E-Mail-Account zugreifen oder bei der Installation auf dem Smartphone auf das Adressbuch und diese Daten speichern. Seit 2007 wurde auf Facebook auch personalisierte Werbung zugelassen. Den interessierten Unternehmen werden neben Daten wie Alter, Geschlecht und Wohnort auch Informationen zu Hobbys, Lieblingsfilmen oder persönlichen Beziehungen übergeben, um auf dem Profil eine auf die Interessen des Nutzers zugeschnittene Werbeanzeige zu hinterlassen. (Ebersbach et al. 2011) Seit 2015 nutzt Facebook auch die Standortanzeige, um bspw. Restaurants in der Nähe als Werbung anzuzeigen. Es wird zudem verfolgt, auf welchen Internetseiten sich die Nutzer aufhalten und welche Apps sie nutzen, während sie bei Facebook eingeloggt sind. Kauft man dann online ein Paar Turnschuhe, könnte man Werbung für Fitnessstudios angezeigt bekommen. Es soll zudem ein „Kaufen"-Button direkt bei Facebook integriert werden. So teilen die Nutzer direkt ihr Konsumverhalten und ihre Zahlungsinformationen mit. Nutzer haben auch kaum Möglichkeiten, diesen Bedingungen zu widersprechen. Wer sich ab Januar 2015 bei Facebook eingeloggt hat, hat diesen automatisch zugestimmt. Erst durch die aktive Änderung privater Einstellungen können einige dieser Nutzungsbedingungen ausgeschaltet werden. (Spiegel Online 2014)

Social Sharing / Foto- und Videoplattformen

Bereits seit Ende der 1990er gibt es Sharing-Plattformen, die es den Nutzern erlauben, über das Internet Daten zu verwalten. Urlaubsfotos können so beispielsweise auf eine Plattform geladen werden. Man kann dann ortsunabhängig darauf zugreifen, ausgewählte Nutzer können die Fotos anschauen und kommentieren oder Fotoalben mehrerer Nutzer können zu einem zusammengelegt werden. Abhängig von der Plattform werden die Daten allen Nutzern zugänglich gemacht oder nur ausgewählten. Die Daten, z.b. Fotos oder Videos, können mit Stichworten versehen werden (*Tagging*) oder bestimmten Kategorien zugewiesen werden, so dass Fotos zu einem gleichen Thema leicht auffindbar sind. Die Person, welche die Informationen bereitstellt, steht dabei weniger im Vordergrund. Es geht vor allem um die Bereitstellung von Daten-Ressourcen, die geordnet und bewertet werden können. Die häufigsten Sharing-Plattformen verwalten Links (Bookmark- oder Lesezeichensammlungen), Fotos oder Videos. (Ebersbach et al. 2011) Die Zugänglichkeit der Daten ist je nach Plattform unterschiedlich. Auf den „echten" Sharing-Plattformen können die Daten direkt heruntergeladen, verarbeitet und weiter verbreitet werden. Auf den „vorgeblichen" Plattformen werden die Inhalte zwar dargestellt, können jedoch nicht abgespeichert werden. Dies ist meist bei Foto- oder Audioplattformen der Fall. Mittels bestimmter Programme, z.B. Streamripper, können diese Sperren natürlich umgangen werden. (Lessing 2004)

Berühmte Beispiel für Sharing-Plattformen sind flickr (Fotos), last.fm (Audio), Vimeo, MyVideo oder YouTube (Video). YouTube verwaltet inzwischen eine ungeheuer große Menge an Videomaterial, darunter zu finden sind private Videos, Mitschnitte von Fernsehsendungen, Musikvideos, Werbeclips und vieles mehr. 2011 wurde seitens YouTube bekannt gegeben, dass innerhalb einer Minute durchschnittlich 48 Stunden neues Videomaterial hochgeladen wird. (Wolber 2012) YouTube revolutionierte als eines der meist genutzten Social-Media-Anwendungen das Sender-Empfänger-Modell der klassischen Massenmedien wie keine andere zuvor. Alle sind zu Produzenten und Konsumenten gleichermaßen geworden. Der passive Konsument wird damit zum *Prosumer*. (Beißwenger 2010) Gleichzeitig bekommt man über YouTube ein potentiell weltweites Publikum. Inzwischen gibt es auf YouTube eigene Nachrichten- und Fernsehkanäle. Indem Videos verlinkt werden können und damit direkt in Blogs, Sozialen Netzwerken oder Internetseiten eingebettet, also sichtbar werden, greifen viele Nutzer Sozialer Medien auf die Dienste der Plattform zurück. Während in den ersten Jahren vor allem der Spaß und die Unterhaltung auf der Plattform im Vordergrund standen, wird YouTube seit einiger Zeit zunehmend auch als Bildungsfernsehen, zur Verbreitung alternativer Nachrichten, z.B. aus Krisengebieten, oder als Videoarchiv verwendet. Auch mit dem Smartphone als Universalmedium, wodurch Videos an jedem Ort und zu jeder Zeit aufgenommen und online gestellt werden können, hat die Plattform an Popularität gewonnen. (Schütz 2011)

Podcasting

Mittels Podcasting (Zusammensetzung aus iPod und Broadcasting) hat der Nutzer die Möglichkeit, relativ preiswert eine eigene Sendestation für Audio- oder Videodateien zu betreiben. Die Audio-/Videodateien lassen sich selbst produzieren, sind im Internet abrufbar und können heruntergeladen und auf einem mobilen Gerät abgespeichert werden. Neben zahlreichen von Privatpersonen produzierten Podcasts gibt es auch einige, die den Charakter professioneller Radiosendungen haben. Viele Podcasts können via RSS-Feed abonniert werden. RSS steht für Really Simple Syndication (wirklich einfache Verteilung) und ist ein bestimmtes Dateiformat, welches es ermöglicht, aktuelle Neuigkeiten z.b. zu einem bestimmten Thema direkt zugeschickt zu bekommen. Mittlerweile bieten Softwares wie iTunes die Möglichkeit, Audio- und Videodateien im Internet zu suchen, herunterzuladen, zu bezahlen, auf andere Geräte zu überspielen oder zu archivieren und verwalten. (Stapelkamp 2010)

2.2.2 Zentrale Prinzipien Sozialer Medien

Nachdem eine Einführung in für die Arbeit wichtige Anwendungen und Begriffe Sozialer Medien gegeben wurde, werden nun die zentralen Prinzipien vorgestellt. Einige dieser Prinzipien haben ihren Ursprung in der Hackerkultur, welche die Entstehung des Internets maßgeblich geprägt hat. Andere sind durch die kollektive Nutzung entstanden.

Selbstregulierung statt Kontrolle

Seit das Internet existiert, hat es eine zentrale Steuerung immer schon verboten. Gerade das hat das Internet vor allem in seiner technischen Entwicklung weit vorangebracht. Was wir heute als „das Internet" bezeichnen, hat sich ja nicht in einem gesteuerten Prozess von einer Experten- oder Unternehmensgruppe entwickelt. Es ist vielmehr das Ergebnis der Zusammenarbeit vieler Programmierer weltweit, die oft unentgeltlich Anwendungen erfunden haben und sie ständig gemeinsam verbessern. Die Dynamik des Netzes wäre ohne Dezentralisierung nicht denkbar. Es ist auch ein Zeichen für das Bedürfnis nach Selbstbestimmung, vom Übergang des industriellen Zeitalters in das digitale. (Münker 2009) Der Begriff Selbstregulation stammt aus der Systemtheorie und bezeichnet die Fähigkeit eines Systems, sich selbst zu regulieren. Besonders wenn Zusammenhänge immer komplexer werden, ist es wichtig, dass ein System sich selbst regulieren kann. In der Natur findet man dieses Prinzip überall. Jeder lebende Organismus ist beispielsweise ein sich selbst regulierendes System. Vor allem von Vertretern der

Freien-Software-Bewegung wird dieses Prinzip für das Internet angewendet. Dahinter stand das Bedürfnis von Hackern, Programme demontieren, verbessern und neu kreieren zu wollen. Demontage ist dabei nicht negativ besetzt, es geschieht vielmehr im Dienste der Forschung. Es wird dadurch begründet, dass man Dinge nur verstehen kann, wenn man sie auseinandernimmt. Informationen sollten demnach frei verfügbar sein, damit sie verbessert oder anders genutzt werden können. Mit den Möglichkeiten des Internets können Informationen ohne räumliche und zeitliche Begrenzung geteilt werden. Daraus haben sich selbstregulierende Projekte entwickelt, wie z.B. Wikipedia. Dessen Prinzip ist es, dass jeder Nutzer Artikel erstellen oder verändern kann und sich somit das dort gespeicherte Wissen ständig vergrößert und verbessert. Hinter den Artikeln spielen sich oft weit ausufernde Diskussionen unter den Nutzern ab, ob nun dieser oder jener Sachverhalt richtig ist und was publiziert werden sollte. Inzwischen hat sich daraus die größte Online-Enzyklopädie der Welt entwickelt. (Krömer und Sen 2012) Von dem Magazin Stern wurde vor einigen Jahren ein Test gemacht, in dem 50 Wikipedia-Artikel verschiedener Fachrichtungen von Experten des Wissenschaftlichen Informationsdienstes Köln nach den vier Kriterien Richtigkeit, Vollständigkeit, Aktualität und Verständlichkeit mittels Schulnoten bewertet wurden. „Wikipedia erzielte über alle Bereiche eine Durchschnittsnote von 1,7. Die Einträge zu den gleichen Stichworten in der kostenpflichtigen Online-Ausgabe des 15-bändigen Brockhaus, die nach Verlags-Angaben ‚permanent aktualisiert' wird, erreichten lediglich eine Durchschnittsnote von 2,7." Besonders gut schnitt Wikipedia in der Kategorie Aktualität ab. (Stern 2007) Dies ist zwar keine wissenschaftliche Studie, doch wird die Tendenz gezeigt, dass Soziale Medien durchaus mit traditionellen mithalten können.

Interessant ist die Frage, wie sich Gruppen organisieren, wenn es keine leitende Organisation gibt. Tatsächlich entwickeln sich automatisch Organisationsmechanismen, die ein kollaboratives und effektives Austauschen bzw. Arbeiten ermöglichen. Gruppenaktivitäten, die sich zwar nicht durch Soziale Medien entwickelt haben, aber durch diese katalysiert werden, sind beispielsweise der Austausch von Botschaften und Inhalten. In Sozialen Medien werden zunächst Inhalte geteilt und anschließend nach gemeinsamen Interessen gesucht, also zuerst teilen und dann filtern. Früher war dies umgekehrt: Man hat meist nur mit Menschen Informationen ausgetauscht, mit denen man etwas gemeinsam hatte. Wenn etwas gemeinsam erarbeitet werden soll, entstehen in Gruppen automatisch Kommunikations- und Verhaltensregeln, die von allen Mitgliedern befolgt werden. Die Teilnehmer der Gruppe übernehmen darüber hinaus Verantwortung für das gemeinsame Gruppenziel. Auch kollektives Handeln gestaltet sich auf diese Weise anders. Während früher Teilnehmer einer gemeinsamen Aktion den ganzen Tag zusammen mit Planen verbracht haben. Informieren und koordinieren die Teilnehmer sich in Sozialen Medien über deren Kurznachrichtensysteme, treffen sich zur vereinbarten Zeit, machen die Aktion und gehen danach wieder ihren eigenen Tätigkeiten nach. (Michelis 2012a; Shirky 2008) Es wurde auch beobachtet, dass in Sozialen Medien Teilnehmer einer Gruppe verschiedene Aufgaben übernehmen. So gibt es nach Li und Bernoff (2008)

- Kreative, die regelmäßig eigene Inhalte veröffentlichen und teilweise eigene Websites oder Anwendungen kreieren,
- Kritiker, die auf kreierte Inhalte reagieren und Kommentare oder Bewertungen schreiben,
- Sammler, welche die von den Kreativen und Kritikern geschaffenen Informationen sammeln und sortieren,
- Mitmacher, die sich an Gesprächen beteiligen, aber selbst keine Aufgaben übernehmen,
- Zuschauer, die lediglich passiv konsumieren,
- und Inaktive, die einen Zugang haben, diesen aber nicht nutzen. (Li und Bernoff 2008; Michelis 2012b)

Wie Open-Source-Bestrebungen wie Linux gezeigt haben, kann aus der Zusammenarbeit lose miteinander verbundener Akteure eine ungeheuer produktive Arbeit entstehen. Nutznießer eines Systems, in dem Produktion und Veröffentlichung von Wissen Privilegierten vorbehalten war, werden sich beschweren. Die Fülle an öffentlich zugänglichen Informationen kippt die alte Ordnung. Doch ihr Klagen gleicht eher einer Totenwache, denn die Veränderung, die sie befürchten, hat schon längst stattgefunden. (Shirky 2011) Die Rolle des Experten ändert sich damit grundlegend. (Ernährungs-)Experten müssen deshalb überlegen, welche Position sie einnehmen wollen, und ihre Rolle muss in diesem Kontext neu definiert werden. Eine einseitige Kommunikation der „richtigen" Ernährung an die belehrungsbedürftige Masse ist hier nicht mehr möglich. Letztlich befindet sich der Experte in Sozialen Medien in einem Netzwerk vieler verschiedener Akteure, was jedoch vielmehr dem Geist der Wissenschaft entspricht. Denn Wissenschaft war schon immer eine vernetzte Tätigkeit unter sich kritisierender und ständig verbessernder Akteure und kann auch nur daraus erfolgreich sein. Ein hierarchischer Experten-Laien-Dialog wird hier jedoch nur noch schwer aufrecht zu erhalten sein.

Open-Source und die Demokratisierung des Wissens

Die Hackerkultur ist seit ihren frühesten Anfängen von dem Denken beherrscht, dass alle Informationen und damit auch Software frei zugänglich sein müssen. Auch organisierte Raubkopierer handeln nach diesem Denken. Cracker sind der

Meinung, dass sie mit der Entfernung von Barrieren, die den Anwender hindern, die Software uneingeschränkt zu nutzen, die Informationen befreien. Wie bereits oben beschrieben, sehen sie sich hierdurch daran gehindert, Software zu zerlegen, damit zu verstehen und zu verbessern. Es ist zwar in der EU nicht erlaubt, Software auseinander zu legen, doch schreckt Hacker das kaum ab. Sie sehen sich damit ihrer Grundrechte beraubt. Die Hackerkultur geht auf die Zeit ab den 1950ern zurück, als Computer ohne jegliche Software geliefert wurden, und Programmierer sich die Software selbst schreiben mussten. Am effizientesten entwickelte sich Software, wenn sie von jedem umgeschrieben und verbessert werden konnte. Ohne Zusammenarbeit und dem Bereitstellen jeglicher Informationen wäre dies nicht denkbar gewesen. Bis heute möchten Hacker daher Systeme, die lücken- oder fehlerhaft sind, verbessern. Sind sie z.B. beim Autofahren vom schlecht funktionierenden Verkehrsampel-System frustriert, würden sie am liebsten deren Boxen aufschrauben und das System redesignen. (Krömer und Sen 2012)

Aus dieser Kultur hat sich die Open-Source-Bewegung entwickelt. Das berühmteste Beispiel ist das Betriebssystem Linux. 1991 hat der Informatikstudent Linus Torvalds aus Lust am Programmieren und zum Zeitvertreib angefangen, ein Betriebssystem zu entwickeln. Heute ist GNU/Linux eine gute Alternative und damit auch Konkurrenz zum kostenpflichtigen Microsoft Office. Da die Software von Anfang an frei verfügbar war, wurde und wird sie ständig von zehntausenden Programmierern weltweit weiterentwickelt. (Krömer und Sen 2012) Dieses Prinzip nennt man *Open Source*. Nach der Open-Source-Initiative müssen für eine derartige Software folgende Charakteristiken gegeben sein:

- „Die Software (d.h. der Quelltext) liegt in einer für den Menschen lesbaren und verständlichen Form vor
- Die Software darf beliebig kopiert, verbreitet und genutzt werden
- Die Software darf verändert und in der veränderten Form weitergegeben werden" (Open Source Initiative 2013)

Neben dem durchaus produktiven gemeinsamen Schaffen von Open-Source-Bewegungen gibt es auch das offensichtliche Problem der Bereitstellung von Inhalten, für das die Verantwortlichen keine Nutzungsrechte haben. Besonders auf Sharing-Plattformen werden immer wieder derartige Inhalte geteilt, wodurch sich die Beteiligten durch Verletzung des Urheberrechtes strafbar machen. (Ebersbach et al. 2011)

In Sozialen Medien hat sich der Gedanke von Open-Source-Bewegungen nicht nur durch das gemeinsame Produzieren von Software, sondern in dem Produzieren von jeglichem Inhalt generell fortgesetzt. Ein Beispiel wäre hier wieder Wikipedia, aber auch die unendlichen Texte der Blogosphäre, die Beiträge zu den verschiedensten Themen schreiben, kommentieren und vernetzen. Seitens der Printmedien wird dies zu Recht als Problem erkannt, denn das Verlagswesen wird dadurch theoretisch überflüssig. Historisch haben neue Entwicklungen schon immer dazu beigetragen, dass einige Berufe nicht mehr notwendig waren. Um 1500 war es beispielsweise möglich, seinen Lebensunterhalt allein dadurch zu verdienen, dass man lesen und schreiben konnte. In den folgenden Jahrhunderten wurde es immer wichtiger, diese Fähigkeiten zu besitzen, wodurch immer mehr Menschen Lesen und Schreiben gelehrt wurden. Letztlich wurde der Beruf des Schreibers irgendwann überflüssig. Vor einigen Jahrzehnten reichte es bereits aus, eine Druckerpresse oder einen Fernsehsender zu besitzen. Doch indem die Möglichkeit, etwas zu veröffentlichen, nun allen freisteht, erfährt das Publikationswesen auf ähnliche Weise eine Entprofessionalisierung. (Shirky 2011)

Für Verlage, Buchhandlungen oder Autoren ist es nicht nur ein Rückschlag, dass sie ihre Gatekeeper-Funktion und damit auch die Macht zu bestimmen, was veröffentlicht wird und was nicht, verloren haben. Es ist auch die Erkenntnis, dass man mit medialem Inhalt heutzutage nicht mehr in diesem Maße Geld verdienen kann. Der gesamte Publikationsbetrieb lebt schließlich davon, dass man mit geistigem Eigentum seinen Lebensunterhalt verdienen kann. (Stephan 2012) Das geistige Eigentum anderer in jeder erdenklichen Weise zu nutzen oder gar als sein eigenes auszugeben, wird jedoch unter den Nutzern Sozialer Medien trotzdem nicht als selbstverständlich betrachtet. Für Aufregung sorgte beispielsweise der erfolgreiche Roman „Axolotl Roadkill", in dem die Autorin Helene Hegemann zahlreiche Textpassagen von dem Blogger Airen wörtlich übernommen hat, dessen Blog auch als Buch veröffentlicht wurde. Die Textpassagen wurden nicht gekennzeichnet, und das Plagiat wurde schließlich von einem anderen Blogger aufgedeckt. In einem Interview mit der F.A.Z. sagte Airen zu dem Vorfall: „Helene Hegemann hat mir nichts getan, sie hat mich nicht angegriffen. Mir fehlt nichts, die Geschichte ist immer noch meine. […] Ein Opfer? Was die Urheberrechtsverletzung angeht: ja. Helene Hegemann hat sich auf eine ungerechte Art und Weise bereichert, wie es viele Menschen jeden Tag tun, aber nicht auf meine Kosten. Meine Forderung ist: Meine Geschichte soll gewürdigt werden." (Rüther 2010)

Neben der Gefahr, dass geistiges Eigentum wertlos wird, bringen die neuen Medien jedoch auch eine ungeheure Demokratisierung mit sich. Shirky (2011) geht davon aus, dass eine neue Bildung entsteht, indem alle die Möglichkeit haben, etwas für ein weltweites Publikum zu veröffentlichen. Wobei diese Entwicklung auch bedeuten könnte, dass die Qualität des Publizierten im Durchschnitt nachlässt. (Shirky 2011) Die Theorie von Wikipedia ist es im Gegensatz dazu, dass Qualität gerade dadurch entsteht, dass alle die Möglichkeit haben, einen Artikel zu schreiben, zu ergänzen oder zu verbessern. Eine Untersuchung von als exzellent bewerteten Wikipediaartikeln hat jedoch gezeigt, dass dies allein nicht ausreicht. Es konnte ein deutlicher Zusammenhang nachgewiesen werden zwischen den Fähigkeiten der Autoren und der Qualität der Artikel. Es reicht also für einen exzellenten Artikel nicht aus, wenn möglichst viele daran schreiben, sondern es müssen auch Personen mit sehr gutem Wissen darunter sein. (Stein und Hess 2008) Für Ernährungsexperten könnte dies eine Definition ihrer Rolle in Sozialen Medien sein: Es wird zwar viel Wissen in Sozialen Medien produziert, dennoch braucht es Menschen mit Expertise, die in der Lage sind, dieses Wissen zu koordinieren, zu filtern und zu optimieren.

Was die weitere Entwicklung Sozialer Medien angeht, spielt es eine große Rolle, welche Normen gesetzt werden. Theoretisch könnten die neuen Kommunikationstechnologien genutzt werden, um einen intellektuellen und gesellschaftlichen Wandel herbeizuführen. „Diese Aufgabe wird mehr als nur Technologie erfordern. Sie wird von uns verlangen, Normen des öffentlichen Austauschs und der Partizipation anzunehmen, die einer Welt angepasst sind, in der das Veröffentlichen zum neuen Alphabetentum geworden ist." (Shirky 2011, S. 40)

Partizipation aller im Global Village

In den letzten Jahren wurde die digitale Öffentlichkeit immer leichter zugänglich. So haben heute 99,9% der deutschen Haushalte die Möglichkeit zu einem Internetzugang, womit die Vollversorgung praktisch erreicht ist. Diese Daten entsprechen allerdings nur einer Bandbreite von $\geq$ 1 Mbit/s. Eine Bandbreite, die eine schnellere Datenübertragung ermöglicht, wie $\geq$ 30 Mbit/s ist nur zu 84,4% deutschlandweit verfügbar; die bisher größte Klasse von $\geq$ 50 Mbit/s nur zu 76,9%. Auch bestehen große Unterschiede in der räumlichen Verteilung. So ist die Verfügbarkeit einer recht schnellen Datenübertragung von $\geq$ 50 Mbit/s in städtischen Gebieten mit 90,3% gut gewährleistet, in ländlichen Gebieten mit 36,2% jedoch schlecht verfügbar. Auch sind die neuen Bundesländer durchschnittlich schlechter versorgt als die alten. (TÜV Rheinland 2017) Eine schnelle Datenübertragung ist jedoch gerade für die Nutzung Sozialer Medien von Bedeutung, da z.B. bei einem Livestream große Mengen an Daten übertragen werden müssen. Die Unterschiede in der Versorgungsleistung (*digital divide*) wirken sich daher auch auf die Möglichkeit der Partizipation an Sozialen Medien aus. (Roleff 2012) Von den 99% der Bevölkerung, die potentiell Zugang zum Internet haben, nutzen 81% das Internet tatsächlich (davon 64% mobil), wobei dieser Prozentsatz in den letzten 10 Jahren kontinuierlich angestiegen ist. Zudem bestehen hinsichtlich demographischer Daten Unterschiede. Unter Frauen ist der Nutzeranteil 10% geringer als unter Männern. (Initiative D21 2017) Bezüglich des Alters lag der Anteil der Internetnutzer in der jüngsten Gruppe (14-19 Jahre) nahezu beim Gesamtanteil (99%). Auch bei den 50-64-jährigen lag der Anteil noch bei 85%. Lediglich bei den über 64-jährigen lag der Anteil bei 48%. Bezüglich des Alters ist aber davon auszugehen, dass langfristig eine nahezu flächendeckende Nutzung in allen Altersgruppen erreicht wird. Mittlerweile wird das Internet bis zu einem Alter von 49 Jahren von über 90% der Bevölkerung genutzt. (Initiative D21 2017) Personen mit hoher Bildung nutzen das Internet zu 95%, mit niedriger Bildung zu 58%. Unter Männern (86%) ist die Internetnutzung ebenso höher als unter Frauen (77%). (Initiative D21 2017) Obwohl theoretisch alle Zugang zum Internet haben, divergiert die tatsächliche Nutzung. Faktoren wie Bildung, Einkommen, Alter, Wohnort oder Geschlecht wirken sich auf die prozentualen Anteile aus. Spricht man von Partizipation an Sozialen Medien, sollte beachtet werden, dass das Internet eben (noch) kein eindeutiges Massenmedium ist, sondern für bestimmte Gruppen tendenziell exklusiv. (Roleff 2012)

Dennoch haben Soziale Medien ein partizipatorisches Potential, das es in dieser Form und in diesem Ausmaß bisher nicht gegeben hat. Tatsächlich gibt es bereits einige Projekte, die Bürgern über das Internet mehr Partizipation z.b. an politischen Entscheidungen ermöglichen. Das BMI (Bundesministerium des Innern) sowie der IT-Planungsrat entwickeln beispielsweise eine Open-Government-Plattform. Politik soll damit transparenter werden. In diesem Bestreben arbeitet auch das Finanzressort an einer Plattform für einen transparenten Haushalt. Vor allem die Piratenpartei unterstützen auch partizipative und flexible Demokratiekonzepte wie *liquid democracy.* In diesem Sinne steht auch das von den Piraten bereits genutzte *liquid feedback,* mit dem Bürger die Politik der Piraten kommentieren und mitbestimmen können. Doch auch andere Parteien wie die SPD oder Linkspartei nutzen die Open-Source-Software *Adhocracy* für liquid democracy. (Roleff 2012) Letztlich gibt es hier bereits eine Reihe von Möglichkeiten, um der Bevölkerung mehr Partizipation und Transparenz zu ermöglichen, im Ernährungsbereich gäbe es diese z.b. bei der Erstellung von Leitlinien oder ernährungspolitischen Themen.

Die Möglichkeit, an Sozialen Medien zu partizipieren, ist global. Mit den neuen Medien hat sich damit auch die Globalisierung der Medienkommunikation verstärkt. Eine globale Massenkommunikation über Zeitungen oder Fernsehen war zwar schon vorher möglich. Doch die Möglichkeit, mit anderen Menschen zu kommunizieren, ohne dass räumliche Entfernung eine Rolle spielt, ist neu. Dies führt unter anderem zu neuen transkulturellen Kommunikationsräumen oder einer Stabilisierung von sozialen Beziehungen, während Standorte gewechselt werden. (Hepp 2008)

Was eine Partizipation vieler in einer globalen Gemeinde bewirken kann, hat die Revolution in Tunesien gezeigt. Social Networks und Blogs trugen hier

einen nicht unerheblichen Teil bei. So war es den tunesischen Aktivisten beispielsweise möglich, eine Kampagne namens „Ich bin Fatma" ins Leben zu ru-
fen, die sich gegen die Festnahme einer Regierungskritikerin am 22.Oktober
2009 richtete. Keine Stunde nach der Festnahme waren bereits ein Blog, eine
facebook-Gruppe und ein Twitter-Account gegründet. Tausende Mitstreiter in
zahlreichen Ländern organisierten sich und thematisierten die Festnahme in internationalen Medien, was Druck auf die Regierung ausübte. Bereits am 7.No-
vember 2009 wurde Fatma dank der Kampagne freigelassen. (Ben Mhenni 2011)

Soziale Medien bilden die „reale" Welt ab

Das Internet ist heutzutage keine bloße Technologie mehr, sondern Lebensraum.
Ebenso wie im wirklichen Leben, gibt es im Internet Bibliotheken, Universitäten,
Shoppinghäuser, Flohmärkte, Amateurkünstler, Stars und solche, die es werden
wollen, Spielplätze oder Bordelle. Reale Welten werden virtuell abgebildet und
für Generationen, die mit dem Internet aufgewachsen sind, ist dies ein Lebensraum und Teil ihrer Kultur. (Haeusler und Haeusler 2012) Soziale Medien bieten
zwar eine neue Technologie, doch die zentralen Motive sozialen Handelns haben
sich deshalb nicht verändert. Letztlich fußt sein Erfolg auf einem zentralen Bedürfnis der Menschen: Kommunikation und damit auch Anerkennung. Das
Social Web ist zwar voll von „Ich-gehe-jetzt-mit-dem-Hund-raus"-Meldungen,
aber die reale Welt ist eben auch voll von irrelevanten Informationen. Zudem
entscheidet der Sender der Information und dessen Perspektive, was relevant ist.
Die Tatsache, dass jeder Produzent von öffentlichen Inhalten sein kann, führt
eben genau dazu, dass lustige und traurige, anspruchsvolle und banale Facetten
des Lebens in Sozialen Medien abgebildet werden. Als Belohnung für ihre Produktion erhalten die Nutzer Kontakte und Anerkennung. In Sozialen Medien
werden sie angehört und ihre Meinung zählt ebenso viel wie die der anderen.
Man hat die Möglichkeit, sich zu zeigen und Bestätigung dafür zu bekommen.
Im Social Web ist zunächst jeder User gleich. Es fragt nicht nach Religion, Aussehen, sozialem Status oder Herkunft. Macht und Kapital haben in Sozialen Medien erstmal keine Bedeutung. Alles entsteht aus der kollektiven Vernetzung von
Individuen. Kaum ein politisches System könnte das von sich behaupten. (Wolber 2012)
    Die Inhalte auf Facebook oder YouTube spiegeln letztlich nur die altbe-
kannten Topoi menschlicher Interessen wider: Freunde zu finden, sich von anderen abzuheben und sich selbst darzustellen, um soziales Kapital anzuhäufen; sich
über soziale Dinge informieren, Klatsch und Tratsch, zu flirten; dazu auch Ge-
waltaspekte und Sex. (Gigerenzer 2012) Sich selbst in einem bestmöglichen
Licht präsentieren zu wollen, gilt daher für die Sozialen Medien ebenso wie für

das reale Leben. Die Furcht, dass durch Plattformen wie Facebook alles immer oberflächlicher wird, dass Facebook die Menschen den wahren Wert der Freundschaft nicht mehr erkennen lässt, trifft nicht zu. In der Tat wäre niemand so töricht, seine 700 Facebook-Freunde für vertraute Menschen zu halten, auf die er sich verlassen kann. Eine Untersuchung unter College-Studenten hat beispielsweise gezeigt, dass sie ihresgleichen ein höheres Ansehen zukommen lassen, je näher die Zahl der Facebook-Freunde an 302 rückt, um dann wieder zu sinken. (Miller 2012) Online fällt es zwar leichter, Kontakt zu anderen aufzunehmen, und die Teilhabe an Online Social Networks trägt bei vielen zu einer Erhöhung der Lebensqualität bei, doch können reale Welten und Beziehungen dadurch nicht ersetzt werden. (Scheid und Chang 2008) Beziehungen werden im Social Web eher selten neu aufgebaut. Viel eher bilden unsere Freundschaften und Netzwerke in den Sozialen Medien bereits bestehende Bekanntenkreise ab. Gerade in Sozialen Netzwerken ist die Rückbindung auf realweltliche Gruppen enorm. (Ebersbach et al. 2011)

Letztlich bedeuten viele Freunde – um bei dem Beispiel Facebook zu bleiben – nicht, dass zwischen diesen auch ein reger Kontaktaustausch herrscht. Nutzungsverhalten unterscheiden sich. Eine Praxis ist es, häufig mit vielen Menschen Kontakt zu haben, sich nur ab und zu mit ausgesuchten Bekannten auszutauschen, eine andere. Wie unser Nutzerverhalten letztlich aussieht, entscheiden am wenigsten die Sozialen Medien. Viel bedeutender sind unsere Interessen und bereits bestehende Beziehungen. Die eigenen Netzwerkverbindungen entscheiden, welche Informationen wir mitbekommen. Die Kompetenzen und Praktiken unserer Freundschaften bestimmen den Informationsfluss und zum Schluss entscheidet man selbst, welche Links man anklickt, welche Informationen man weiterleitet oder was wir in unser Beziehungsnetzwerk kommunizieren. (Mayer-Edoloeyi 2011)

2.2.3 Ideale der Aufklärung und Ideal der Öffentlichkeit

Die Vorstellung einiger Prinzipien Sozialer Medien hat einen Einblick in deren Funktionsweise gegeben. Letztlich lassen sich in diesen Prinzipien Parallelen zu Idealen erkennen, die bereits lange Zeit vorher gefordert wurden.

1. Das Ideal der Aufklärung

Alle Länder, die im 18.Jahrhundert im Zeichen der Aufklärung standen, teilten die gleichen Leitideen. Dazu zählten die Forderungen nach Denk-, Rede- und Schriftfreiheit, nach einer vorurteilsfreien Haltung, nach Toleranz und der Möglichkeit zur Kritik. (Schalk 1971) Auch der Begriff der Öffentlichkeit wurde neu definiert: „Entscheidend in dieser Entwicklung war der offene Diskurs, der regionale Grenzen überschritt, Standesunterschiede ignorierte und die Öffentlichkeitsstruktur zutiefst veränderte. [...] Ein anonymes, aber doch gebildetes Publikum löste die Gelehrtenkreise und die regional besetzten Leserkreise ab. [...] Konsens und Toleranz, nicht dogmatische Verfestigung, waren erwünscht. Die höchstmögliche Kultur der Vernunft basierte also auf der höchstmöglichen Publizität." (McCarthy 1995, 292f) Damit verbunden war eine der zentralsten politischen Forderungen der Aufklärung: die Pressefreiheit. Für die Vertreter der Aufklärung bedeutete freie Presse freie Meinungsäußerung vor allem in religiösen und politischen Dingen. Bis Ende des 18. Jahrhunderts verstand man darunter allgemein die Freiheit geistiger Produktion und nicht nur die der Zeitungen und Zeitschriften. (Mondot 1995) Auch die Selbstbestimmung spielte eine große Rolle. Kant analysierte unter Verwendung von Theorien zur Autonomie die Willensbestimmung des Menschen und die Selbstgesetzgebung im Handeln. Damit verbunden ist letztlich auch die Forderung nach Mündigkeit. (Vollhardt 1995)

2.   Das Ideal der Öffentlichkeit

Deutlich von Kants Idee der Aufklärung, einen öffentlichen Raum des Diskurses zu schaffen, inspiriert, formulierte Habermas Ideale der Öffentlichkeit. „Die Idee einer kritisch, aufklärerischen Öffentlichkeit, deren Ideal Habermas hier entworfen sieht, ist die eines Raumes medial realisierter, aber prinzipiell unbeschränkter Kommunikation von begründeten Meinungen, die, vermittelt durch das Korrektiv anderer, zu objektiviertem Wissen gerinnen – eine Idee, die unschwer ihre Ableitung aus dem intellektuellen Disput von Wissenschaftlern erkennen lässt." (Münker 2009, 35f) Er formuliert dieses Ideal am Beispiel der Entwicklung der bürgerlichen Öffentlichkeit, die sich im 18. Jahrhundert formierte und entgegen der Praxis der geheimen Gesellschaften eine öffentliche Vereinigung des Austauschs bildete. Zu diesem Ideal gehören folgende vier Kriterien (Münker 2009):

▪   Die Mitglieder sind sich ebenbürtig. Es herrscht eine „Parität des bloß Menschlichen", in der „allein die Autorität des Arguments" zählt (Habermas 1971, S. 52)
▪   Die Themen können gänzlich frei gewählt werden. Der öffentliche Diskurs setzt insbesondere „die Problematisierung von Bereichen voraus, die bislang nicht als fragwürdig galten" (Habermas 1971, S. 52)
▪   Das Publikum ist unabgeschlossen. Egal wie exklusiv ein Publikum ist, es sollte sich niemals als Gruppe verschließen. Egal wie exklusiv ein Publikum ist, es darf sich nie abriegeln lassen. Alle müssen als Leser oder Zuschauer an der Diskussion teilhaben können (Habermas 1971, S. 53)

• Der Zugang ist allgemein offen. „Eine Öffentlichkeit, von der angebbare Gruppen eo ipso ausgeschlossen wären, ist nicht etwa nur unvollständig, sie ist vielmehr gar keine Öffentlichkeit." (Habermas 1971, S. 107)

Die Theorie Habermas' zur bürgerlichen Öffentlichkeit weist schon frappierende Ähnlichkeit zu den technischen Gegebenheiten des Internets auf. Habermas (2008) schreibt dazu: „Das World Wide Web scheint freilich mit der Internet-kommunikation die Schwächen des anonymen und asymmetrischen Charakters der Massenkommunikation auszugleichen, indem es den Wiedereinzug interaktiver und deliberativer Elemente in einen unreglementierten Austausch zwischen Partnern zulässt, die virtuell, aber auf gleicher Augenhöhe miteinander kommunizieren. Tatsächlich hat ja das Internet nicht nur neugierige Surfer hervorgebracht, sondern auch die historisch versunkene Gestalt eines egalitären Publikums von schreibenden und lesenden Konversationsteilnehmern und Briefpartnern wiederbelebt." (Habermas 2008, S. 21)

Die Voraussetzungen für eine ideale Öffentlichkeit sind also generell gegeben. Sicherlich werden die Ideale der Aufklärung und der damit verbundenen bürgerlichen Öffentlichkeit niemals gänzlich erreicht. Dennoch wurden Grenzen durchlässiger und technische Möglichkeiten größer. Wie dies jedoch umgesetzt wird, bleibt abzuwarten. Denn auch wenn die Sozialen Medien zunächst eine freie Meinungsäußerung gewähren und einen offenen Diskurs ermöglichen, geht doch mit der Verfolgbarkeit der Spuren, die wir im Internet hinterlassen, eine Überwachung einher, die sicher nicht von der Aufklärung vorgesehen war.

2.2.4 Kritik, Nachteile und Gefahren Sozialer Medien

Das Web 2.0 hat seit seiner Entstehung eine große Menge an Kritik erfahren. So ist in kritischen Büchern über das Web 2.0 die Rede von „Forumsbeiträge[n], die vor Dummheit und falschen Fakten strotzen, und an Idiotie kaum zu überbietende Videoclips bei YouTube. [...] Wir befinden uns auf einem gefährlichen Irrweg." (Keen 2008 zit. nach Dressel 2011, S. 11) Nach Meinung eines anderen Autors würden wir die neuen Technologien nicht nutzen, stattdessen hätten sie uns längst angekettet. (Schirrmacher 2009) Auch unser Alltag würde durch das Internet beschleunigt werden und damit zu psychischen Erkrankungen führen, da sich viele Menschen mit der Informationsflut überfordert sehen. (Dressel 2011) Durch Wissensdatenbanken wie Wikipedia und Suchmaschinen wie Google würden junge Menschen das Denken verlernen und immer vergesslicher werden. (Spitzer 2012) Und soziale Netzwerke wie Facebook würden dazu führen, dass wir uns in der virtuellen Welt verlieren und Beziehungen in der realen Welt vernachlässigen. (Miller 2012)

Tatsächlich wurde seit jeher an neu aufkommenden Technologien Kritik geübt. Besonders unter denjenigen, die nicht mit dieser Technologie aufgewachsen sind, lösten neue Formen der Kommunikation Angst vor dem Unbekannten aus. Bereits Sokrates beklagte sich, dass mit der Schrift der dynamische Prozess des Dialogs erstarrt. Als der Buchdruck erfunden wurde, befürchteten die Menschen, dass das Gedächtnis größtenteils verloren gehen wird. (Gigerenzer 2012) Ende des 18. Jahrhunderts warf man dem Roman vor, er würde die Leserinnen (diese Kritik war genderspezifisch) vom Alltag entfremden. Dies lässt sich für das Radio, das Telefon, das Fernsehen oder den Computer fortführen. Das Internet stellt hier keine Ausnahme dar. Generell lässt sich das Spektrum der Argumente auf wenige Punkte zusammenfassen (Münker 2009):

- Es macht uns klüger, weil wir Zugang zu mehr Informationen haben. / Es macht uns dümmer, weil die Informationen unüberschaubar und immer verfügbar sind.

- Es macht uns freier, weil die Interaktionsmöglichkeiten größer geworden sind. / Es macht uns unfreier, weil wir es nutzen müssen, um davon nicht ausgeschlossen zu werden.

- Es macht uns sozialer, weil wir uns mit anderen schneller und einfacher verbinden können. / Es macht uns einsamer und fragmentierter, weil wir der realen Welt entfremdet werden und uns im Netz verlieren.

Letztlich befinden sich die Entwicklung neuer Technologien und die Entwicklung des Menschen stets in einer Koevolution. Sie beeinflussen sich ständig gegenseitig. Technologien werden entsprechend der Bedürfnisse der Menschen entwickelt. Passen sie in die Welt der sie entstammen, können sie zum Leitmedium eines Zeitalters werden und dieses wiederum prägen. So passten Massenmedien wie das Fernsehen in die Welt des 20. Jahrhunderts. Nicht nur technisch spiegelten sie den Zeitgeist wieder, da sich bei den Menschen erstmals ein globales Verständnis entwickelte und dieses wiederum durch mediale Erfahrungen, wie die Fernsehübertragung der Mondlandung, verstärkt wurde. Auch kulturell entsprachen die unidirektionalen Massenmedien dem Sendungsbewusstsein der Moderne, welches lange Zeit von wenigen prophetenähnlichen Persönlichkeiten geprägt war. Dementsprechend ist es natürlich, dass sich mit der Diversifikation und Pluralisierung der Lebenswelten One-to-Many-Prinzipien in den Hintergrund rücken und neue mediale Angebote geschaffen werden. (Münker 2009) Letztlich verändert sich der Mensch mit den Medien und umgekehrt. So hat sich die Technik den Grundformen menschlicher Kommunikation angepasst, indem wir Bildschirme nicht mehr nur ansehen, sondern auch berühren können. Mit dem Web 2.0 werden wir so vielleicht Teile unseres Gedächtnisses abgeben und dafür z.B. die Fähigkeit, Informationen schnell zu finden und zu strukturieren dazu gewinnen. (Gigerenzer 2012) Auch die Sozialen Medien entsprechen den Bedürfnissen des Menschen, sich zu vernetzen, sozial in Kontakt zu treten. Wir treffen „in den Sozialen Netzwerken des Web 2.0 schlicht auf die zeitgemäße Erscheinung von Medien, die implizit immer schon sozial da sind." (Münker 2009, S. 133) Die Kommunikation ist daher als eine Form der sozialen Interaktion von Wechselwirkung geprägt. Es kommt dabei im Idealfall zu einer gegenseitigen Konstruktion von Wirklichkeit. Technische Fortschritte verändern die Kommunikation, wie soziale Interaktion die Technik beeinflusst. (Elzer 2007b)

Dennoch gibt es einige Nachteile oder Gefahren Sozialer Medien, die jenseits apokalyptischer Phantasien genannt werden sollen.

Generell tendieren Nutzer Sozialer Medien, ob in Blogs oder in Sozialen Netzwerken dazu, private Informationen preiszugeben – möglicherweise mehr, als sie eigentlich möchten. Wird die Zugänglichkeit zu diesen Informationen nicht vom Nutzer kontrolliert, kann einerseits ein ziemlich genaues Profil des Nutzers über verschiedene Quellen erstellt werden, was eine Gefährdung der Privatsphäre bedeutet. (Ebersbach et al. 2011) Andererseits können diese Informationen missbraucht werden. So gibt es beispielsweise Diebe, welche die Aktivitäten potentieller Opfer über Soziale Medien verfolgen und somit ersehen können, welche Beute sie erwarten können, und wann ein günstiger Zeitpunkt für einen Einbruch besteht. (Kurz und Rieger 2012) Meist ist den Nutzern nicht bekannt, wie groß das Publikum ist, dem sie private Daten präsentieren. Hinzu kommen technische Möglichkeiten Sozialer Netzwerke, wie die Erkennung von Gesichtern, welche auf hochgeladenen Fotos automatisch den entsprechenden Profilen zugeordnet werden. Accounts sind oft umständlich zu löschen und die Daten werden nach dem Löschen trotzdem weiterhin gespeichert. Diese Aspekte sprechen alle die Problematik des Datenschutzes an, welcher häufig diskutiert wird.

Daneben können Mitglieder Sozialer Netzwerke darüber auch gestalkt oder gemobbt werden. (Hogben 2007) Der Schutz digitaler Daten wurde insbesondere auch im Zuge des NSA-Skandals diskutiert, der durch Veröffentlichung von Dokumenten des ehemaligen NSA-Mitarbeiters Edward Snowden enthüllt wurde. Dabei wurde bekannt, dass die amerikanische Regierung in Zusammenarbeit mit anderen Staaten möglichst jede Form elektronischer Kommunikation (insbesondere Telefongespräche, E-Mail-Verkehr und sonstige Aktivitäten im Internet) überwacht. Ziel der Überwachungen waren unter anderem auch hochrangige Regierungschefs der ganzen Welt wie Bundeskanzlerin Merkel, zudem alle US-Bürger und möglicherweise auch alle deutschen Staatsbürger. Die Reaktionen auf diesen Skandal waren jedoch verhalten. Auf politischer Ebene gab es Verhandlungen zu einem No-spy-Abkommen, welches jedoch gescheitert ist, und seitens ziviler Organisationen wie dem Chaos Computer Club und einiger

Bundesbürger wurden juristische Schritte eingeleitet, die ebenso keine nennenswerten Folgen nach sich zogen. (Beuth 2016) Interessant ist in diesem Zusammenhang, dass die Reaktionen trotz der immensen Verletzung der Privatsphäre gering ausfielen. Zahlreiche Serviceanbieter des Web 2.0 (Suchmaschinen, Reiseportale, Kaufhäuser usw.) sammeln bei jeder Bewertung, bei jedem Kauf bis zu hundert verschiedene Daten: Standort, IP-Adresse, bisher getätigte Käufe, Suchanfragen auf anderen Webseiten usw. Selbst wenn wir darüber wissen, scheint es nur wenige Nutzer tatsächlich zu empören. Zumindest scheinen viele dazu bereit zu sein, die Dienste des Web 2.0 trotz dieser Verletzung der Privatsphäre zu nutzen oder dies vielleicht sogar als fairen Preis für die kostenlosen Services in Kauf zu nehmen. Wie bereits O'Reilly in seiner Definition des neuen Internets formulierte: Daten sind deren Kapital. (O'Reilly 2005) Von Seiten der Unternehmen sind somit wohl keine nennenswerten Veränderungen im Datenschutz zu erwarten, es sei denn sie finden eine andere Einkommensquelle. Aber sind die Nutzer tatsächlich bereit, diese ständige Überwachung zu akzeptieren?

Neben dem Schutz ihrer Daten sollten Nutzer auch rechtliche Komponenten beachten. So haftet ein Blogbetreiber beispielsweise für die Inhalte, die auf seinem Blog publiziert werden. Dazu gehören generell auch Kommentare, die von anderen Nutzern hinterlassen werden. Im Kontext von Sharing-Plattformen werden auch immer wieder Urheberrechtsverletzungen angesprochen. Mit der Möglichkeit, alle Informationen zu digitalisieren und über das Internet einem globalen Publikum zugänglich zu machen, laden Mitglieder von Sharing-Plattformen immer wieder Material hoch, für das sie keine Nutzungsrechte haben. YouTube hat beispielsweise nach einer Klage einen Copyright-Filter eingebaut, der derartige Inhalte aufspüren soll. Interessant ist auch, wie die Plattformen selbst mit Daten, die sie verwalten, umgehen. Während einige Plattformen das hochgeladene Material als Gemeingut aller Nutzer begreifen, räumt der Autor eines Videos durch das Bereitstellen auf YouTube der Plattform eine weltweite, gebührenfreie Lizenz ein, die auch an Dritte weitergegeben werden kann. (Ebersbach et al. 2011)

Ein weiterer Nachteil Sozialer Medien bzw. des Internets allgemein ist die Verbreitung schädlicher oder illegaler Informationen. Neben dem oft diskutierten Beispiel der Kinderpornographie werden z.B. auch politisch radikale, rassistische oder demokratiefeindliche Inhalte verbreitet. So macht sich die rechtradikale Szene Soziale Medien zu Nutze, um ihre Botschaft zu verbreiten. In den Medien wurde von den YouTube-Nazis gesprochen. Reaktionen darauf, sind z.B. zivilgesellschaftliche Projekte wie no-nazi.net, die rechtsradikale Aktivitäten dokumentieren und über Strategien zur Bekämpfung aufklären. (Schmidt 2012) Im Ernährungsbereich sind hier die ProAna (Anorexie) – oder ProMia (Bulimie) – Webseiten zu erwähnen, welche Essstörungen verherrlichen und z.B. einen anorektischen Lifestyle propagieren. Auch auf Plattformen Sozialer Medien werden derartige Inhalte verbreitet. Ein Beispiel ist der Versuch des YM (Young Miss) Magazines, welches versuchte, in Sozialen Medien aktiv zu werden und der Zielgruppe (Leserinnen zwischen 12 und 15 Jahren) eine Diskussionsplattform zu bieten. Dies wurde gut angenommen, doch neben Diskussionen zu Mode, Schule oder Liebe wurden von Pro-Ana-Vertreterinnen zunehmend Bilder von dürren Models gepostet oder Tipps wie „You can train yourself to forget hunger by gently punching your stomach every time you get hungry because you'll hurt too bad to eat." (Shirky 2008, S. 204) Letztlich musste YM die Plattform schließen, weil dem kein Einhalt geboten werden konnte. Insbesondere Bewegungen wie Pro-Ana verlagerten ihre Aktivitäten von koordinierten Plattformen, wie die des YM-Magazines, zu mehr offenen und unkontrollierten Plätzen im Social Web. Die Aktivitäten sind damit kaum einzuschränken und innerhalb der Abgeschlossenheit der Pro-Ana-Community finden kaum Gegenpositionen Platz. (Shirky 2008)

2.2.5 Zusammenfassung

Durch die Emergenz der Sozialen Medien verändern sich Kommunikationsformen. Es gibt grundlegende Veränderungen in der Produktion von Wissen. Machtgefüge verschieben sich von wenigen Gatekeepern zu einer demokratisierten Masse. Partizipation wird nicht nur gefordert, sondern auch praktizier. Der (ökonomische) Wert von medialem Inhalt könnte sich verändern. Für die Ernährungskommunikation könnten sich folgende Veränderungen ergeben:

- Wissen wird weniger allein von Experten produziert werden, stattdessen erhält das von allen Nutzern produzierte Alltagswissen eine größere Bedeutung.
- Ein hierarchischer Experten-Laien-Dialog wird weniger anerkannt, stattdessen wird Partizipation unter anderem auch an politischen Themen gefordert.
- Es wird die Aufgabe von Experten sein, Informationen zu strukturieren und zu optimieren und die Akteure Sozialer Medien konstruktiv zu begleiten.
- Soziale Medien bieten generell die Möglichkeit, eine große Menge an Menschen in kürzester Zeit zu erreichen. Dennoch sollte darauf geachtet werden, wie diese Kommunikation evaluiert werden könnte und dass auch in den Sozialen Medien nur ein selektives Publikum vertreten ist.
- Soziale Medien sollten als Forschungsgegenstand ernst genommen werden, da sie nicht nur eine zunehmend wichtige Rolle im Alltag der Gesellschaft spielen, sondern auch einen erheblichen Datenpool für sozialwissenschaftliche Untersuchungen einer Lebenswelt bieten.

3 Ernährungskommunikation in Sozialen Medien - Stand der Forschung

3.1 Fragestellung

Um der Frage nachzugehen „Wie findet Ernährungskommunikation in Sozialen Medien statt?" soll im Folgenden der aktuelle wissenschaftliche Stand dargestellt werden. Hierfür wurde eine umfassende Studienrecherche in den gängigen Datenbanken (PubMed/Embase, Sowiport, Web of Science und Wiso) durchgeführt. Angelehnt an eine systematische Literaturrecherche, wurden zunächst relevante Suchbegriffe festgelegt und mithilfe von MeSH-Term-Datenbanken konkretisiert. Für den Bereich der Sozialen Medien wurden die Begriffe *social media, web 2.0, Blog, E-Health, Online-Network, Twitter, Facebook, Instagram, YouTube* verwendet; für den Bereich der Ernährung *Food, Nutrition, Diet, Eat, Eating, Dietary*. Beide Suchbereiche wurden miteinander verknüpft (Boolscher Operator „AND") und anschließend eine Textwortsuche in Titel und Abstract durchgeführt. Als Ein- bzw. Ausschlusskriterium zählte nur, dass die Studien sich mit Ernährung UND Sozialen Medien in irgendeiner Form beschäftigen mussten. Letztlich waren 212 Studien für die Fragestellung relevant. Diese wurden wiederum anhand ihrer thematischen Ausrichtung kategorisiert. Folgende Kategorien wurden induktiv festgelegt (die Studien konnten mehreren Kategorien zugeordnet werden): Gesunde Ernährung und Sport (55), Übergewicht und Abnehmen (37), Essstörungen (52), Ökologische Ernährung (5), Genuss und Foodies (8), Lebensmittelsicherheit (23), relevante Studien für Ernährungsexperten (38), sonstige Studien (9).

Die wichtigsten Ergebnisse dieser Studienrecherche werden im Folgenden dargestellt. In dem Kapitel „Was wird kommuniziert?" werden die Inhalte und Informationen über Ernährung dargestellt, angelehnt an die gerade genannte Kategorisierung. In dem Kapitel „Wie wird kommuniziert?" werden Kommunikationsstrukturen in den Sozialen Medien beschrieben, beispielsweise wie sich Interessensgemeinschaften bilden, welche Rolle die Laieninformation spielt oder welchen Bezug zum alltäglichen Leben die Sozialen Medien haben. Studien zum Thema Lebensmittelsicherheit werden gemeinsam mit den Studien für Experten in einem weiteren Kapitel dargestellt. Dieses richtet sich gezielt an Ernährungswissenschaftler und beschreibt, wie sie Soziale Medien für sich nutzen können.

© Springer Fachmedien Wiesbaden GmbH, ein Teil von Springer Nature 2018
E.-M. Endres, *Ernährung in Sozialen Medien*,
https://doi.org/10.1007/978-3-658-21988-8_3

3.2   Was wird kommuniziert?

Im Folgenden werden zunächst die kommunizierten Inhalte dargestellt. Die eingeschlossenen Studien konnten dabei nach ihrem Untersuchungsgegenstand in fünf Kategorien eingeordnet werden:

- *Gesunde Ernährung*: Inhalte Sozialer Medien, die sich mit einer – nach der individuellen Definition des Social-Media-Nutzers – „gesunden" Ernährung beschäftigen, z.b. „healthy-food-blogs".

- *Übergewicht und Abnehmen*: Inhalte, in denen es in erster Linie um das Thema Übergewicht und die Reduktion von Übergewicht geht, z.b. „weight-loss-blogs".

- *Essstörungen*: Inhalte zum Thema Essstörung, die von Betroffenen (z.b. proAna- und proMia-Seiten) oder auch Hilfsorganisationen verbreitet werden.

- *Ökologische Ernährung*: Inhalte, die sich mit einer naturnahen Ernährung oder einer Ernährung, welche darauf ausgerichtet ist, die Natur am wenigsten zu schädigen, beschäftigen.

- *Foodies und Genuss*: Inhalte, die sich mit der Foodie-Bewegung beschäftigen; Genuss und Esskultur stehen hier im Vordergrund.

3.2.1   Gesunde Ernährung

Eine zentrale Aufgabe der Ernährungswissenschaft war und ist es, wie oben beschrieben, die Essgewohnheiten der Bevölkerung gesünder zu gestalten. Es gibt bereits unzählige Interventionen, die sich diese Aufgabe zum Ziel gemacht haben. Ebenso beschäftigen sich nun auch immer mehr Studien mit der Frage, inwieweit sich Soziale Medien nutzen lassen, um das Ernährungsverhalten von Menschen gesünder zu machen, sei es durch Aufklärung oder Bildung, Selbsthilfegruppen oder self-monitoring.

Erste Ergebnisse konnten beispielsweise in einem 7-Wochen-RCT mit 50 jungen Männern demonstriert werden, welches eHealth-Support mittels einer Webseite, einer Facebook Gruppe und tragbaren Geräten, sowie face-to-face Sessions, einem personalisierten Ernährungsplan, einem Portionierer und einem Trainingsequipment bot. Signifikante Effekte konnten hierbei für den täglichen Gemüseverzehr, die Energiedichte, nährstoffarmen Lebensmitteln, Gewicht, BMI, Fettmasse, Hüftumfang und Cholesterol erzielt werden. (Ashton et al. 2017) Wobei die Nachhaltigkeit dieser Effekte, also ob auch über mehrere Jahre Verbesserungen erzielt werden können, nicht untersucht wurde. Andere Studien können einen Unterschied hinsichtlich Parameter wie des gelernten Wissens oder dem allgemeinen Wohlbefinden feststellen, können aber oft keine signifikanten Effekte bei physiologischen Parametern nachweisen. In einem RCT, welches zum Ziel hatte, den Obst- und Gemüseverzehr mittels eines Healthy Eating Blogs bei jungen Frauen zu erhöhen, konnte zwar eine große Motivation, die Blogeinträge regelmäßig zu lesen, unter den Teilnehmerinnen festgestellt werden, allerdings waren die Effekte mit einer Portion mehr Obst und Gemüse am Tag im Vergleich zur Kontrollgruppe moderat. (Caplette et al. 2017) Bei einer Intervention, die das digitale Fitnessarmband Fitbit und Twitter nutzte, konnten Effekte hinsichtlich des Obst- und Gemüseverzehrs, gesüßten Getränken und den täglichen Schritten erzielt werden. Auch die Compliance und die Zufriedenheit unter den Teilnehmern waren hoch. Allerdings war dies lediglich eine Intervention über zwei Monate ohne späterem Follow-Up. Langzeiteffekte wurden also nicht gemessen. (Chung et al. 2016) Auch in einigen Studien zur Krebstherapie und -rehabilitation konnten zwar Effekte erzielt werden, jedoch ohne Signifikanz. So erhielten Krebspatienten Bildungsmaterial via Webseite, kombiniert mit einer Social Media Intervention, die Kontrollgruppe in Druckversion. Es konnten in der Interventionsgruppe zwar Effekte erzielt werden, allerdings nur geringe. (Gnagnarella et al. 2016) Zwei weitere Interventionen zur Krebsvor- und Nachsorge entwickelten gemeinsam mit Betroffenen Online-Kochbücher, in denen Rezepte, Videos und Tipps von Ernährungsexperten und Betroffenen bereitgestellt wurden. Auch wenn in beiden Studien keine physiologischen Effekte gemessen wurden, wurde dennoch von einer hohen Partizipation und einer großen Begeisterung unter den Teilnehmern berichtet. (Li et al. 2015; Smith et al. 2015) Ähnliche Effekte erzielte eine Social-Media-Kampagne für ein gesundes Abendessen via Twitter und Instagram. Mittels einem eigenen Hashtag und gezielter Posts wurde zwar eine große Zielgruppe erreicht und zum Mitmachen motiviert, allerdings keine physiologischen Parameter gemessen (Paul et al. 2016), so auch in einer ähnlichen Social-Marketing-Kampagne für mehr Knochendichte durch gesunde Ernährung (Suarez-Almazor 2011) und einer Kampagne für mehr Obst- und Gemüsekonsum, die sich an Mütter mit geringem Einkommen richtete (Tobey et al. 2016).

Eine weitere Methode, mit der ein gesundes Essverhalten gefördert werden soll, ist self-tracking oder self-monitoring. Insbesondere Apps nutzen diese Methode gerne, um den Nutzer dazu anzuregen, sich selbst Ziele zu stecken, sich mit anderen zu vergleichen und Fortschritte verfolgen zu können. Unter 400 untersuchten Apps war dies die beliebteste Nutzer-Funktion, darunter hauptsächlich zu den Themen Fitness/Training (43,5%), gesundheitliche Ressourcen (15,0%) und Nahrungs-/Kalorienaufnahme (14,3%). (Sama et al. 2014) Eine weitere Studie brachte bereits positive Ergebnisse bezüglich des Obst- und Gemüsekonsums. Die Teilnehmer nutzen über vier Wochen self-tracking via App entweder für sich selbst oder in einer Online-Gruppe. In beiden Szenarien konnte der Obst- und Gemüsekonsum erhöht werden, allerdings in der Online-Gruppe deutlich mehr. Dies lässt die Autoren darauf schließen, dass self-tracking im Gruppenvergleich, insbesondere wenn der Unterschied zu den anderen Gruppenmitgliedern gering ist, wirksamer ist. (Meng et al. 2017) Allerdings konnte in einem Review mit 15 Studien zur Förderung einer gesunden Ernährung und der körperlichen Aktivität keine überzeugende Evidenz zur Wirksamkeit von self-monitoring via Apps nachgewiesen werden. Die Autoren erkennen zwar ein vielversprechendes Potential, aber eine noch unzureichende wissenschaftliche Forschung zu diesem Thema. (Dute et al. 2016)

Letztlich sieht es ähnlich aus für den allgemeinen Zusammenhang zwischen Sozialen Medien und der Förderung einer gesunden Ernährung. Verschiedene Reviews kommen letztlich zu dem Schluss, dass es ein vielversprechendes Potential für die Ernährungswissenschaft und Public Health Interventionen gibt, allerdings nur eine eingeschränkte oder moderate Evidenz für deren Wirksamkeit. Geringe physiologische Effekte, mehr Wissen zu gesunder Ernährung, mehr Partizipation oder Engagement für eine gesunde Ernährung konnten in vielen Studien nachgewiesen werden, allerdings keine signifikanten Effekte für eine nachhaltige Verhaltensänderung und physiologische Maßzahlen. Ein wichtiges Ergebnis ist allerdings, dass Social Media Maßnahmen besser funktionieren, wenn sie mit anderen Methoden wie face-to-face-Beratung, therapeutischer Unterstützung oder Selbsthilfegruppen kombiniert werden. (Dute et al. 2016; Hou et al. 2014; Maher et al. 2014; Nour et al. 2017; Williams et al. 2014) Allerdings sollten diese vorerst schwachen Ergebnisse auch im Verhältnis zu den Effekten üblicher Ernährungsinterventionen gesehen werden. Ob hier bessere Ergebnisse erzielt werden, ist zu untersuchen.

Lynch (2010) untersuchte 2 Monate die Posts von 45 miteinander verbundenen Blogs, die sich der „gesunden Ernährung" (healthy food) widmeten. Die Blogs lieferten eine große Menge an Daten, die zeigten, was unter gesunder Ernährung in dieser Gemeinschaft verstanden wird. Die Blogger stellten meist täglich, teilweise mehrmals täglich Berichte über das, was sie gegessen haben, ein, meist durch das Posten von Fotos einer jeden Mahlzeit und der Snacks dazwischen. Sie diskutierten auch, wieviel Zeit sie dafür aufwendeten den eigenen Blog zu betreiben und den der anderen zu verfolgen und zu kommentieren. Besonders wichtig war hierbei die Inszenierung des Essens. Häufig wurden mehrere Fotos gemacht, Mahlzeiten auf dem Teller arrangiert, dann eine Komponente entfernt, wieder neu arrangiert usw. Viel Zeit wurde auch darin investiert, das beste Licht für das Foto zu finden, was bedeuten kann, mit dem Essen z.B. nach draußen zu gehen oder in den Waschraum. Viele entschuldigten sich, wenn das Foto eine schlechte Qualität hatte. Meist wurde das Endprodukt gepostet, manchmal aber auch jeder einzelne Schritt vom Einkauf, über die Vorbereitung und das Kochen bis zum fertigen Essen. Nicht nur die täglichen Mahlzeiten wurden veröffentlicht, auch Listen von Lebensmittelläden, in denen sie einkaufen, die Inhalte ihres Kühlschranks oder der Küchenschränke. (Lynch 2010a)

Die Veröffentlichungen wurden durch die Leser kommentiert, die teilweise selbst einen Blog schrieben. Ansichten, positive und negative Erfahrungen, Vorlieben oder Gewohnheiten wurden diskutiert. In der Bloggergemeinschaft entwickelten sich somit eigene Ernährungskonventionen. Einzigartige Ernährungstrends wurden etabliert, beispielsweise in Form von außergewöhnlichen Rezepten oder bevorzugten Zutaten, wie z.b. Hafer, und häufig ohne Erklärung für Außenstehende diskutiert. In ihren Blogs schrieben alle, dass Ernährung für sie eine hohe Priorität hätte, was sich darin äußerte, dass viel Zeit aufgewendet wurde, um über Essen nachzudenken, z.b. die nächsten Mahlzeiten zu planen. Alle informierten sich in ihrer Freizeit über Essen und verbrachten teilweise mehrere Stunden in Lebensmittelläden für einen Einkauf. Von Angehörigen oder Freunden wurden manche beschuldigt, vom Essen besessen zu sein. (Lynch 2010a)

Die Gemeinschaft, die sie in dieser Bloggercommunity erlebten, war allen sehr wichtig. Sie hatten damit das Gefühl, in ihrem Lebensstil unterstützt zu werden und von den anderen lernen zu können. Sie diskutierten in der Gemeinschaft auch Fragen, die nichts mit Essen zu tun hatten. Einige gaben an, sich den anderen Bloggern näher zu fühlen als den Freunden in ihrem echten Leben. Außerdem standen sie durch das Bloggen und durch die Zugehörigkeit dieser Gemeinschaft in der Verpflichtung, sich auch wirklich gesund ernähren zu müssen. (Lynch 2010a)

Gleichzeitig hatten alle sehr rigide Vorstellungen über Ernährung. In den Blogs wurden hauptsächlich vegetarische oder vegane Gerichte gezeigt. Sie bestanden fast ausschließlich aus Vollkornprodukten, Obst, Gemüse und Milchprodukte mit niedrigem Fettgehalt. Die Zutaten waren hauptsächlich biologisch und regional. Protein wurde oft gesondert verzehrt oder dargestellt in Form von Proteinriegeln, Proteinpulver, Muffins oder Pancakes. Zucker wurde so weit wie möglich gemieden. Fast Food, Desserts, Fettiges oder hoch Verarbeitetes wurde sehr selten dargestellt. Es war ein wichtiges Thema, trans-Fette zu vermeiden. Dennoch wurden die gesunden Gerichte häufig mit Fast-Food-Namen betitelt oder als Ersatz dafür ausgelobt, z.B. Karottensticks als Ersatz für Pommes, ein Shake aus kalorienreduzierter Erdnussbutter als Dessert, pürierte gefrorene Bananen und Eiswürfel würden wie Eiscreme schmecken, ein kalorienreduzierter Muffin mit Joghurt (0,1% Fett) als Kuchen, Blumenkohlröschen wurden als Popcorn betitelt, Haferbrei, bestreut mit Kakao, war der Frühstückscookie usw. Auch wenn einige Blogger erwähnten, wie sehr sie Nutella, Cookies oder Eiscreme mögen, tauchten sie nie als Bilder auf. Die Blogger schrieben an manchen Tagen darüber, dass sie gerade eine Phase hätten, in der sie jeden Tag ähnliche Gerichte essen würden, was ihrer Meinung ein Zeichen von Faulheit war. Alle auf den verschiedenen Blogs dargestellten Rezepte waren jedoch in Zubereitung und Zutaten nahezu gleich und zeigten wenig Variation. (Lynch 2010a)

Ein weiteres Charakteristikum für gesunde Ernährung waren kleine Portionsgrößen. Sie entschuldigten sich dafür, dass es auf dem Foto so viel aussehen würde und betonten, nur die Hälfte, ein Drittel oder zwei Fünftel davon gegessen zu haben. In manchen Posts verglichen sie ihre eigene Portion mit den Riesenportionen des Ehemanns, des Freundes oder von Familienmitgliedern. Die Größenverhältnisse wurden durch die Auswahl der Worte unterstrichen, wie das eigene *Stückchen* Brot im Vergleich zu dem *Berg* von Brot auf dem Teller des Ehemanns. (Lynch 2010a)

Von Zeit zu Zeit berichteten alle Blogger von Essattacken, in denen große oder kleinere Mengen von dem nach den Regeln der Gemeinschaft verbotenem Essen zu sich genommen wurden. Die Posts darüber enthielten ausschließlich Text, keine Fotos. Die Ausbrüche gingen mit großen Schuldgefühlen einher. Es wurde von peinlichen Gefühlen berichtet, man fühle eine große Schuld und hätte keine Willenskraft. Nach dem Ausbruch stand in der Regel eine „Entgiftungskur" an, was sich darin äußerte, viel Wasser zu trinken und Salat zu essen. Für den Großteil der Blogger bestimmte das Essen somit ihre Stimmung. Wenn sie den Regeln entsprechend gesund aßen, hatten sie ein gutes Gefühl. Wenn sie ungesund aßen, hatten sie ein schlechtes Gewissen und Schuldgefühle. Außer Haus zu essen, ging zudem oft mit Schwierigkeiten einher, weil sie nicht wussten, ob die Gerichte in Zubereitung und Zutaten ihren Anforderungen einer gesunden Ernährung entsprechen würden. Häufig wurde die Begierde nach bestimmten Lebensmitteln oder Gerichten, die meist als ungesund eingestuft wurden, diskutiert. Schon der Geruch oder das Bild eines Lebensmittels könne die Sehnsucht danach auslösen. Der Begriff *Gefahr* wurde in diesem Zusammenhang oft zur Beschreibung bestimmter Situationen verwendet, z.B. bei einer Feier mit Buffet, dem Besuch bei den Eltern, oder wenn es nach dem Essen Dessert gab. (Lynch 2010a)

Zu den Vorstellungen einer gesunden Ernährung gehörten außerdem, viele sättigende Lebensmittel zu essen. Bestimmte Lebensmittel wurden nur deshalb gegessen, weil sie lange sättigten. Viele gaben an, ein „Volumenesser" zu sein, was heißt, viele Lebensmittel zu essen, die ein großes Volumen und wenig Kalorien hatten. Waren die Blogger außer Haus, beschrieben sie, wie sie zuvor die Mahlzeiten planten, um eventuelle Hungerperioden gut zu überstehen. Hierfür wurden „Notfallsnacks" mitgenommen. Teilweise wurden lange Zeiten zwischen zwei Mahlzeiten, bis zu sechs oder sieben Stunden, erwähnt. Hunger wurde als ein Gefühl von Leere und Unzufriedenheit beschrieben. Auch Tipps, wie man mit Hunger umgeht, wurden ausgetauscht, z.b. Kaffee oder Tee trinken oder Kaugummi kauen. (Lynch 2010a)

Kalorienzählen war in der Bloggergemeinschaft unüblich. Dafür wurden jedoch exakte Maßangaben von dem konsumierten Essen angegeben, z.b. ein Viertel Apfel, 25 Rosinen oder sogar ein Viertel Teelöffel Kürbisbutter. Die Lebensmittel als Ganzes waren wichtiger als die Kalorien, die sie enthielten. Bezüglich der verschiedenen Lebensmittelgruppen wurden bestimmte Größenbeschreibungen angegeben: Obst, Gemüse oder auch Gewürze wurden *in Tonnen* oder *massenhaft* verzehrt. Desserts, Zucker und Lebensmittel mit hohem Fettgehalt nur *ganz wenig* oder in *Babygröße*. (Lynch 2010a)

Ein großer Teil der Blogger war jedoch bezüglich seiner Grundstimmung eher unzufrieden. Sie konnten schlecht mit Kritik umgehen und waren leicht zu verunsichern. Eine Bloggerin beschrieb beispielsweise, wie ihr Rock von einer Kollegin kritisiert wurde und sie sich danach tagelang geärgert und unwohl gefühlt hat. Dennoch kritisierten die Bloggerinnen gerne andere für ihr Essverhalten, z.b. Familienmitglieder oder Freunde, und beschwerten sich darüber, wie undiszipliniert und faul sie seien. Auch sich selbst gegenüber waren sie extrem kritisch und duldeten keinerlei Fehler. Selbstbeschreibungen enthielten immer wieder Ausdrücke wie „unglaublich faul", „verschwitzt und fett" oder „loser". (Lynch 2010a)

In einer anderen Untersuchung von Lynch (2012) wurde eine Bloggergemeinschaft, die sich mit gesundem Essen beschäftigte, besonders auf den Zusammenhang von Essen und Sport untersucht. Hierbei wurde vom Essen in Zusammenhang mit Sport oft als Treibstoff gesprochen wurde. Die Nahrungsaufnahme wurde dann mit mechanischen Begriffen beschrieben. Vor allem Kohlenhydrate wurden genutzt, um sich vor oder nach dem Sport mit Energie *aufzutanken* oder *die leeren Speicher aufzufüllen*. Ebenso wurde es von Bloggern als wichtig beschrieben, den Energie-In- und Output sorgfältig zu betrachten. Insbesondere gingen sie darauf ein, dass man vor dem Sport gut aufgetankt sein müsse, damit man möglichst lange Sport machen könne und nach dem Sport kein Hunger entstehe. Sport erlaubte zudem die Lockerung von Restriktionen, d.h. sie konnten vor oder nach dem Sport Lebensmittel essen, die in ihrer Vorstellung einer gesunden Ernährung verboten sind. Essen diente eher als Ansporn, Sport zu machen und weniger als Belohnung nach dem Sport. Viele erzählten in ihren Blogs davon, wie sie während dem Sport an Essen dachten und beispielsweise die nächste Mahlzeit planten. Des Weiteren erlaubte Sport auch Essen im Allgemeinen. Für die Blogger war Sport beispielsweise eine Rechtfertigung für zusätzliche Mahlzeiten außerhalb vom normalen Speiseplan. Wenn sie mehr aßen, als es ihre Diätnorm erlaubte, rechtfertigten sie sich in ihren Blogs, dass sie zuvor ausgiebig Sport gemacht hatten und deshalb große Hungergefühle hatten. (Lynch 2012)

Eine weitere Untersuchung über 21 healthy living blogs unterstützt Lynchs Schilderungen von einem stark restringierten Essverhalten und strengen Ernährungsnormen, die unter den Bloggern herrschen. Darin bezeichneten sich fünf von den Bloggern als essgestört, sieben erzählten von Schwierigkeiten bei der Menstruation oder der Fruchtbarkeit, elf gaben an, gerade eine Diät zu machen, fünf praktizierten ein restringiertes Essverhalten und elf schrieben von einem negativen oder schuldbehafteten Verhältnis zum Essen. Des Weiteren enthielten alle Blogs in ihren Einträgen oder auf der „About me"-Seite diverse Inhalte, die auf ein problematisches Essverhalten oder Körperverhältnis schließen lassen. Letztlich bewerten die Autoren die Inhalte dieser Blogs als potentiell problematisch für Menschen, die zu einer Essstörung oder einem negativen Körperbild tendieren. (Boepple und Thompson 2014)

In der Studie Simunaniemis et al. (2011) wurde eine Ernährung, die sich auf Gesundheit konzentriert, ebenso als sehr normativ beschrieben. Sie arbeiteten vor allem heraus, dass die Blogger in dieser Stichprobe auf physiologische Mechanismen und biochemische Auswirkungen einzelner Nährstoffe konzentriert waren. Es wurden deshalb keine Nahrungsgruppen oder Gerichte diskutiert, sondern einzelne Inhaltsstoffe, darunter auch keine Stoffgruppen, wie Kohlenhydrate, sondern einzelne, molekulare Stoffe, wie Inulin oder Fructose, und deren Wirkung auf den Stoffwechsel. Während Gemüse weitgehend als gesunde Ernährung anerkannt war, auch unter Verteidigern der low-carb-Diät, wurde Obst aufgrund des Zuckergehalts als ungesund eingestuft und teilweise sogar mit Süßigkeiten verglichen. (Simunaniemi et al. 2011a)

Generell herrschte ein Misstrauen gegenüber offiziellen Ernährungsempfehlungen und -experten. Skeptische Blogger zeigten sogar tiefes Misstrauen. Sie gaben vielmehr selbst Anweisungen, die meist nur auf einen oder wenige Inhaltsstoffe fokussiert waren, losgelöst vom Zusammenhang der ganzen Ernährungsweise. Sie propagierten im Allgemeinen jedoch ein Ernährungsbild, welches recht nah an den offiziellen Empfehlungen lag, allerdings mit eigenen Modifikationen. Mit spezifischem Ernährungswissen zeigten sie dabei ihre Machtposition und ihre Expertise gegenüber den Lesern. Im Allgemeinen diskutierten Blogger und deren Leser die offiziellen Ernährungsrichtlinien. Sie suchten dabei detaillierte Informationen und Begründungen für bestimmte Empfehlungen und konzentrierten sich hierbei auf die Wirkung bestimmter Inhaltsstoffe. Dabei ging jedoch meist der Blick für das große Bild, die gesamte Ernährungsweise verloren. Sowohl Blogger als auch Leser tendierten damit eher zu einem schwarz-weiß-Denken und betrachteten einzelne Lebensmittel dichotom, entweder gut oder schlecht. (Simunaniemi et al. 2011a)

An die Beschreibung normativen Essverhaltens der vorangegangenen Studien schließen zahlreiche Studien zu dem Hashtag #fitspiration an, der hauptsächlich auf der Fotoplattform Instagram verwendet wird. Unter diesem Hashtag werden Bilder und Empfehlungen verbreitet, die Menschen zu einem sportlichen und gesunden Lebensstil animieren sollen. Eine Untersuchung sammelte alle #fitspiration-Posts einer 30-minütigen Zeitspanne von Twitter, Instagram, Facebook und Tumblr (n=415, davon 360 bei Instagram). 308 Posts bezogen sich auf Sport, 81 auf Essen und in 151 Posts wurden Frauen, in 114 Männer dargestellt. Die Frauen waren in der Regel dünn aber trainiert, die Männer wiederum muskulös oder hypermuskulös. Bei den Frauen wurde signifikant häufiger der gesamte Körper dargestellt mit Fokus auf den Po. Die Darstellungen waren auch häufiger sexualisiert als bei den Männern. Bei den Männern war signifikant häufiger das Gesicht zu sehen. Die Autoren beschrieben den Hashtag zusammenfassend als Idealisierung eines dünnen, athletischen und muskulösen Körpers, der für Männer und Frauen potentiell die Gefahr birgt, sie zu Objekten zu reduzieren. (Carrotte et al. 2017) Diese These der Objektivierung und möglicher negativer Effekte auf die Körperwahrnehmung wurde auch von weiteren Untersuchungen des Hashtags unterstützt (Santarossa et al. 2016; Tiggemann und Zaccardo 2016), gerade weil derartige Inhalte hauptsächlich von Mädchen im Teenageralter konsumiert werden (Carrotte et al. 2015). Eine Studie, die 130 Studentinnen entweder einer zufällig ausgewählten Abfolge von #fitspiration-Bildern oder einer Kontrollabfolge von Reisebildern aussetzte, zeigte, dass #fitspiration-Bilder schlechte Stimmung und Unzufriedenheit mit dem eigenen Körper erhöhten und das Selbstwertgefühl verringerten im Vergleich zu den Reisebildern. Diese Effekte wurden entsprechend der Regressionsanalyse durch den Vergleich des eigenen Körpers mit den #fitspiration-Bildern hervorgerufen. Demnach können die bisherigen Analysen zu Unzufriedenheit mit dem eigenen Körper, welche durch Medien (Zeitschriften, Fernsehen etc.) hervorgerufen wird, auf die neuen, Sozialen Medien ausgeweitet werden. (Tiggemann und Zaccardo 2015) Eine Untersuchung von 101 Frauen, die #fitspiration-Bilder auf Instagram posteten, ergab, dass fast ein Fünftel (17,5%) ein hohes Risiko für eine klinische Essstörung hatten. Der Drang zu einem dünnen Körper und einem muskulösen Körperbau, bulimisches Essverhalten, sowie zwanghaftes Trainieren war signifikant höher als in einer Vergleichsgruppe, die Reisebilder posteten. (Holland und Tiggemann 2017) Auch eine Studie, die 1050 #fitspiration-Posts von der Foto-Plattform Pinterest analysierte, kam zu dem Schluss, dass die Posts vielmehr zu einem attraktivitätsmotivierten Körperideal anregten als zu einem gesundheitsbezogenen Verhalten. Fitness wurde ebenso wie Schlankheit verherrlicht, was den Nutzern suggerierte, dass es nicht ausreicht, schlank zu sein, sondern dass sie auch trainiert sein müssten. Die Autoren warnten vor dem hohen Risiko für Menschen, die anfällig sind für eine Essstörung.

(Simpson und Mazzeo 2017) Es stellt sich damit auch die Frage, inwieweit Ernährungsinformationen aus den Sozialen Medien überhaupt nützlich sein können, ob dort falsche oder sogar schädliche Ernährungsinformationen verbreitet werden. Schließlich verwenden 93% der Menschen das Internet, um Gesundheitsinformationen zu suchen, insbesondere zu Ernährungsthemen (Pistolis et al. 2016).

Eine Analyse von YouTube-Videos zu Vitaminpräparaten hat gezeigt, dass die meisten der Videos (80,4%) Vorteile anpriesen und deren Verzehr empfahlen. 84,5% der Videos erwähnten keine potentiellen Risiken, die mit der Einnahme von Vitaminpräparaten einhergehen können. (Basch et al. 2016) Auch bei einer Untersuchung von Facebookgruppen zu gesunder Ernährung zweifelten die Autoren deren Nützlichkeit für die Ernährungsbildung an, weil 40% der Gruppen Nahrungsergänzungsmittel bewarben. (Leis et al. 2013)

Eine Analyse von Rezepten sechs populärer Food Blogs (n=96) ergab allerdings, dass die Rezepte den Ernährungsempfehlungen grundsätzlich entsprachen, bis auf zu hohe Werte für gesättigte Fettsäuren und Natrium. Die Autoren empfehlen mehr Engagement seitens ausgebildeter Ernährungswissenschaftler. (Schneider et al. 2013) Denn grundsätzlich beurteilen Verbraucher Ernährungsinformationen von Ernährungswissenschaftlerinnen als sehr positiv, wenn sie wie in Food Blogs ansprechend präsentiert werden. In der vorliegenden Studie wurden 33 Frauen gebeten, die Blogs von vier Ernährungswissenschaftlerinnen regelmäßig zu lesen und zu bewerten. Die Hauptvorteile, welche von den Leserinnen angegeben wurden, waren, nützliche Rezeptideen, ein verbesserter Lebensstil, eine zuverlässige und glaubhafte Quelle für Ernährungsinformationen zu haben und mit den Ernährungswissenschaftlerinnen interagieren zu können. Dies fand auch in deren Familien und Freundeskreis positiven Anklang. Unterstützend war hierbei ein optisch ansprechender Blog, E-Mail-Benachrichtigungen über neue Posts zu erhalten und neue Informationen auf dem Blog zu finden. Als hinderlich wurde zu viel Text, Werbung auf dem Blog und zu wenig Zeit zum Lesen angegeben. (Bissonnette-Maheux et al. 2015)

3.2.2 Übergewicht und Abnehmen

Ebenso wie bei dem Thema gesunde Ernährung steht auch bei Übergewicht und Adipositas zunächst die Frage im Fokus der Wissenschaft, ob sich Soziale Medien oder Werkzeuge des Web 2.0 nutzen lassen, um in gezielten Interventionen einen Gewichtsverlust oder sogar nachhaltige Verhaltensveränderungen herbeizuführen. Schließlich bieten die Sozialen Medien einige Vorteile gegenüber üblichen Adipositas-Interventionen:

- Sie ermöglichen es, unabhängig von Standort und Tageszeit mit dem Klienten oder der Gruppe zu kommunizieren und können eine große Zielgruppe erreichen.

- Sie bieten technische Möglichkeiten für einen Erfahrungsaustausch und eine emotionale Unterstützung innerhalb einer Gruppe von Betroffenen über einen langen Zeitraum.

- Mithilfe von Apps für Smartphones kann die Klientin in ihrem Alltag begleitet werden, z.b. in Form von Erinnerungen oder gezielten Ernährungsinformationen.

- Es ergeben sich neue Möglichkeiten für ein langfristiges und individuelles Gesundheitsmonitoring durch dafür konzipierte Webseiten und Apps.

Natürlich sind in diesem Zusammenhang auch Nachteile zu berücksichtigen wie der Verlust einer direkten face-to-face-Betreuung, in der die Ernährungsexpertin mögliche Hindernisse oder z.b. auch Gefahren einer Fehlernährung besser wahrnehmen kann. Auch Probleme beim Datenschutz, insbesondere sensibler Gesundheitsdaten wurden in Interventionsstudien angesprochen.

Grundsätzlich ist es somit naheliegend, Social-Media-Tools gerade bei Bevölkerungsgruppen, die ohnehin häufig diese Medien nutzen, für eine Verbesserung der Ess- und Gesundheitsgewohnheiten einzusetzen. In einigen Interventionen konnten auch schon Erfolge erzielt werden. In der Studie von Appel et al. (2014) mit 118 High-School-Schülern trug die Smartphone-App zu mehr körperlicher Aktivität, weniger Fast Food und einem erhöhten Wissen über eine gesunde Ernährung bei im Vergleich zur Kontrollgruppe, welche die Ernährungsinformationen schriftlich erhielten und das Ernährungsprotokoll mit der Hand schrieben. (Appel et al. 2014)

Eine weitere Zielgruppe sind sozial schlechter Gestellte, unter denen jüngere Generationen zum einen meist vertraut mit dem Umgang Sozialer Medien sind und bei denen zum anderen Übergewicht und Adipositas häufiger auftreten als bei Menschen mit einem höheren Einkommen und Bildungsstand. (World Obesity Federation 2015) So konnte in einer Pilotstudie ein Interventionsdesign für Mütter mit geringem Einkommen entwickelt werden für die Prävention von Übergewicht bei Kindern. Basis waren 29 qualitative Interviews mit den Müttern, nach denen eine geschlossene Facebook-Gruppe mit wöchentlichen Video-Posts gestartet wurde. Die Teilnehmerinnen hatten die Möglichkeit, sich hier untereinander auszutauschen. Die Moderation wurde von einem Psychologen übernommen. Zudem wurden regelmäßige face-to-face-meetings angeboten. Auch wenn keine physiologischen Parameter erhoben wurden, konnte in der 8-wöchigen Studie ein großes Interesse und eine rege Teilnahme bei den acht Teilnehmerinnen verzeichnet werden. (Gruver et al. 2016) In einer ähnlichen Pilotstudie, die mit 29 Frauen mit geringem Einkommen über 5 Monate durchgeführt wurde, konnte ein durchschnittlicher Gewichtsverlust von 1,3 kg verzeichnet werden. Allerdings mussten hier ein geringes Engagement und eine hohe Fluktuation im Laufe der Studie verzeichnet werden. Die Autoren empfahlen einen größeren Fokus auf mögliche Barrieren für die langfristige Teilnahme sowie auf die Vermittler bzw. Moderatoren der Facebookgruppe, welche zu einer höheren Partizipation beitragen können, zu legen. (Cavallo et al. 2016)

Letztlich ist die Evidenz bezüglich der Nutzbarkeit von Social-Media- und Web 2.0-Anwendungen für eine Reduktion von Übergewicht und Adipositas eingeschränkt. Dies war die Schlussfolgerung in mehreren systematischen Reviews. Hierbei wird betont, dass die Studienlage gemischt ist und derartige Interventionen unter bestimmten Bedingungen eine Verhaltens- oder Gewichtsveränderung herbeiführen können, es aber nicht immer tun. (Bardus et al. 2015, 2016; Hammersley et al. 2016; Su et al. 2014)

Eine Untersuchung zu Diabetes-Apps (n=101) hat beispielsweise gezeigt, dass hier überwiegend alltagspraktische Tools angeboten werden wie das Protokollieren der Insulinaufnahme und Medikation, sowie Ernährungsprotokolle. Diese Tools werden zwar gerne benutzt, allerdings wird in klinischen Leitlinien die Bedeutung der Aufklärung und Bildung immer wieder betont, gerade um eine Verbesserung des Krankheitszustandes oder des Essverhaltens herbeizuführen. In den angebotenen Apps waren Bildung und Aufklärung allerdings keine maßgeblichen Funktionen. (Chomutare et al. 2011)

Als Faktoren, die einen Gewichtsverlust oder Verhaltensveränderung herbeiführen, beschrieben Cotter et al. (2014), die Intervention müsse theorie-basiert sein, interaktive Komponenten wie das Mitverfolgen von Veränderungen und personalisiertes Feedback enthalten und Möglichkeiten bieten für Austausch und Unterstützung in der Gruppe. (Cotter et al. 2014)

Außerdem wurde in zahlreichen Studien erwähnt, dass eine hohe Partizipation in der Social-Media-Gruppe und bei den Online-Diskussionen entscheidend für den Gewichtsverlust war. (Gruver et al. 2016; Hales et al. 2014; Pappa et al. 2017; Turner-McGrievy und Tate 2011) In einer Untersuchung wurde beschrieben, dass die Partizipation erhöht werden konnte bei Posts, die eine Abstimmungen/Befragungen enthielten, gefolgt von Ratschlägen und gewichtsbezogenen Posts (Hales et al. 2014)

In einer weiteren Studie, in der Posts innerhalb einer weight-management-community von 107.886 Nutzern über 4 Jahre untersucht wurden, waren die am meisten diskutierten Themen gesunde und ungesunde Ernährung, Kalorienzählen, Workout, Kleidung, Aussehen und Gewohnheiten sowie soziale Unterstützung. (Pappa et al. 2017)

Die Ergebnisse zweier weiterer Untersuchungen, die Menschen in Fokus-Gruppen (n=24) oder qualitativen Interviews (n=19) befragten, waren, dass

Menschen, die versuchen abzunehmen, sich von einer Social-Media-Intervention Unterstützung wünschten, die Motivation für eine Gewichtsabnahme und Erhöhung der sportlichen Aktivität aufrecht zu erhalten. Sie wollten keine Tools für Kalorienzählen oder solche, die einen großen Dateninput benötigen. Alle wünschten sich Elemente der Verhaltensänderung und konkrete Ziele, die sie selbst setzen und überprüfen können. (Solbrig et al. 2017; Tang et al. 2015) Was die technischen Aspekte von weight-loss-Apps betrifft, legten die Teilnehmer Wert auf eine gute Strukturierung, eine einfache Bedienung, personalisierte Features und eine einfache Verfügbarkeit. (Tang et al. 2015)

In zukünftigen Studien bzw. Interventionen sollte die Kombination aus Nutzbarkeit, Realisierbarkeit und Wirksamkeit für Verhaltensänderung, sowie die Messbarkeit der Verhaltensänderung besser berücksichtigt werden, um zu verstehen, welche technischen Komponenten einen Effekt erzielen können (Bardus et al. 2015).

Eine weitere wichtige Gruppe in der Social-Media-Welt des Abnehmens sind Blogs, in denen Menschen davon erzählen, wie sie abnehmen (weight-loss-Blogs). Diese werden immer von Betroffenen geführt, die oft über viele Jahre ihre persönliche Geschichte vom Übergewicht und dem Abnehmen mit anderen teilen. Hierbei steht die emotionale Unterstützung in der Bloggergemeinschaft oft mehr im Vordergrund als das Austauschen von Ernährungsinformationen.

Savolainen (2010) führte eine quantitative Inhaltsanalyse, die unter anderem die Inhalte der Postings auf weight-loss-Blogs untersuchte. Hauptsächlich ging es in den untersuchten Posts darum, emotionale Unterstützung zu bieten, indem z.b. Probleme mit dem Diäthalten, Erfolge und Erfahrungen ausgetauscht wurden. 63% der Postings lieferten emotionale Unterstützung in irgendeiner Weise. Inhaltlich berichteten die Blogger am häufigsten von ihren Diäterfolgen. Ein weiteres Thema, über das häufig gesprochen wurde, war der alltägliche Umgang mit dem Diäthalten und Sportmachen. Die Blogger diskutierten auch TV-Programme und Bücher, die sich mit dem Thema Übergewicht beschäftigten, außerdem persönliche Gründe und Ziele ihrer Diät und Faktoren, die den Erfolg einer Diät beeinflussen, wie frühere Versuche abzunehmen. Die besprochenen Themen schlossen auch spezielle Abnehmmethoden wie die Atkins Diät mit ein. Viele Blogger schrieben über die täglichen Probleme, die mit dem Übergewicht einhergehen, z. B. Treppen steigen. Drei Themen wurden ziemlich selten besprochen: die Folgen einer Gewichtsabnahme, z. B. niedrigeres Diabetesrisiko, der zeitliche Rahmen einer Diät und die Ausprägungen des Übergewichts, z. B. aus welchen Gründen eine Person übergewichtig wurde. Gleichzeitig wurden in den Blogs auch häufig Themen diskutiert, die nichts mit Übergewicht und Abnehmen zu tun hatten, z. B. Shopping. Letztlich, so beschreibt es Savolainen, sind weight-loss-Blogs „empathische Gemeinschaften", die zwar auch Ernährungsinformationen bereitstellen, in denen es allerdings hauptsächlich darum geht, Erfahrungen und Meinungen auszutauschen. (Savolainen 2010)

Auch in der Untersuchung von Rausch (2006) waren die Hauptthemen zum einen verschiedene Ansätze zum Abnehmen, Fitness und Sportarten, Ziele, Strategien und Hindernisse, sowie Vor- und Nachteile des Bloggens. Zum anderen schrieben sie aber auch sehr ausführlich über Stressoren und Ereignisse aus dem alltäglichen Leben, Ängste, Träume und Gefühle.

Dies bestätigt, dass es in weight-loss-blogs viel weniger um konkrete Ernährungsinformationen und mehr um die Unterstützung bei einer großen Lebensveränderung geht. Rausch (2006) identifizierte sechs große Themen, die in allen Blogs immer wieder auftauchten und die Hauptgründe für das Bloggen ausmachten:

- Sich ausdrücken und reflektieren zu können,
- sich mit anderen verbunden zu fühlen und Erfahrungen auszutauschen,
- sich mit anderen in Relation zu setzen und eine Balance für die täglichen Anforderungen zu finden,
- den langwierigen Kampf und die Rückschläge dabei zu beschreiben,
- Kontrolle über sich selbst und das Lebensumfeld zu gewinnen,
- einen Umgang mit den eigenen Ängsten zu finden. (Angst vor Versagen, vor Erfolg, vor Menschen und gesellschaftlichen Situationen, vor Veränderung, vor Einsamkeit, vor dem Verlust einer geliebten Person, usw.)

Leggatt-Cook und Chamberlain (2012) zeigten, dass weight-loss-Blogs ambivalente Räume sind, in denen die Stigmatisierung von Übergewichtigen sowohl in einem gesellschaftskritischen als auch in einem selbstkritischen Diskurs behandelt wurde. Denn einerseits wurden die übergewichtigen Blogger zu Aktivisten und verteidigten enthusiastisch ihren Lebensstil und ihren Körper, z.B. indem sie leidenschaftlich über den übergewichtigen Schauspieler aus ihrer Lieblingsserie schrieben, die Glaubwürdigkeit eines anderen weight-loss-Bloggers anzweifelten, weil er nicht dick genug war, oder Kritik übten, wenn dicke Menschen diskriminiert wurden. Andererseits schrieben sie schließlich einen weight-loss-Blog und damit auch, wie sehr sie sich einen dünneren Körper wünschten. Manchmal positionierten sie sich auch in einem medizinischen Diskurs und sprachen die gesundheitlichen Probleme an, die mit Übergewicht einhergehen können und dass sie sich darüber durchaus bewusst waren. Zudem zeigten sie auch Schadenfreude gegenüber Menschen, die dicker waren als sie selbst. Manchmal wurde dieser Diskurs auch internalisiert, indem sie sich über ihr dickeres Selbst aus der Vergangenheit lustig machten. (Leggatt-Cook und Chamberlain 2012)

Die Gründe, warum die Blogger sich entschieden haben abzunehmen, können dabei sehr vielschichtig sein. Manchmal ist ein kritisches Lebensereignis wie

ein bevorstehender, großer Geburtstag ausschlaggebend. Häufig geben die Blogger aber ein generelles Unwohlsein an, das sich in ihrem dicken Körper, ihren
Essgewohnheiten und ihrem Lebensstil niederschlägt. Ein bestimmtes gesell-
schaftliches Schönheitsideal zu erreichen, spielt hierbei weniger eine Rolle, vielmehr ging es den meisten um die Entwicklung eines besseren Selbst, „self-dis-
covery of who I truly am and can be!" (Rausch 2006, S. 65).

Weight-loss-Blogs sind Aufzeichnungen eines langwierigen Prozesses. Die
Leser begleiten den Blogger oft über Jahre auf seiner Reise des Abnehmens. Der
Blogger macht in dieser Zeit eine enorme Transformation durch. Die Bloggerin
PastaQueen verlor in der Zeit des Schreibens beispielsweise die Hälfte ihres
Körpergewichts, was nicht nur eine enorme Transformation ihres Körpers, sondern auch ihres ganzen Selbst bedeutete. Sie musste lernen zu kochen, neues Essen zu mögen, Sport zu treiben und diese neuen Aktivitäten in ihren Tagesablauf
einbauen. Sie veränderte mit dem Gewicht ihren Kleidungsstil und den Umgang
mit ihrem Körper, ein großer Schritt für jemanden, dem es vorher egal war, wie
er aussieht. Auf dem Blog werden all diese diversen Umstellungen und Probleme
dokumentiert und mit den Lesern diskutiert. (Leggatt-Cook und Chamberlain
2012)

Das Bloggen übernimmt hierbei nach Nardi et al. (2004) und Leggatt-Cook
et al. (2012) verschiedene Funktionen:

- Es dokumentiert den Veränderungsprozess und ihre Erfahrungen, z.B. mit
  verschiedenen Diäten oder auch Rückschlägen.
- Es bietet einen öffentlichen Raum, um gegenüber gesellschaftlichen Themen Stellung zu beziehen, z.B. zu Themen wie Diskriminierung von Über-
  gewichtigen, Schlankheitsideal, Diäten und Fitness.
- Es hat eine kathartische Funktion. Selbst wenn den Blog keiner liest, ist es
  für viele Blogger wichtig, einen Ort zu haben, wo sie ihren Frust und andere
  Emotionen niederschreiben können. Zwischen der Leserschaft und dem
  Blogger kann sich sogar eine therapeutische Beziehung entwickeln.
- Nicht zuletzt bietet die Blogosphäre einen Ort des Verständnisses und der
  emotionalen Unterstützung.
- Speziell bei der Erreichung persönlicher Ziele macht sich der Blogger zu-
  dem rechenschaftspflichtig gegenüber seiner Leserschaft. Für viele ist der
  weight-loss-blog damit ein Weg, seine Motivation aufrecht zu erhalten.

Der Blog ist, wie das Tagebuch-Schreiben, eine Form einer fragmentierten Er-
zählung, da die Einträge nicht notwendigerweise in Verbindung miteinander stehen müssen. Im Gegensatz zu anderen Blogs sind weight-loss-Blogs hingegen
auf den Prozess des Gewichtabnehmens konzentriert und haben somit einen
chronologischen, roten Faden, der jeden Eintrag durchzieht. Gerade diese Form

des Storytellings ermöglicht es dem Blogger jedoch, verschiedene Positionen im Diskurs einzunehmen. Ein weight-loss-Blogger kann an dem einen Tag ein Fettaktivist sein und an dem anderen ein Diätverfechter. (Leggatt-Cook und Chamberlain 2012)

Zahlreiche Studien beschäftigen sich außerdem mit Content-Analysen, also den Inhalten, die in Sozialen Medien verbreitet werden. Ein weiteres wichtiges Soziales Medium für Gesundheits- und Abnehminformationen ist die Videoplattform YouTube. Die Nutzer haben hier die Möglichkeit, Videos, die sie selbst produziert haben oder beispielsweise auch aus dem Fernsehen aufgenommene Ausschnitte, hochzuladen. Von anderen Nutzern können diese wiederum sowohl positiv als auch negativ bewertet werden.

Cerri et al. (2012) führten eine Analyse von YouTube-Videos hinsichtlich ihrer Nutzbarkeit für Informationen zum Abnehmen durch. 48 Videos wurden dabei von Experten für Übergewicht, Ernährung, Sport und Psychologie bewertet. Nur 19% der Videos konnten von den Experten empfohlen werden, 28 Videos wurden als relevant für das Thema Abnehmen angesehen. Von den relevanten Videos hatten 57% keinerlei wissenschaftliche Grundlage und nur die Hälfte (54%) wurden als gesundheitlich vorteilhaft eingestuft. Die Autoren schlussfolgern daher, dass es sehr schwierig ist, über YouTube verlässliche Gesundheitsinformationen zu bekommen. Viele Videos, die mit dem Begriff „weight-loss" oder „diet" gekennzeichnet waren, enthielten keine Informationen zu diesen Themen und wenn sie Informationen enthielten, waren es oft gemischte Inhalte, die vage und unvollständig waren.

Yoo und Kim (2012) wandten eine quantitative Inhaltsanalyse an, um Videos, die das Thema Übergewicht behandeln, zu kategorisieren. Sie konzentrierten sich dabei vor allem auf Videos, die von den Nutzern selbst produziert wurden (UGC = user generated content), weil sie eine Besonderheit in der Medienwelt darstellen. Sie fanden heraus, dass auch die neuen Medien, wie YouTube, Übergewicht als eine Folge individuellen Verhaltens, z.B. fehlender Disziplin zeigen, statt soziale oder Umweltfaktoren darzustellen. Dabei wurden ungesundes Essen und ein bewegungsarmer Lebensstil als die Hauptursachen für Übergewicht in jeder der verschiedenen Videokategorien (Fernsehausschnitte, Podcasts, UGC und Sonstige) dargestellt. Verhaltensänderungen (mehr Sport oder gesündere Ernährung) waren demnach die als beste präsentierten Lösungsansätze für Übergewicht in allen Videokategorien. Den Übergewichtigen wurde damit Eigenverantwortung für ihr Übergewicht und die daraus resultierenden gesundheitlichen Folgen zugeschrieben. Die Mehrzahl der Videos (n=82) zeigten Übergewichtige, die ungesund essen im Vergleich zu Videos, die zeigen, wie sie gesund essen (n=14), womit stereotypische Bilder von Übergewichtigen reproduziert wurden. (Yoo und Kim 2012)

22,1% der von Yoo und Kim (2012) untersuchten Videos enthielten mehr als eine Ursache für Übergewicht, was zeigt, dass einige Menschen wissen und auch bekannt machen wollen, dass Übergewicht das Ergebnis eines komplexen Zusammenspiels aus Verhalten und Verhältnissen sowie Politik ist. Einige Videokategorien, wie Ausschnitte aus Nachrichten, Dokumentationen und Unterhaltungssendungen oder Podcasts, zeigten demnach auch andere Möglichkeiten als Verhaltensänderung, z.b. Interventionen für Eltern als eine wichtige Antwort für Übergewicht bei Kindern oder religiöse oder soziale Unterstützung. (Yoo und Kim 2012) Dies geht einher mit dem Trend in den traditionellen Massenmedien. Früher wurde auch hier Übergewicht ausschließlich als Folge individuellen Verhaltens gezeigt. Heute wird sozialen Ursachen zunehmend mehr Aufmerksamkeit geschenkt. (Kim und Willis 2007)

Yoo und Kim (2012) schlussfolgerten weiterhin, die Tatsache, dass die meisten Medien (neue und traditionelle) als Ursache für Übergewicht persönliche Gründe angaben, und damit die Übergewichtigen verantwortlich machten, könnte eine Schlüsselrolle in der Stigmatisierung von Übergewichtigen spielen. Fast die Hälfte der UGC-Videos hatten Sticheleien von Übergewichtigen als Thema. Von den häufig gesehenen (mehr als 1.000.000 Aufrufe) Videos über Übergewicht hatten 60% Sticheleien von Übergewichtigen als Thema, unter diesen waren wiederum 60% UGC. Manche von diesen Videos wurden mehr als 9 Mio. Mal angeschaut. Damit könnten YouTube-Videos einen großen Einfluss auf die Meinung und Einstellung der Zuschauer gegenüber Übergewichtigen haben, normative Werte setzen und wiederum zum Unwohlsein von Übergewichtigen in der Gesellschaft beitragen. (Yoo und Kim 2012)

Stigmatisierung von Übergewichtigen und Vorurteile gegenüber diesen sind demnach wie in der realen Welt so auch in den Sozialen Medien zu beobachten. In einem Experiment mit 400 Teilnehmern wurden Mahlzeiten aus Sozialen Medien untersucht und diese hinsichtlich ihres gesundheitlichen Wertes beurteilt. Ernährungsphysiologisch gleichgestellte Mahlzeiten wurden dabei als gesundheitlich schlechter eingestuft, wenn sie von einer übergewichtigen Person präsentiert wurden. Die Autoren erkennen darin einen weight-bias, der sich auf das Stereotyp zurückführen lässt, dass Übergewichtige auch gleichzeitig ungesündere Menschen seien. (Schuldt et al. 2016)

Des Weiteren gibt es Studien, welche den großen Datenpool der Sozialen Medien nutzen, um gezielte Untersuchungen in einer Bevölkerung anzustellen. Eine technische Möglichkeit, die hierbei zu Nutze gemacht wird, ist das Geotagging. Zahlreiche digitale Daten wie Fotos, Kommentare, Bewertungen oder Videos enthalten einen geographischen Marker, der die Koordinaten angibt, wo die Datei entstanden ist. In einer Testuntersuchung für Topic Modeling (eine wissenschaftliche Methode, mit der große Mengen an Text gruppiert und Cluster erkannt werden können) wurden beispielsweise die Twitter-Posts in den USA zum Thema Übergewicht extrahiert und geographisch analysiert. Inhaltlich waren die Themen Übergewicht bei Kindern, Prävention von Übergewicht sowie Übergewicht und Essgewohnheiten vorherrschend. Geographisch konnten räumliche Muster zwischen städtischen und ländlichen Gegenden, Nord- und Südstaaten sowie Küsten- und Inlandstaaten ausgemacht werden. (Ghosh und Guha 2013) In einer weiteren Studie wurden Twitter-Posts untersucht, die Inhalte zu Glück, Essgewohnheiten und sportlicher Aktivität enthielten und diese wiederum mit der Übergewichtsrate verglichen. Über 200 Mio. Wörter mit Geotagg wurden analysiert. Als Ergebnis konnte eine Korrelation zwischen einer niedrigen Übergewichtsrate und glücklicheren Posts, mehr Posts über Essen, insbesondere Obst und Gemüse, sowie körperlicher Aktivität jeglicher Intensität festgestellt werden. Diese Arbeit zeigt, wie Daten Sozialer Medien möglicherweise für bevölkerungsbezogene Echtzeitmessungen genutzt werden können. (Gore et al. 2015) Auch der Zeitstempel dieser Daten kann für Studien brauchbar sein. So wurde beispielsweise untersucht, zu welchen Jahreszeiten der Twitter-Hashtag #weightloss häufiger genutzt wird. Das Ergebnis war, dass während und nach den Weihnachtsfeiertagen der Hashtag 30% häufiger genutzt wird als davor Er wurde auch 50% häufiger genutzt während den Wintermonaten im Vergleich zu Sommermonaten. Zwischen den Tagen um Neujahr gab es keine Unterschiede. (Turner-McGrievy und Beets 2015)

3.2.3 Essstörungen

Jedem, der sich ernährungswissenschaftlich mit Inhalten aus dem Internet beschäftigt hat, sind die proAna- und proMia-Bewegungen ein Begriff. Hierbei handelt es sich um Webseiten, Foren oder eben Soziale Medien, die Tipps, Bilder, Sprüche und andere Informationen für ein dünnes, anorektisches Körperideal austauschen. Die Nutzer solcher Medien sind meist Personen mit einer Essstörung (Anorexie - proAna oder Bulimie - proMia), die eine proaktive Haltung hinsichtlich ihrer Essstörung einnehmen und sich medizinischem Rat verweigern. In diesen Medien stellen sich die Akteurinnen als heroisch-leidend dar und bezeichnen ihr Essgewohnheiten sogar als selbstgewählten Lebensstil statt einer Krankheit; (Perspectives in Public Health 2013; Stochel und Janas-Kozik 2010) wobei neue Untersuchungen auch gezeigt haben, dass proAna- und proMia-Webseiten, obwohl sie alle Informationen für eine Essstörung anbieten von Tipps zur Unterdrückung des Hungers bis geschönte Fotos von anorektischen Celebrities, auch als ein Werkzeug zur Selbsthilfe dienen können. Manche Webseiten bieten auch Online-Support an und begleiten Betroffene von der Behandlung bis zur Genesung. (Perspectives in Public Health 2013)

In einer internationalen Studie wurden 3.557 Teilnehmer (50,15% Männer) hinsichtlich ihres Online-Kontakts zu pro-Eatingdisorder (pro-ED) Inhalten und ihrem subjektiven Wohlbefinden befragt. 17% der Teilnehmer hatten bereits Kontakt mit solchen Inhalten (US 20%, Deutschland 7%, Finnland 22%, UK 21%). Die Exposition von pro-ED-Inhalten war negativ assoziiert mit dem subjektiven Wohlbefinden, auch nach Ausschluss von Störvariablen. Allerdings war ein vermittelnder Faktor die Offline-Einbettung in soziale Zugehörigkeiten. Je besser die Teilnehmer offline eingebettet waren, desto weniger wurden sie von den Inhalten beeinflusst. (Turja et al. 2017) Eine weitere Studie analysierte die Präsenz von Anorexia Nervosa (AN)-Gruppen bei Facebook. Es gab eine Vielzahl von Facebook-Gruppen, die sich mit AN beschäftigten. 118 Gruppen entsprachen den Einschlusskriterien, von denen 27 Pro-Ana und 34 Anti-Pro-Ana waren, 29 boten Bildung/Aufklärung an, 24 Selbsthilfe und nur 4 professionelle Hilfe. Während bei den Pro-Ana-Gruppen auch Tipps und Tricks für das Aufrechterhalten der Essstörung ausgetauscht wurden, gab es in den anderen Gruppen auch viel soziale Unterstützung. Während die Selbsthilfegruppen die höchste Anzahl an Mitgliedern hatten, waren die Pro-Ana-Gruppen am besten organisiert und gepflegt (regelmäßige Posts, meist täglich, viele Kommentare und Likes, hohe Aktivität unter den Mitgliedern, kaum Werbung). Die Autoren führen das potentiell auf den ausgeprägten Perfektionismus zurück, den AN-Betroffene häufig zeigen. Während sich die Inhalte von Selbsthilfegruppen auf soziale Unterstützung und Kommunikation fokussierten, wurde AN in den Bildungsgruppen und Anti-pro-Ana-Gruppen häufig stigmatisiert und mit abschreckenden Beispielen belegt. Dies zeigte sich zum Beispiel auch darin, dass hier häufig körperassoziierte Bilder gepostet wurden, wie in den pro-Ana-Gruppen auch, während in den Selbsthilfegruppen kaum oder nie Bilder mit (anorektischen) Körpern gepostet wurden. Die Autoren nehmen an, dass sich die Bildungs- und Anti-Pro-Ana-Gruppen eher an Menschen richten, die Gefahr laufen, eine Essstörung zu entwickeln, während sich Selbsthilfe- und pro-Ana-Gruppen an bereits Betroffene wenden. (Teufel et al. 2013)

Jedoch wäre es zu einfach zu sagen, dass die Pro-Ana-Community lediglich ihren anorektischen Lebensstil propagiert und zelebriert. AN und jede andere klinische Essstörung ist ein ernsthaftes Krankheitsbild, unter dem die Betroffenen sehr zu leiden haben. Yeshua-Katz und Martins (2013) untersuchten die Pro-Ana-Community in einer qualitativen Studie mit 33 Interviews mit Pro-Ana-Bloggerinnen aus sieben verschiedenen Ländern. Sie fanden heraus, dass die Motivation zu bloggen für die Teilnehmerinnen darin lag, dass sie soziale Unterstützung in der Online-Community fanden, dass sie hierdurch einen Weg fanden, mit dieser stigmatisierenden Krankheit zurechtzukommen und sich in einem geschützten Bereich selbst ausdrücken konnten. Sie beschrieben den Akt des

Bloggens als einen kathartischen Prozess und schätzten die Unterstützung, die sie von den anderen Bloggerinnen bekamen. Sie gingen mit ihren Blogs an die Öffentlichkeit, weil sie sich nicht länger alleine und missverstanden fühlen wollten und Leidensgenossen finden wollten. In der Bloggercommunity fanden sie einen Zufluchtsort, an dem sie dem gesellschaftlichen Stigma einer Essstörung entkommen konnten.

In einer weiteren Studie von Yeshua-Katz (2015) wurde deutlich, dass der Umgang mit diesem Stigma, welches sowohl in der Offline-Welt aber auch online existiert insbesondere durch die mediale Anklage der pro-Ana-Communities, ambivalent ist. Zum einen sind sich die Bloggerinnen durchaus der Schwere ihrer Krankheit bewusst und versuchen häufig dagegen anzukämpfen, zum anderen identifizieren sie sich auch stark damit und wollen ihre Online-Community vor Frauen oder Mädchen, die AN vorgeben zu haben oder dies schick fänden (den „wannarexics"), schützen. Wenn sie Kommentare erhalten, in denen sie nach Tipps gefragt werden, wie man eine Essstörung bekommt, fühlen sie sich in ihrer Krankheit nicht ernst genommen, als ob sie sich dazu entscheiden könnten, magersüchtig zu werden. Mit dieser vermeintlich freiwilligen Entscheidung geht dann oft auch die Anklage von außen einher, selbstverschuldet in diesem Krankheitsbild zu stecken oder dass es ja gar keine „richtige Krankheit" sei. Ebenso wehrten sich die Bloggerinnen gegen den Vorwurf, andere von AN überzeugen zu wollen und die Krankheit als einen wünschenswerten Lebensstil zu propagieren. Häufig werden Pro-Ana-Inhalte von Online-Netzwerk-Anbietern gelöscht oder in den Medien kritisiert. Die Akteurinnen fühlten sich jedoch missverstanden, da sie als Hauptmotivation angaben, eine Gemeinschaft finden zu wollen und andere in der Genesung zu unterstützen. (Yeshua-Katz 2015) Dennoch ist fraglich, inwieweit die Pro-Ana-Communities tatsächlich zu einer Genesung beitragen können oder nicht auch zu einer stärkeren Identifizierung mit der Essstörung und damit Aufrechterhaltung der Krankheit beitragen. Die Autoren einer Studie, welche die ED-Community bei Twitter untersuchte, schlussfolgerten ebenso. Die Twitter-Nutzer, welche offen über ihre Essstörung sprachen, lockten eine Vielzahl an Followern mit Essstörung an und kreierten somit einen exklusiven Raum, in dem sich die Mitglieder zum einen soziale Unterstützung gaben, sich zum anderen aber auch stark über die Essstörung identifizierten. Da die Separation von dieser Identität entscheidend für die Genesung ist, sahen die Autoren durchaus eine Gefahr in diesen Communities für Betroffene. (Arseniev-Koehler et al. 2016)

Dass bestimmte Inhalte der Sozialen Medien auch jenseits von pro-Ana und pro-Mia eine Gefahr für die Entwicklung von Essstörungen darstellen, haben bereits die #fitspiration-Studien weiter oben gezeigt. Ähnliche wissenschaftliche Ergebnisse (Ghaznavi und Taylor 2015) gibt es im Übrigen auch für das verwandte Hashtag #thinspiration, unter dem ein ultra-dünnes, knochiges Körperbild glorifiziert wird. Im Jahr 2012 kündigten die beiden großen Plattformen Tumblr und Pinterest bereits an, aktiv dagegen und gegen andere Inhalte, die mit Essstörungen assoziiert sind, vorzugehen (Pinterest 2012; Tumblr 2012). Zwar gibt es auch zahlreiche Studien darüber, wie Medien im Allgemeinen das Körperbild und Selbstwertgefühl insbesondere junger Frauen negativ beeinflussen, aber gerade bei Sozialen Medien ist die Studienlage eindeutig. Die Grundannahme der meisten Studien zu Medien und Körperbild beruht auf der Theorie des sozialen Vergleichs (social comparison) nach Festinger (Festinger 1954), also dem Bedürfnis, sich mit anderen zu vergleichen, um eine adäquate Selbsteinschätzung treffen zu können. Wer realistische Informationen über sich selbst gewinnen will, vergleicht sich mit Gleichgestellten. Da in den Medien aber häufiger Celebrities oder beschönigte Körperbilder, die in der Realität nicht existieren, dargestellt werden, entsteht das Gefühl der Unterlegenheit.

Eine Untersuchung von Twitter-Posts unmittelbar nach der Victoria's Secret Fashion Show zeigte, dass es zahlreiche Tweets gab über das eigene Körperbild, Essstörungen, Gewicht, Verlangen nach Essen oder Alkohol und sogar Gedanken über Selbstbeschädigung. (Chrisler et al. 2013) Nun könnte man davon ausgehen, dass gerade die Sozialen Medien zu einer realistischeren und weniger negativen Selbsteinschätzung führen als traditionelle Medien, weil man hier eher Kontakt mit Menschen aus dem alltäglichen Leben hat. Eine Studie zeigte allerdings, dass gerade das Gegenteil der Fall ist. 193 Studentinnen sollten sich eine Serie von Bildern eines Schlankheitsideals entweder aus Facebook oder aus traditionellen Medien ansehen. Die Unzufriedenheit mit dem eigenen Körper änderte sich anschließend nur bei der Facebook-Gruppe signifikant. Die allgemeine Nutzung von Facebook korrelierte außerdem mit einem höheren Grad an Unzufriedenheit mit dem eigenen Körper und dem Risiko für Essstörungen. (Cohen und Blaszczynski 2015) Ähnliche Ergebnisse fand man in einer Studie mit 881 Studentinnen: Mehr Zeit auf Facebook korrelierte mit einem häufigeren Vergleich des eigenen Körpers und Gewichts mit anderen, mehr Aufmerksamkeit auf das körperliche Erscheinungsbild und mehr negativen Gefühlen über den eigenen Körper. Für Frauen, die versuchten abzunehmen, korrelierte die Zeit auf Facebook auch mit Symptomen einer Essstörung. (Eckler et al. 2017) Diese Korrelation zwischen einer häufigeren Nutzung von Sozialen Medien und einem negativeren Körperbild sowie einem gestörten Essverhalten zeigen viele weitere Studien, darunter auch Langezeitstudien oder Studien mit bis zu 2000 Teilnehmern. (Mabe et al. 2014; McLean et al. 2015; Meier und Gray 2014; Sidani et al. 2016; Smith et al. 2013; Tan et al. 2016; Theis et al. 2012; Tiggemann und Slater 2017; Turner und Lefevre 2017; Walker et al. 2015)

Allerdings zeigen alle Studien zwar einen starken Zusammenhang zwischen der Nutzung Sozialer Medien und einem negativen Körperbild sowie Essstörungen auf, aber eben nur einen Zusammenhang. Was genau der Auslöser hierfür ist, ist weitgehend unklar. Es fehlt an Studien, die einen kausalen Zusammenhang aufzeigen. Zu dem Schluss kommt auch ein Review mit 20 Studien (Holland und Tiggemann 2016). Es könnte zum Beispiel sein, dass wir uns gerade in Sozialen Medien mit anderen gleichgestellt fühlen und damit anfälliger hinsichtlich unserer Selbstwahrnehmung sind. Es fehlt die kritische Distanz, die wir bei traditionellen Medien gelernt haben einzunehmen. Eine Studie fand beispielsweise heraus, dass die Nutzung Sozialer Medien zwar zu einem häufigeren Vergleich mit den Peers, also den Gleichgestellten führt, nicht aber zu langfristigen negativen Effekten hinsichtlich des Körperbildes. (Ferguson et al. 2014) Eine weitere hatte zum Ergebnis, dass Menschen, die in ihrem Kommunikationsstil dazu tendieren, über Facebook negatives Feedback einzufordern (z.B. indem sie Bilder von einem ungesunden Essverhalten posten), häufiger an einer Essstörung leiden. (Hummel und Smith 2015) Letztlich könnte diese Korrelation aber auch durch einen ganz unabhängigen Faktor ausgelöst werden zum Beispiel, dass Menschen, die einen exhibitionistischen Hang zur Selbstdarstellung haben häufiger auf Facebook aktiv sind und auch anfälliger hinsichtlich ihres äußeren Erscheinungsbildes sind. Hierfür ist weitere Forschung nötig.

Allerdings gibt es auch Versuche, Soziale Medien für die Prävention oder zur Unterstützung der Behandlung von Essstörungen zu nutzen. So können moderierte Online-Foren, z.B. von professionellen Organisationen für Essstörungen auch dazu beitragen, Jugendlichen einen geschützten Raum und eine leicht zugängliche Hilfe für das Thema Essstörung zu bieten und somit ein Gegengewicht zu dem negativen medialen Einfluss darstellen, wie eine qualitative Studie zu solch einem Forum zeigte (Kendal et al. 2017). Auch gezielte Interventionen, die mit Hilfe alternativer Online-Plattformen eine gesunde, sichere und pro-regenerative Umwelt schaffen wollen, erzielten gute Ergebnisse. Beispielsweise das Interventionsprogramm „Proud2Bme" bot den Teilnehmerinnen einen effektiven Weg des Empowerments in Form von Informations- und Erfahrungsaustausch und Anerkennung. (Aardoom et al. 2014) Mit dem Interventionsprogramm „Featback" konnte gezeigt werden, dass eine vollständig automatisierte und internetbasierte Intervention für Essstörungen sowohl ohne als auch mit niedriger (einmal wöchentlich) oder intensiver (dreimal wöchentlich) therapeutischer Begleitung in jedem Fall kostengünstiger ist als die übliche Therapie über die Warteliste. (Aardoom et al. 2016) Besonders gute Ergebnisse erzielte das Programm bei einer milden bis moderaten Bulimia nervosa. Bei einer stark anorektischen Psychopathologie erzielte die übliche Therapie über die Warteliste oder Featback mit intensiver therapeutischer Begleitung bessere Ergebnisse. (Aardoom et al.

2017) Das Präventionsprogramm „Appetite for Life" zeigte, dass gute Ergebnisse erzielt werden, wenn leicht zugängliche Onlinehilfen im Stufenmodell (angepasst an die jeweiligen aktuellen Bedürfnisse und persönlichen Präferenzen) angeboten werden. (Lindenberg et al. 2011) Auch für Angehörige können Online-Communities eine wichtige Ergänzung zu Offline-Hilfen darstellen. In einer Blogger-Community von Müttern, deren Kinder von einer Essstörung betroffen sind, beschrieben die Mütter, wie wichtig es ist, sich mit anderen auszutauschen und Unterstützung zu erhalten, und wie sich die Elternschaft durch die Krankheit und die intensive Behandlung veränderte. (LaMarre et al. 2015) Eine Studie untersuchte die diskursiven Prozesse, die bei dem Eintritt in eine Online-Support-Gruppe für Essgestörte auftreten. Es zeigte sich, dass die Neulinge zunächst artikulierten, wie schwierig der Schritt für sie war, der Gruppe beizutreten. Anschließend fungierte eine Selbstdarstellung in Form einer Diagnose als Legitimation der Gruppe beitreten zu dürfen. Teilnehmer, die diese Bedingung nicht erfüllten, durften der Gruppe nicht beitreten. Allerdings wurde seitens eines bestehenden Gruppenmitglieds die Option angeboten, ein ernsthaftes Symptom zur Legitimation zu beschreiben. Letztlich zeigte die Analyse, dass der Zutritt zu einer Online-Support-Gruppe durch strenge Normen gekennzeichnet ist und potenziellen Neulingen eine Präsentation ihres Selbst abverlangt, zu der sie in diesem Stadium vielleicht noch nicht bereits sind. Einfachere Strategien der Legitimation zu entwickeln, wäre ein wichtiger Schritt für Onlinehilfen. (Stommel und Meijman 2011)

3.2.4 Ökologische Ernährung

Eine weitere Form der Ernährung, die seit der zunehmenden Industrialisierung der Nahrungsmittelproduktion immer wieder im gesellschaftlichen Diskurs ihren Platz findet, ist eine möglichst naturnahe Ernährung – motiviert durch mögliche gesundheitliche Vorteile für den eigenen Körper oder altruistisch motiviert aus Gründen des Umweltschutzes.

Kofahl und Ferdaouss (2011) verglichen in ihrer Arbeit Posts auf Food Blogs, die sich mit einer natürlichen Ernährung befassten, mit Innovationen im Lebensmittelbereich. In den Blogposts zur naturnahen Ernährung wurde die Natur euphemisiert als eine gute Natur, die Qualitätssicherung und Reichhaltigkeit bietet und außerdem als Vorbild für den Menschen dienen sollte, da sie ihm überlegen ist. Die Natur biete dem Menschen eine Fülle an Lebensmitteln, die nicht durch kulturelle Prozesse verdorben sind. Im Laufe der Zeit sei die Natur außerdem von der Gesellschaft exkludiert worden. Die Blogger übten damit auch eine Kritik an der gesellschaftlichen Entwicklung. Das Bio-Siegel und andere ökologische Siegel wurden häufig mit einem Siegel für Natürlichkeit gleichgesetzt. In den Blogs wurde zudem davon ausgegangen, dass natürliche Lebensmittel ein Qualitätsplus haben, z.b. durch einen besonders natürlichen und damit besseren Geschmack oder auch durch einen präventivmedizinischen Nutzen. Natürlichkeit wurde auch so beschrieben, dass etwas Negatives weggelassen wurde, z. B. wurde dem Fleur de sel keine Rieselhilfen zugesetzt. Letztlich war Natürlichkeit ein dehnbarer Begriff, der über Saisonalität, Frische, Einfachheit, Ursprünglichkeit und Regionalität alles bedeuten kann und somit in viele einzelne Aspekte zerfließt. (Kofahl 2011)

Innovation im Lebensmittelbereich konnte unterschieden werden in zwei Arten: Neukombination, wie beispielsweise eine ungewöhnliche Kombination zweier Lebensmittel in einem neuen Rezept, oder Re-Innovation, z.b. die Wiederentdeckung einer vergessenen Eissorte. Ob eine Innovation gut oder schlecht ist, wurde auch hier zum Teil über den präventivmedizinischen Nutzen entschieden. (Kofahl 2011)

Simunaniemi et al. (2011) untersuchten insbesondere Blogs, die sich mit Obst- und Gemüsekonsum beschäftigten. Auch hier war die natürliche Ernährung ein wichtiges Thema. Eine obst- und gemüsereiche Ernährung wurde meist als die ursprüngliche Ernährung des Menschen angesehen. Diese vegetarische Ernährungsweise wurde jedoch auch kritisiert, da nach Meinung einiger Teilnehmer der Mensch im Laufe der Evolution nur durch pflanzliche Ernährung nicht hätte überleben können. Die Diskussionen wurden stets im Zeichen bzw. auf der Suche nach der wahren natürlichen Ernährung geführt. Physiologische Eigenschaften des Menschen, wie die Möglichkeit, Farben zu erkennen, wurden als evolutionäre Evidenz angesehen, dass Obst und Gemüse unsere ursprüngliche, natürliche und damit gesündeste Ernährungsweise sei. Jedoch wurde auch angeführt, dass die heute verfügbaren Lebensmittel nicht automatisch nahrhaft seien, da moderne Produktionsmethoden dazu geführt hätten, dass sich der Nährstoffgehalt verändert hat. Obst und Gemüse enthielten heute weniger Vitamine und mehr gefährlichen Zucker. Deshalb müsse man möglichst im Einklang mit der Natur leben, indem man (wilde) Beeren statt gezüchtetes Obst und saisonales Gemüse isst. Durchweg wurde in diesen Blogs ein starkes Misstrauen gegenüber industrieller Nahrungsmittelproduktion ausgedrückt. In den Blogs stand der Begriff Natürlichkeit emotional für Reinheit und das Gute. Letztlich variierte die Definition einer natürlichen Diät unter den Bloggern jedoch stark. Die menschliche Physiologie und die Evolution dienten als Evidenz für den positiven Nutzen bestimmter Ernährungsweisen. Neue Produktionsmethoden hingegen gingen einher mit Verlusten des Nährstoffgehalts und des Geschmacks. Auch hier lag der Fokus, wie bei der „gesunden Ernährung" eher auf einzelnen Nährstoffen, als auf einer kompletten Ernährungsweise. (Simunaniemi et al. 2011b)

Ein weiterer Fokus wurde in der Studie Simunaniemis et al. (2011) untersucht: altruistische Aspekte einer Ernährung. Dabei wurde eine Ernährungsweise
propagiert, welche die Umwelt am wenigsten schädigt meist in Form von Emis-
sionen. In Bezug zum Obst- und Gemüsekonsum gab es eine große Bandbreite
an Empfehlungen von ausschließlich Obst und Gemüse zu konsumieren bis hin
zu Aussagen, dass Obst und Gemüse zu essen, die Natur schädigt. Als Notwen-
digkeit einer altruistischen Ernährungsweise gaben die Blogger die zunehmenden Umweltprobleme an, die mit der ethischen Verantwortung des Menschen
einhergingen. Neben der Auswahl der Lebensmittel beinhaltete diese Ernährungsweise auch den Tierschutz und das Recht und Wohlbefinden der Arbeiter
auf den Plantagen. Viele der Blogger ernährten sich deshalb vegetarisch oder
vegan, weil es weniger Leid beinhaltet und gleichzeitig gut für die Gesundheit
sei. Diejenigen, welche am meisten den Tierschutz vertraten, waren Vegetarier,
Veganer oder auch Rohköstler. Häufig diskutierte Themen auf diesen Blogs waren Umweltverschmutzung, Menschenrechte und Tierschutz. Die Vertreter einer
altruistischen Ernährung waren aufgrund ihrer Ansprüche gezwungen, ihr Ernährungsverhalten ständig neu zu überdenken und mit den Anforderungen abzuglei-
chen, um sich selbst davon zu überzeugen ein „guter Esser" zu sein. Manchmal
kollidierten die verschiedenen Anforderungen, die sie in Bezug auf gesundheitliche, Umwelt- und ethische Aspekte stellen, was meist zu Verwirrung führte,
was nun die richtige Ernährung sei. Letztlich zeigten die Ergebnisse auch, dass
der Verbraucher Verantwortung zeigen will gegenüber der Umwelt, anderen
Menschen und Tieren. (Simunaniemi et al. 2011b)

3.2.5 Foodies und Genuss

Der Begriff Foodie wurde zum ersten Mal von Barr und Levy im Harpers &
Queen Magazine 1984 verwendet. (Watson et al. 2008) Später brachten sie ein
Buch zur Foodie-Kultur heraus, womit der Begriff bekannt wurde. In diesem
Buch wird der Begriff folgendermaßen definiert:

> „A foodie is a person who is very very very interested in food. Foodies are the one
> talking about food in any gathering – salivating over restaurants, recipes, radicchio.
> They don't think they are being trivial – Foodies consider food to be an art, on a
> level with painting or drama." (Barr und Levy 1984, S. 6)

Barr und Levy (1984) stellen außerdem den Unterschied zum Gourmet heraus:
Ein Gourmet ist eher ein älterer, sozial höher gestellter Herr, während Foodies
Kinder des Zeitalters der aktiven, kritischen Verbraucher sind. Meist sind es
junge Paare einer aufstrebenden Klasse, die Gerichte aus Restaurants beurteilen
und versuchen, es zu Hause nach zu kochen. Foodies *sammeln* Essenserlebnisse
wie andere Souvenirs. (Barr und Levy 1984) Im Gegensatz zum Gourmet, was

eher als snobistischer Begriff wahrgenommen wird, kann *jeder* ein Foodie sein. (Weston 2006) Das Internet hat dazu beigetragen, dass Werte von Konsumgruppen nicht länger von Experten in den Massenmedien diktiert werden, sondern von selbst gewählten Onlineakteuren. Diese Demokratisierung, selbst Inhalte zu schaffen und zu kritisieren, erlaubt dem sachkundigen Amateur seine Freizeitbeschäftigung auf einem Niveau des Wissens und der Expertise auszuüben, welche dem des Professionellen nahekommt. (Lichtenberg 2007) Ambrozas zeigte, dass Foodies eine kulturelle und soziale Besonderheit sind. Sie nutzen kulturelle Faktoren zur sozialen Distinktion statt sozioökonomischer, und hier insbesondere eine nach dem von Bourdieu geprägten Begriff „ostentative Einfachheit" statt einem demonstrativen Prestigekonsum. Durch ihren Konsum exotischer und teurer, regionsspezifischer Spezialitäten wie *fleur de Camargue*-Salz definieren sie ihr kulturelles Kapital. Zudem haben sie Kenntnisse über Landwirtschaft und nutzen den Konsum lokaler, biologischer, handwerklich produzierter Lebensmittel als symbolischen Widerstand gegen industrielle Produktionsmethoden oder gentechnisch modifizierter Lebensmittel. Gleichzeitig können sie beidem kritisch gegenüberstehen und politisch aktiv sein, z.B. in der Bio- oder Slow-Food-Bewegung. (Ambrozas 2003) Die Zugehörigkeit zu dieser besonderen Konsumgruppe trägt dabei zu ihrer Identität bei. (Watson et al. 2008)

Der für Foodies typische Umgang mit Essen wurde von Watson et al. (2008) in einer Fallstudie untersucht. Die Fallstudie behandelt den Blog eines Foodies aus Sydney und daraus einen Eintrag zu einem Restaurantbesuch, den die Bloggerin selbst als den unvergesslichsten ihres Lebens einordnet. Es handelt sich dabei um das vielmals prämierte Restaurant Tetsuya's. Für das Essen musste die Bloggerin vier Monate im Voraus reservieren und das zehn-Gänge-Menü kostete ca. 175 $ pro Person. Unter australischen Foodies ist das Tetsuya's so etwas wie ein Mekka, zu dem alle eines Tages hingehen wollen. (Watson et al. 2008)

Bei der Beschreibung des Restaurants und dessen Essen wurde eine religiöse, hagiographische Sprache verwendet. Das Restaurant wurde wie eine imaginäre Fiktion beschrieben. Magische und spirituelle Ausdrücke wurden verwendet und es wurde eine Art von Hyperrealität geschaffen. Wo professionelle Journalisten Restaurants mit einem kritischen Blick betrachten würden, wurden das Restaurant und dessen Gründer hier als fast göttliche Figur beschrieben. Die Fotos konzentrierten sich nur auf das Essen. Die Bloggerin selbst wurde nie in ihrem Blog abgebildet. Es wurden auch weniger Bilder gemacht, welche die Atmosphäre beschreiben. (Watson et al. 2008) Dabei ist es keineswegs ungewöhnlich, dass in Restaurants dieser Art Fotos vom Essen gemacht werden. Im Restaurant von Paul Bocuse in Lyons wurden die einzelnen Gänge mit verschiedenen Kameras geliefert, um die Gerichte auf den Tellern zu fotografieren, bevor man sie aß, um so dieses kulinarische Erlebnis zu konservieren. (Williams et al. 2014)

Bei der Beschreibung des Essens wurde die Sprache sehr deskriptiv, indem viele Adjektive verwendet wurden. Gleichzeitig wandelte sie sich zu einer poetischen, sinnlichen Sprache. Der Akt des Essens wurde damit sowohl während des Essens als auch während des Schreibens zelebriert. Das Essen war mit einer Selbsterfahrung verbunden: die Aufmerksamkeit war bei jedem Bissen vollkommen auf die kulinarische und organoleptische Erfahrung gerichtet, in der Antizipation es später in den Blog zu schreiben. (Watson et al. 2008)

Die Bloggerin verwendete Wörter aus professionellen Restaurantkritiken, womit gezeigt wurde, dass man sachkundig ist. Es wurden auch keine ungewöhnlichen Kochmethoden oder Zutaten erklärt, da erwartet wurde, dass man als Mitglied der Online-Foodie-Community die Terminologie versteht. In der dem Blogeintrag folgenden Diskussion zwischen Lesern und Bloggerin musste die Einstellung, viel Zeit und Geld für Essen aufzuwenden, teilweise verteidigt werden, da einige den hohen Preis für den Restaurantbesuch kritisierten. Die Bloggerin argumentierte dann, dass Essen eine Freizeitbeschäftigung ist, die es wert sei, viel Geld dafür auszugeben. (Watson et al. 2008)

In der Foodie-Gemeinschaft ist die Einstellung zum Essen das, was in der Konsumforschung der „linking value" genannt wird, also die Werte, die Individuen einer Konsumgruppe miteinander verbinden. (Cova und Cova 2001) Der Konsument schafft sich durch die selbst gewählte Zugehörigkeit zu dieser Gruppe ein Produkterlebnis. Seitens der Produzenten war es hingegen meist nicht die Intention, etwas zu schaffen, was einen „linking value" verspricht. (Watson et al. 2008)

Die Autoren schlussfolgerten, dass für die Foodies vor allem die gekonnte Herstellung und Präsentation des Essens zentral waren, daneben auch das Ambiente und das Design. Der sachkundige Konsum, der das Wissen über die Zutaten und Herstellung einschließt, das kultivierte Wissen, das Geschmäcker unterschieden kann und olfaktorische Erlebnisse einordnet, und das Vokabular diese kulinarischen Erlebnisse ausdrücken zu können, ermöglichte letztlich den optimalen Genuss. Die Erfahrungen zu teilen, verlieh dem Erlebten zusätzlich Bedeutung als Symbol geteilter Werte und gleicher Identität. Dies veränderte auch die Erfahrungen während und nach dem Essen. Die Präsentation des sozialen Status, welcher unter anderem durch Essen symbolisiert wird, ist damit durchlässiger geworden. Es steht für die individuelle Suche nach kreativer Selbstverwirklichung und Identität. Gemäß der Fallstudie wird durch die Foodies der handwerkliche Beruf des Kochs zum Guru erhoben, der das Geheimnis von spiritueller Erfahrung und sensorischem Genuss kennt. Restaurants sollten sich bewusst sein, dass Essen zunehmend Eventcharakter hat und sie sollten

Konsumenten das Wissen über die Produkte und die Herstellung zugänglich machen, um den Genuss zu erhöhen und Essen erlebbar zu machen. (Watson et al. 2008)

Genuss spielt im Essverhalten eine zentrale und von vielen Ernährungsexperten unterschätzte Rolle. Das Anliegen einer Studie (Ariyasriwatana und Quiroga 2016) war daher, die Plattform für Restaurantbewertungen „Yelp" zu nutzen, um herauszufinden, wie die Nutzer das Wort „delicious" (deutsch „lecker") verwenden. Auf der Plattform taucht das Wort extrem häufig auf und führt dazu, dass die mit „delicious" bewerteten Restaurants häufiger besucht werden. Eine genauere Bestimmung dieses Wortes könnte Ernährungsexperten also helfen, Menschen dazu zu bringen, gesündere Essentscheidungen zu treffen. Die Autoren fanden acht Hauptkategorien, untergliedert in zahlreiche Unterkategorien, um näher zu bestimmen, was für die Nutzer „delicious" bedeutet:

- Sinne: 30% aller Bewertungen enthielten Wörter, die sich auf Geschmack bezogen (vielschichtig, perfekte Mischung aus süß und salzig, wie zu Hause, etc.), 26% bezogen sich auf die Textur (buttrig, saftig, fluffig, etc.), Aussehen (4,4%) und Geruch (1,5%) waren weniger bedeutend.

- Kulinarisches: 30% der Bewertungen bezogen sich auf das Kochen (perfekt zubereitet, täglich frisch, auf individuelle Wünsche eingehend, kreative und innovative Zubereitung etc.); 8,3% der Bewertungen betonten die Authentizität, 9% lobten die Vielfalt an Auswahlmöglichkeiten; in 1,5% der Bewertungen drückte sich „delicious" in kleinen Portionen aus, bei 3% in angemessener Größe und bei 15% in großen Portionen.

- Herzenssache: positive Assoziationen, die sich in Gefühlen, Erinnerungen, Verlangen, Zuneigungen ausdrückten, die nicht unmittelbar etwas mit Essen zu tun hatten.

- Gesundheit: 18% der Bewertungen drückten Genuss durch gesundheitliche Vorteile aus, 4% der Bewertungen beschrieben den Genuss, etwas Ungesundes zu essen.

- Empfehlung und Bestätigung: 89% der Bewertungen enthielten einen Ausdruck des Rankings (das beste Essen, etc.), eine Bestätigung durch einen Connaisseur („Ich bin ein Sushi-Snob aber dieses Restaurant ist super."), eine Garantie, Empfehlung, einen Ausdruck der Bewunderung oder ähnliches.

- persönliche Signatur: 65,9% enthielten eine humorvolle oder überzogene Bemerkung, einen nonverbalen Ausdruck (mmhhhh…).

- Konsumverhalten: häufige Besuche des Restaurants, große (oder besonders kleine) Mengen, die gegessen werden, etwas feiern, etwas Neues ausprobieren, mehr davon wollen, das Essen mit nach Hause nehmen.

- das Restaurant: alle Aussagen, die sich auf das Restaurant beziehen, wie der Service, der Preis, die Atmosphäre (30%), andere Gäste oder die Parksituation (5,4%). Der Ausdruck von „delicious" kann sich entweder auf etwas Positives (z.B. gutes Essen in toller Atmosphäre) beziehen oder durch eine negative Erfahrung ausdrücken, die man aber aufgrund des guten Essens trotzdem bereit ist, in Kauf zu nehmen.

Zunächst trägt diese Studie zu einem besseren Bedeutungsverständnis des eher unbestimmten Wortes bei. Dass Gesundheit auch eine Kategorie ausmachte, zeigt zudem, dass gesund und lecker gleichzeitig existieren können. Eingebettet in frühere Forschung und einen theoretischen Rahmen, z.B. Ausdrücke des Genusses als soziale Distinktion (Bourdieu 1987) können diese Ergebnisse zudem weitere Erkenntnisse liefern. Letztlich besteht sowohl für Ernährungsexperten als auch für die Sozialen Netzwerke noch viel Potential, derartige Inhalte näher zu untersuchen. (Ariyasriwatana und Quiroga 2016)

3.3 Wie wird kommuniziert?

Wenn neue technische Möglichkeiten geschaffen werden, ändern sich auch Art und Weise, wie Menschen miteinander kommunizieren. (Münker 2009) Im Zusammenhang mit Sozialen Medien ist daher besonders interessant, ob es neue Kommunikationsstrukturen gibt. Wie organisieren sich die neuen Medien? Gibt es neue Hierarchiemuster im Gegensatz zur einseitigen Kommunikation durch die Massenmedien? Wenn jeder alles schreiben kann, welche Rolle spielen dann noch die Experten? Welche Umgangsformen herrschen in den neuen Medien vor? Folgender Abschnitt soll einen ersten Einblick in die Strukturen der Sozialen Medien verschaffen und die wichtigsten Ergebnisse der eingeschlossenen Studien aufzeigen.

3.3.1 Die Community ist das Entscheidende

Nahezu alle eingeschlossenen Studien betonten die Bedeutung der Gemeinschaft in den Sozialen Medien. Tatsächlich bildeten sich je nach Interessensgebiet soziale Cluster in den Sozialen Medien, in denen die gegenseitige Unterstützung und das Gefühl, einer Gemeinschaft angehörig zu sein, von großer Wichtigkeit war. So berichtete beispielsweise Lynch (2010), dass sich gegenseitig auf den eigenen Blogs zu erwähnen und zu verlinken, Ereignisse im Leben der anderen zu diskutieren und Gerichte oder Rezepte anderer auszuprobieren und positiv zu kommentieren, ein essentieller Bestandteil in der Bloggergemeinschaft ist. Verlinkungen und Kommentare waren ein unter den Bloggern allgemein anerkanntes Mittel, um Unterstützung oder Zuspruch auszudrücken. Teil einer Gemeinschaft zu sein und Feedback von anderen zu bekommen, war für die Blogger bedeutungsvoll. Vor allen Dingen die Unterstützung für ihre Essgewohnheiten zu bekommen und Gleichgesinnte zu finden, gaben viele als ein Hauptmotiv zu Bloggen an. Durch das Bloggen würden sie Freunde finden und einige gaben an, den anderen Bloggern näher zu stehen als ihren Freunden im wahren (hier als Gegensatz zum virtuellen) Leben. (Lynch 2010a)

Blanchard (2004) untersuchte die Fragestellung, ob Blogs tatsächlich Gemeinschaften darstellen. Eine Gemeinschaft definierte sie dabei nach folgenden Kriterien (McMillan und Chavis 1986):

- Gefühl der Mitgliedschaft: Das Gefühl, der Gemeinschaft zugehörig zu sein und sich damit zu identifizieren,
- Gefühl der Einflussnahme: Das Gefühl, die Gemeinschaft beeinflussen zu können und durch sie beeinflusst zu werden,
- Integration und Erfüllung der Bedürfnisse: Das Gefühl, durch die anderen unterstützt zu werden, während man diese auch unterstützt,
- Geteilte emotionale Verbindung: Ein Gefühl der Verbindung, eines ähnlichen Lebenswegs, und eines „Geists der Gemeinschaft".

In ihrer Fallstudie über den Julie/Julia-Blog, einen sehr populären, kulinarisch orientierten Food-Blog, befragte sie 501 Leser/innen nach deren Wahrnehmung eines Gemeinschaftsgefühls. Auf einer Skala von 1 bis 5 lag der durchschnittliche Wert allerdings nur bei 3,12. Eine genauere Analyse zeigte, dass insbesondere die Dauer, seit wann der Blog bereits gelesen wurde, und die Häufigkeit des Lesens am stärksten mit dem Gemeinschaftsgefühl assoziiert waren, daneben auch das Lesen und Posten von Kommentaren. Die Studie zeigt also, dass es unter den engagierten und aktiven Nutzern ein Gemeinschaftsgefühl geben kann. Dies trifft aber bei Weitem nicht auf die Mehrzahl der Nutzer zu, die nur sporadisch einen Blog lesen und nie Kommentare schreiben. (Blanchard 2004)

Das Verhältnis unter den Bloggern kann innerhalb der Gemeinschaft jedoch auch sehr unterschiedlich sein. Es kann variieren von einer engen Freundschaft über eine professionelle Beziehung unter Spezialisten bis hin zur Rivalität. (Cox und Blake 2011) Dennoch war es meist soziale Unterstützung, was die Blogger in der Gemeinschaft erlebten. Unterstützung wurde hier bereitgestellt durch die Kommentare der Leser, das Gefühl verstanden zu werden, die Verbindung zu Gleichgesinnten und gleichzeitig den anderen seine Unterstützung als eine Art Gegenleistung zu zeigen. (Leggatt-Cook und Chamberlain 2012) Aber auch die inhaltliche Ausrichtung kann entscheidend für das Klima und das Gemeinschaftsgefühl in einer virtuellen Gruppe sein. Wie im vorherigen Kapitel deutlich wurde, können Normen, Verhaltensregeln und soziale Unterstützung von einer

Bloggergemeinschaft zu gesunder Ernährung über Übergewicht bis hin zu Essstörungen sehr unterschiedlich sein. Das tägliche Lesen der anderen Blogs zählte zu den wichtigen Konventionen der Gemeinschaft. Einige beschrieben das tägliche Lesen als Sucht. Die Blogger wollten aktuell informiert sein über das Leben der Anderen und zugleich genossen sie es, dass andere sich darum sorgten, wie es ihnen geht und was sie schreiben. Für die Blogger gehörte ebenso die Beteiligung an Diskussionen zum Gemeinschaftsgefühl, auch ähnliche Werte und den gleichen Lebensstil zu haben und den Rat und das Feedback anderer zu bekommen, auch in Fragen, die nichts mit Essen zu tun haben. (Lynch 2010a)

Zu den Konventionen der Bloggergemeinschaft gehört weiterhin, dass man verpflichtet ist zu antworten, wenn man einen Kommentar bekommt. Danach sollte der Blogger sich den Blog des Kommentators anschauen. Kommentieren und Verlinken wird damit auch zu einer Strategie, um Aufmerksamkeit für seinen eigenen Blog zu bekommen. Auch andere Blogs in seinem Blogroll zu listen, wird in der Gemeinschaft als Zeichen von Zuneigung und Anerkennung angesehen. (Cox und Blake 2011)

Zeichen der Zugehörigkeit innerhalb einer Community waren außerdem, dass eine eigene Terminologie und bestimmtes Wissen vorausgesetzt wird, z.B. von Zubereitungsmethoden. Mittels der Sprache und dem Charakter der Kommentare und den Antworten des Bloggers darauf konnten der Status innerhalb der Gemeinschaft und die Beziehung zum Blogger erkannt werden, z.B. wurden die kommentierenden Leser mit ihren richtigen Namen angesprochen, statt ihrem Pseudonym im Blog, was zeigte, dass sie sich näher kennen. Ein weiteres Phänomen der Communities in Sozialen Medien ist außerdem die Globalisierung der Gemeinschaft. Food Blogs ermöglichen es, mit Menschen, welche die gleichen Interessen teilen, auf der ganzen Welt befreundet zu sein. Besonders in englischsprachigen Blogs ist dies oft der Fall. Ein Food Blogger aus Norwegen hatte beispielsweise die Möglichkeit, an den Restauranterfahrungen der Bloggerin aus Sydney teilzuhaben. (Watson et al. 2008)

Außenseiter waren in der Community der Foodies generell willkommen, beispielsweise wurden Begriffe erklärt, wenn danach gefragt wurde. Auch kritische Kommentare wurden nicht ausgeschlossen. Vielmehr wurde versucht, die Kritiker in die Community miteinzubeziehen, indem das Ethos, die Beziehung zum Essen und die Philosophie näher erklärt wurden. (Watson et al. 2008) Dies muss jedoch nicht in jeder virtuellen Gemeinschaft der Fall sein. Online Communities können auch strenge Zutrittsregeln und Verhaltensnormen haben, die es Neulingen erschweren, in der Gruppe aufgenommen zu werden. Dies zeigte zum Beispiel die Untersuchung von Neuzugängen in einer Online-Support-Gruppe für Essgestörte. (Stommel und Meijman 2011)

Auch Savolainen (2010) betonte, dass es in elektronischen Netzwerken weniger darum geht, Informationen zu bekommen, sondern vielmehr emotionale Unterstützung. Zu den Strategien, um Unterstützung von anderen zu bekommen, zählten in dieser Studie: Bekanntmachung einer (problematischen) Erfahrung (49,2%, Gewichtszunahme, Essverhalten außerhalb der Diätvorschriften), Äußerung eines persönlichen Erfolgs (40,1%, Gewichtsabnahme, erfolgreiches Erlebnis), Äußerung von extremem Verhalten (9,7%, Essanfälle, Verhalten außerhalb der üblichen Aktivitäten), Anfragen nach Informationen (8,4%, Tipps, Ratschläge) und selbst-anklagende Aussagen (8,4%, Scham, sich Vorwürfe machen) Zu den Methoden, mit denen Unterstützung gegeben wurde, zählten: Informative Unterstützung (72,6%, haupts. Belehren, Empfehlungen und Ratschläge oder ärztliche Überweisung), Wertschätzung (44,4%, Kompliment, Freisprechen von Schuld), emotionale Unterstützung (37,8% Ermunterung, Verstehen und Empathie, Sympathie) und Unterstützung durch soziales Netzwerk (10,3%, Begleitung, Zugang zu neuen Begleitern). Die Bedürfnisse für die Unterstützung und das entsprechende Angebot unterschieden sich somit teilweise. Während die Blogger hauptsächlich nach emotionaler Unterstützung verlangten, waren die Reaktionen meist informativ, kognitiv orientiert. Dennoch befriedigten die Leser im Allgemeinen die Bedürfnisse der Schreiber, da sie zu einem großen Teil auch emotionale Unterstützung boten. (Savolainen 2010)

Dennoch ist es wichtig zu erwähnen, dass die Unterstützung nicht für alle Blogger gleich ist. Manche Blogs werden weniger gelesen als andere. Manchmal gibt es auch eine plötzliche Fluktuation der Leserschaft, was teilweise erhebliche Konsequenzen für die Motivation und das Selbstwertgefühl des Bloggers hat. Blogs sind außerdem auch ein Raum sozialer Interaktion und gegenseitiger Bestätigung, was Druck erzeugt und das Gefühl, den sozialen Normen und Erwartungen in der Gemeinschaft entsprechen zu müssen, und somit die Individualisierung beeinträchtigen kann. (Leggatt-Cook und Chamberlain 2012)

In einem RCT zur Gewichtsabnahme bei Übergewichtigen von Turner-McGrievy und Tate (2011) wurde ein signifikanter Unterschied in der Form der sozialen Unterstützung zwischen den beiden Interventionsgruppen festgestellt: Während die Personen, die lediglich das Podcast erhielten, hauptsächlich über Freunde soziale Unterstützung in der Gewichtsabnahme bekamen, gaben diejenigen, welche neben dem Podcast auch eine App und den Zugang zu einer Twittergruppe erhielten, an, die soziale Unterstützung hauptsächlich über Online-Ressourcen wie Twitter, Facebook oder Blogs zu bekommen. Sie schlussfolgern weiterhin aus der Studie, dass soziale Unterstützung eine Schlüsselrolle bei der Gewichtsabnahme spielt, welche über Online-Netzwerke wie Twitter mittels geschulten Personals in Echtzeit gegeben werden könnte. (Turner-McGrievy und Tate 2011)

Ebenso war bei Facebook der häufigste Grund für die Nutzung das Aufrechterhalten von bestehenden oder Finden von neuen Freundschaften und Beziehungen (24%). Danach folgte das Teilen von Informationen mit Freunden (21%) und um über das Leben der anderen informiert zu bleiben (15%). Faktoren wie Freizeitbeschäftigung, Informationen über neue Produkte und Dienstleistungen zu bekommen oder Profile von Leuten, die man nicht kennt, anzuschauen, waren weniger wichtig. (Kane et al. 2012)

3.3.2 Social Media und das „echte" Leben

In der Studie von Lynch (2010) berichteten die Blogger, dass sie Probleme mit Freunden und Familie im echten Leben hätten wegen des Bloggens. Oft seien sie zu schüchtern, um über das Bloggen zu sprechen oder allgemein in der sozialen Interaktion mit nicht-Bloggern. Das Befremdliche daran war, dass das Bloggen vor Fremden (denn schließlich kann jeder mit einem Internetanschluss den Blog lesen) in Ordnung ist, aber mit Familie oder Freunden darüber zu sprechen, wurde vermieden. Die Freunde im echten Leben wussten oft überhaupt nicht, dass sie bloggen. Die Blogger betonten zudem oft, dass sie viel Freizeit für ihren eigenen Blog und das Kommentieren und Lesen der anderen Blogs aufwenden. In Bezug auf die Ernährung gaben einige an, dass sich mit dem Bloggen ihre Ernährung erheblich geändert hat. Sie würden sich nun vielmehr damit beschäftigen, sich Wissen anzueignen und darauf zu achten, was sie essen. (Lynch 2010a) Auch für die weight-loss-blogger hatte das Bloggen einen erheblichen Einfluss auf ihre Ernährung im wirklichen Leben. Tatsächlich kam ein intensiver Wissensaustausch unter den Blogger zu Stande und teilweise war der Erfolg einer Gewichtsabnahme von der Community abhängig, was vor allem auf die gegenseitige Unterstützung zurückzuführen war. (Leggatt-Cook und Chamberlain 2012)

Nach der Studie von Watson (2008) reduziert das Internet die Trennung zwischen Realität und Virtualität, indem eine eigene Wirklichkeit konstruiert würde im Kontext unserer Kultur und Zeit. Wie bereits oben beschrieben, fand eine Internationalisierung statt. Interessensgruppen bildeten sich über Ländergrenzen hinweg, wie der Blogger aus Norwegen, der mit der Food Bloggerin aus Sydney befreundet ist. Was sie verband, waren lediglich gleiche Interessen und Werte. Letztlich wurden ganze Online-Communities wie die Foodies, die heute Trends setzen und neue Lebensstile erfunden haben, aus dem Einfluss des Internets geboren. (Watson et al. 2008)

Für die Kommunikation in den Sozialen Medien ist das echte Leben gerade im Ernährungsbereich dennoch von zentraler Bedeutung. So stellte beispielsweise Simunaniemi (2011) heraus, dass Blogger Informationen über Ernährung entweder über gelebte oder vermittelte Erfahrungen weitergeben. In gelebten Erfahrungen beschrieben sie, wie es ihnen selbst oder Freunden und Kollegen ergangen ist. Dies geschieht häufig im Tagebuch-Stil aus einer persönlichen Perspektive. Meist spielen dabei persönliche Vorlieben eine Rolle, manchmal auch Gesundheitsaspekte, Preis und Verfügbarkeit oder neue Diäten, die sie ausprobieren wollen oder ausprobiert haben. Weniger typisch waren die vermittelten Erfahrungen wie Informationen, die gelesen wurden oder die sie von Personen erfahren, die es nicht direkt erlebt haben. Teilweise fanden sich darunter Informationen aus Zeitungen, von Ernährungsexperten, Regierungsorganisationen, aus wissenschaftlichen Artikeln, Kochbüchern oder von anderen Bloggern, auch politische Entscheidungen auf nationalem oder EU-Level kamen vor, jedoch seltener als Erfahrungen aus dem eigenen Leben. Ein Unterschied konnte zwischen männlichen und weiblichen Bloggern festgestellt werden. Während Frauen häufiger von familiären und persönlichen Ereignissen erzählten, bevorzugten Männer harte Fakten. (Simunaniemi et al. 2011a)

Die Studie von Kane et al. (2012) zeigte, dass Facebook für mehr als die Hälfte der Befragten (58%) eine zentrale Rolle im echten Leben spielt, da sie es zweimal täglich nutzen. 34% nutzen es sogar mehr als dreimal täglich. Bei den Befragten hat das Internet die traditionellen Medien bereits abgelöst: Facebook und Chats wurden als die am meisten präferierten Medien angegeben, danach kamen Radio, TV, Online News und zuletzt Printmedien und Blogs. Wenn die Facebook-Nutzer ein Unternehmen geliked haben, dann meist aufgrund einer guten Erfahrung im echten Leben, aber auch, wenn sie gesehen haben, dass Freunde das Unternehmen „liken". Gleichzeitig zeigte die Studie, dass mehr als die Hälfte Bioprodukte im echten Leben nutzen, aber dies nur bei wenigen auf Facebook ersichtlich wurde. Die Autoren sahen hier ein großes Potential für Unternehmen, ihre Produkte über Soziale Plattformen stärker bekannt zu machen und mit ihren Kunden noch stärker in Kontakt zu treten. (Kane et al. 2012)

3.3.3   Es gibt keinen „Gefällt mir nicht"-Button

In den Blogs zur gesunden Ernährung wurden fast nur positive Erlebnisse geschildert. Falls die Blogger etwas Negatives schrieben, hob es sich im Layout deutlich von den anderen Beiträgen ab. Beiträge, in denen sie ein gesundes, neues Rezept vorstellten, waren z.b. meist aufwändig gestaltet und bebildert. Beiträge, in denen sie davon erzählten, dass sie „gesündigt" hatten, also nicht nach den Regeln der Gemeinschaft gegessen hatten, waren meist bloßer Text. (Lynch 2010a) Auch Savolainen (2010) schildert in seiner Untersuchung zu weight-loss-blogs, dass hauptsächlich positive und nur selten negative Erlebnisse erzählt werden. (Savolainen 2010) Leggatt-Cook und Chamberlain (2012) betonen mehrmals, dass in Blogs ein Ton gegenseitiger Unterstützung und des Zuspruchs herrscht. Die Blogger drücken oft ihre gegenseitige Wertschätzung aus. Gleichzeitig impliziert diese Unterstützung seitens der Leser die Verantwortung des Bloggers, zuverlässig zu sein, d.h. sich regelmäßig um seinen Blog zu kümmern und anderen Bloggern die gleiche Unterstützung entgegenzubringen. (Leggatt-Cook und Chamberlain 2012) Auch Watson (2008) stimmt mit diesen Ergebnissen überein. Besonders die Kommentare zu den Beiträgen werden bestimmt von positiven Reaktionen und Gratulationen für die tollen Fotos. (Watson et al. 2008)

3.3.4 Die Identität des Bloggers

Die Motivation, als Blogger anzufangen, kann sehr unterschiedlich sein. Einige möchten sich als Schriftsteller versuchen, für andere ist ihre starke Identifikation mit Essen, die Aufrechterhaltung der Diätstrategie oder auch Langeweile im richtigen Job ausschlaggebend. Manche möchten das eigene Leben dokumentieren, mit Freunden in Kontakt bleiben oder neue Freunde finden. Manche Blogger wollen auch mehr für sich selbst als für andere schreiben und nutzen die Blogs dafür. Wieder andere Blogger wollen mit dem Blog Informationen sammeln und sortieren. (Cox und Blake 2011) Menschen, die Blogs schreiben, interessieren sich jedoch immer für das Thema, über das sie schreiben, und vertreten meist eine ganz bestimmte Meinung. (Simunaniemi et al. 2011a) Das Essen dient dann zur individuellen Suche nach kreativer Selbstverwirklichung und Identität. (Watson et al. 2008)

Egal aus welchem Grund sie angefangen haben, der Blogger konstruiert mit dem Schreiben ein neues Selbst, z.B. eine Person, die Gewicht verliert. Im Beispiel des weight-loss-Bloggers beginnt dies meist mit dem Posten von Fotos, auf denen sie am dicksten aussehen, nicht retuschiert und ungeschönt. Die Fotos fungieren hier als Visualisierung eines Bekenntnisses ihres dicken Selbst, was ihnen dabei hilft, die Realität, so wie sie ist, zu akzeptieren. Mit dem Schreiben kommen dann nach und nach mehr Informationen über den Blogger hinzu. Die akkumulierten Informationen sollen ein fiktionales Selbst oder eine Persona abbilden. Gerade in weight-loss-Blogs ist es schwierig, ein für den Leser authentisches Selbst zu kreieren, da bei diesen Blogs der Fokus vielmehr auf dem Körper als auf der Persönlichkeit des Bloggers liegt. Hierzu werden meist mehrere verschiedene Medien verwendet (Text, Foto und Video). Besonders Fotos oder auch Videos erzeugen gegenüber dem Leser Glaubwürdigkeit. Auch die Entwicklung eines eigenen Schreibstils ist notwendig. (Leggatt-Cook und Chamberlain 2012)

Online Tagebücher zu schreiben, erfordert damit eine Unterscheidung zwischen dem öffentlichen und dem privaten Selbst. Dennoch fordern die Leser ein möglichst authentisches Selbst. Die Blogger erlauben dann meist die Präsentation einer „sozial akzeptierten" Form des Selbst. Die Frage, die sich jeder Blogger jedoch stellen muss, ist: Was ist öffentlich und was ist privat? Während das Publikum, das den Blogger meist über mehrere Jahre begleitet, mehr und mehr nach privaten Informationen verlangt, muss der Blogger die Offenbarung seiner Privatsphäre akzeptieren, um weiterhin Unterstützung zu bekommen. Einerseits können sich hierbei Mechanismen entwickeln, mit denen die Privatsphäre geschützt wird, andererseits ist der Blog auch eine Art, seine eigene Biographie in der Öffentlichkeit zu testen. (Leggatt-Cook und Chamberlain 2012)

Wie beim Tagebuch bietet der Blog eine fragmentierte Erzählstruktur, weil die einzelnen Einträge für sich alleine stehen können und im Gegensatz zum Roman keine zusammenhängende Geschichte erzählen müssen; wobei die Besonderheit bei weight-loss-Bloggern ist, dass der Prozess des Gewichtabnehmens eine übergreifende Kohärenz darstellt. Diese Form des Storytellings ermöglicht dem Blogger jedoch verschiedene Perspektiven einzunehmen. Im Fall des weight-loss-Bloggers kommt es beispielsweise vor, dass in einem Eintrag Fettleibigkeit vehement verteidigt wird, in einem weiteren sehen sie sich in der Pflicht eines Akteurs des gesundheitspolitischen Diskurs und schreiben über gesundheitliche Risiken von Übergewicht, wieder in einem anderen machen sie sich über Menschen, die dicker sind als sie, lustig. Das Blogger-Selbst ist damit weder abgeschlossen noch eins, statt dessen eine Zusammenfügung verschiedener konfliktreicher Elemente. Der Blog ist eine Dokumentation des fragmentierten Selbst, welches ständig neu interpretiert werden kann. Das konstruierte Selbst ist also eine Vermischung verschiedener sich widersprechender Elemente. (Leggatt-Cook und Chamberlain 2012)

Für den Blogger dienen die Aufzeichnungen auch als Dokumentation. Die früheren Einträge des Blogs sind ein Beweis für das frühere Selbst. Diese ermöglichen dem Schreiber, in einer Reflektion über die Vergangenheit das gegenwärtige Selbst neu zu schreiben. Die erfolgreichen Blogger schreiben meist über viele Jahre. Natürlich verändern sie sich im Laufe der Zeit, unter anderem aufgrund des Bloggens selbst. Im Fall der weight-loss-Blogger geht mit der Gewichtsabnahme eine große körperliche Veränderung einher. Meist ist dies einer kompletten Überholung des gesamten Lebens zu verdanken. Der Leser begleitet den Blogger auf dieser Reise. Eine Frage, die jedoch bleibt, ist: Was passiert, wenn das Gewichtsziel erreicht wurde? Der Leser erwartet, dass es nie zu Ende geht, dass es immer einen nächsten Post gibt. Und auch für den Blogger ist es oft schwer, etwas Vergleichbares nach dem Blog Schreiben zu finden. (Leggatt-Cook und Chamberlain 2012)

3.3.5 Verhältnis zur Leserschaft

Nur wenige, die Blogs lesen, schreiben auch Kommentare. Für den Blogger stellt sich dann besonders in der Anfangszeit die Frage, wer sein Publikum ist. Wie der Leser über den Blogger sammelt auch der Blogger über seine Leser Informationen. (Cox und Blake 2011) Bloggen beginnt oft als persönliches Projekt. Die Leserschaft, welche später dazukommt, beeinflusst im Laufe der Zeit dann sowohl den Charakter als auch den Inhalt des Blogs. (Leggatt-Cook und Chamberlain 2012) Wurden verschiedene Social-Media-Kanäle genutzt (einige Blogger betreiben neben dem Blog auch eine Facebookseite, einen flickr-, Twitter- oder instragram-Account), hatte man in jedem Sozialen Medium auch ein unterschiedliches Publikum. Wurde wenig Wert auf persönlich Informationen gelegt, hatte man in der Regel auch einen größeren Zulauf, also mehr traffic. Für viele Blogger war es die Hauptsorge, genügend traffic zu bekommen und sich in einer Nische platzieren zu können und damit besonders zu sein. (Cox und Blake 2011)

Dennoch unterscheiden sich die Erwartungen zwischen Lesern und Bloggern zum Teil. Wie schon erwähnt wollten in der Studie Savolainens (2010) die Blogger hauptsächlich emotionale Unterstützung von ihren Lesern, während diese eher mit informativer Unterstützung reagierten und auch eher an Informationen interessiert waren. (Savolainen 2010) Viele der Blogger sind sich auch nicht bewusst, dass sie teilweise erheblichen Einfluss auf das Verhalten ihrer Leser ausüben. Den meisten geht es eher darum, ihre Erfahrungen mit anderen zu teilen und weniger andere, zu beeinflussen. (Simunaniemi et al. 2011a)

Besonders in den populären Blogs gab es eine sehr engagierte und aktive Leserschaft. Sie beteiligten sich dann durch rekursive und interaktive Kommentar zwischen anderen Lesern und dem Blogger. Die Aktivität wurde aber auch durch die Intertextualität des Blogs begünstigt, d.h. durch die Verknüpfung von Blog Posts, Bloggrolls, Verlinkungen oder auch durch die Teilnahme an Blog Awards. Dies schuf wiederum eine Community zwischen mehreren Bloggern und deren Lesern. Der Blog wurde so zu einem kollaborativen Projekt, einer gemeinsamen Koproduktion. (Leggatt-Cook und Chamberlain 2012)

Die Leser forderten dann aber auch Verlässlichkeit seitens des Bloggers. In den Blogs zur gesunden Ernährung entschuldigten sich alle Blogger, dass sie nicht oft genug ihre Seite updaten. (Lynch 2010a) Für den Blogger kann es jedoch durchaus auch positive Effekte haben, dem Publikum rechenschaftspflichtig zu sein. Dass z.B. der weight-loss-Blogger sein Vorhaben öffentlich macht, lag meist daran, dass er seine persönlichen Ziele erreichen wollte und motiviert bleiben wollte. Monatliche Ziele zu veröffentlichen, war auch für den Leser ein starker Ansporn, den Erfolgsprozess mit zu verfolgen. Allerdings konnte die Verantwortlichkeit gegenüber seinen Lesern auch das Gefühl von Schuld erzeugen und beichten zu müssen. Gerade bei weight-loss-Bloggern konnte diese Rechenschaftspflicht zu einem Konflikt mit den Lesern führen, z.b. wegen den üblichen Jo-Jo-Effekten von Diäten. (Leggatt-Cook und Chamberlain 2012)

3.3.6 Exhibitionismus

Wie bereits oben erwähnt, veröffentlichen einige Social-Media-Aktive fast alles, was sie essen. Manche posteten mehrmals täglich Fotos von Gerichten, die sie gerade essen, und nicht nur das tägliche Essen wird veröffentlicht, auch Listen von Lebensmittelläden, in denen sie einkaufen, und Inhalte ihres Kühlschranks oder der Küchenschränke. (Lynch 2010a) Auch für weight-loss-Blogger war die Offenlegung eigentlich sehr privater Informationen ein wichtiges Thema. Besonders das Zeigen ihres Körpers, an dem die Erfolge des Gewichtabnehmens erkennbar sind, war von Bedeutung. Beispielsweise nutzte eine weight-loss-Bloggerin ein dreidimensionales, interaktives Fotomodul, das dem Leser erlaubte, ihren Körper zu drehen und ihn von jedem Winkel aus zu betrachten. Es wurden auch Zeitraffer-Videos ihrer schrumpfenden Körper auf den Blogs installiert. Gleichzeitig war es für sie wichtig, dass das Zeigen ihres Körpers virtuell bleibt. Das Internet wird hier als eine Möglichkeit der radikalen Identitätsabbildung wahrgenommen, da die Repräsentation entkörperlicht ist. Der Körper und die Identität sind eine bloße Zusammensetzung aus Wörtern, Bildern, Kodierungen und Symbolen. Man muss selbst nicht körperlich anwesend sein und für seine Meinung als Person einstehen. Man kann eine fiktive Person kreieren, und falls es Anschuldigungen gibt, man gemobbt wird oder andere negative Erfahrungen hat, kann man den Computer einfach ausschalten. (Leggatt-Cook und Chamberlain 2012) Vermutlich macht es die vermeintliche Anonymität im Internet einfacher, Exhibitionist oder Voyeur zu sein. (Simunaniemi et al. 2011a)

Private Dinge öffentlich zu machen, könnte auch eine Form der Katharsis darstellen, die sowohl bei den Online-Communities zum Thema Übergewicht (Leggatt-Cook und Chamberlain 2012; Nardi et al. 2004) als auch bei dem Thema Essstörungen (Yeshua-Katz und Martins 2013) erwähnt wurde. Emotionale Themen in der Öffentlichkeit zu diskutieren, konstruierte für einige Blogger eine therapeutische Verbindung mit der Zuhörerschaft. Einige gaben als Motivation zu bloggen an, sie könnten ihren „seelischen Müll abladen" und sich dadurch auch weniger alleine fühlen. (Leggatt-Cook und Chamberlain 2012)

3.3.7 Dokumentation und Organisation von Information

Für viele Blogger hat der Blog die Funktion der Organisation und Dokumentation. Bei weight-loss-bloggern gilt dies als eines der Hauptmotive, einen Blog zu schreiben. Es geht dabei vor allem darum, sein Leben zu dokumentieren, hier den Lebensabschnitt des „Abenteuers vom Gewichtabnehmen". Die Dokumentation des Gewichtsverlusts findet dann besonders durch die verschiedenen Bilder und Videos statt. (Leggatt-Cook und Chamberlain 2012) Andere Blogger schreiben lediglich deswegen einen Blog, weil sie Informationen anderer Blogs oder aus dem Internet organisieren wollen. Den Schreibern bereitet das Sammeln und Sortieren von z.b. Rezepten Spaß. (Cox und Blake 2011)

3.3.8 Funktion von Fotos

Fotos spielen besonders in Food Blogs eine zentrale Rolle. Beispielsweise war bei den Blogs über gesunde Ernährung die Inszenierung des Essens sehr wichtig. Wie bereits oben beschrieben, wurden häufig mehrere Fotos gemacht, Mahlzeiten auf dem Teller arrangiert, dann eine Komponente entfernt, wieder neu arrangiert usw. Dies alles diente dazu, das perfekte Foto von dem Gericht zu machen, bevor es gegessen wird. Viel Zeit wurde auch darin investiert, das beste Licht zu finden, was bedeuten kann, mit dem Essen nach draußen zu gehen oder in den Waschraum. Trotz des Aufwands entschuldigten sich viele für die schlechte Qualität der Fotos. (Lynch 2010a) Unter Food Bloggern gilt auch die Regel „do not eat the hero", weil die am besten aussehenden Gerichte meist ungenießbar sind. Dies ist dann der Fall, wenn Gerichte wie bei Food Designern bestimmte Bearbeitungen über sich ergehen lassen mussten. Beispielsweise werden manche Lebensmittel mit Diesel bestrichen, damit sie auf den Fotos einen appetitlichen Glanz haben. Fotos machen und aussuchen, machte den meisten Bloggern großen Spaß. (Cox und Blake 2011) Bei weight-loss-Bloggern dienen die Fotos insbesondere der Erzeugung von Glaubwürdigkeit. Die Fotos fungieren dann als die Visualisierung ihres Blogger-Selbst und um den Gewichtsverlust zu dokumentieren. Sie helfen ihnen aber auch, die Realität ihrer Fettleibigkeit zu akzeptieren und später auf ihre Vergangenheit zurück schauen zu können. (Leggatt-Cook und Chamberlain 2012)

Starke negative Auswirkungen können Fotos hinsichtlich Vergleiche von Körperbildern haben, wie beispielsweise die Studien zu #fitspiration-Bildern gezeigt haben. Der stark objektivierende und perfektionierende Umgang mit dem eigenen Körper und der Vergleich mit anderen, besonders im Rahmen von Online-Communities können hierbei zu einem geringen Selbstwertgefühl bis hin zu einem gestörten Essverhalten führen. (Holland und Tiggemann 2017; Simpson und Mazzeo 2017; Tiggemann und Zaccardo 2015)

3.3.9 Diskussionen

Diskussionen sind ein fester Bestandteil sozialer Medien. Savolainen stellte fest, dass im Gegensatz zu öffentlichen Internetforen Blogs eher personenzentrierte Foren darstellen, in denen die Beziehung zwischen den Mitwirkenden intimer ist. Der Blogger kontrollierte die Diskussionen, und sie drehten sich meist um ein von dem Blogger vorgegebenes Thema. Vermutlich herrscht in Blogs so eher eine Gastgeber-Gast-Beziehung. Der Leser ist nur der Besucher in dem „zu Hause" des Bloggers. Deshalb ist der Ton hier generell umgangsvoller und freundlicher als auf nicht personalisierten Internetseiten. (Savolainen 2010) Manchmal posten die Leser auch kritische oder verurteilende Kommentare. Die Bloggerin entwickelte jedoch meist Strategien, um das Konfliktrisiko zu verringern. Sie versuchte beispielsweise, die Reaktionen der Leser in ihren Artikeln zu antizipieren, Wörter mit einem hohen Konfliktpotential wurden vermieden, sie versuchte mögliche Gegenargumente der Leser vorwegzunehmen oder unerwartete Reaktionen auf vergangene Blogeinträge zu berücksichtigen. Meist waren die Interaktionen daher wenig verurteilend und auch wenig konfliktreich. (Leggatt-Cook und Chamberlain 2012)

Seine Meinung oder Position zu sozialen Themen auszudrücken, ist für Blogger eine wichtige Motivation zu schreiben. In weight-loss-Blogs waren dies beispielsweise kritische Kommentare über das Dicksein und wie die Gesellschaft damit umgeht oder Politisierung von Übergewicht in der heutigen Gesellschaft. Weight-loss-Blogs sind damit ein Raum, in denen ein gesellschafts- und selbstkritischer Diskurs über Übergewicht stattfindet. Es finden sich Aktivistinnen, sie schreiben über den Umgang mit Diskriminierung und formulieren eine eigene Positionierung im öffentlichen Diskurs. Teilweise wird die Stigmatisierung von dicken Menschen auch internalisiert, d.h. die Bloggerin verurteilt andere dicke Menschen und setzt sich der Diskussion der Leser aus. Generell befinden sich weight-loss-Blogger in einem Konflikt, da sich viele auf der einen Seite für mehr Akzeptanz von Übergewicht einsetzten und den Körper so zu akzeptieren, wie er ist, auf der anderen Seite aber abnehmen wollten. Die Diskriminierung von Übergewichtigen ist daher ein konfliktreicher, komplexer, immer wiederkehrender Diskurs in weight-loss-Blogs. Tatsächlich macht die extrem moralisierende Diskussion über Übergewicht in der Gesellschaft die Betroffenen verantwortlich und stellt sie unter permanente Beobachtung. Weight-loss-blogs könnten damit zu einer Verschlimmerung der Stigmatisierung von Übergewichtigen beitragen. Sie dienen jedoch auch zum Scham-Management und beinhalten Teile von Widerstand und Aktivismus. (Leggatt-Cook und Chamberlain 2012)

Auch in den Blogs zum Obst- und Gemüsekonsum waren Diskussionen ein vitaler Bestandteil und sollten von den Experten nicht ignoriert werden. Blogger ohne diätetische Ausbildung beeinflussten hier maßgeblich die Meinung anderer. (Simunaniemi et al. 2011a)

3.4 Soziale Medien für Ernährungsexperten

Nach der Studie Simunaniemis et al. hatten professionelle Ernährungsexperten zwar eine formale Kompetenz, die jedoch als weniger vertrauenswürdig eingestuft wurden als bei Personen, die von eigenen Erfahrungen schrieben. Blogger favorisierten eher einen erfahrungsgeleiteten Schreibstil, im Gegensatz zu Experten, welche eher unpersönlich schrieben und sich auf harte Fakten konzentrierten. (Simunaniemi et al. 2011a) Den Bloggern ging es neben der bloßen Information vielmehr darum, Erfahrungen und Meinungen auszutauschen. (Savolainen 2010) Sie gaben daher Ernährungsanweisungen, die teilweise im Konflikt mit offiziellen Empfehlungen standen. Blogger, die ihre Leser aktiv beeinflussen wollten, gaben selbst Anweisungen, wie Obst und Gemüse zubereitet und konsumiert werden soll. Sie kritisierten offizielle Ernährungsrichtlinien und zweifelten die Glaubwürdigkeit von Ernährungsautoritäten an. Experten schrieben wiederum wissenschaftlich korrekt, verrieten jedoch wenig über ihre eigene Person und ihre eigenen Erfahrungen. Der Leser tat sich allerdings schwer, beides voneinander zu unterscheiden, da die Blogger sich mehr oder weniger als Experten darstellten. Die Unterscheidung fiel auch schwer, da sich in dem Wissen der Nutzer teilweise gelebte Erfahrung und vermitteltes Wissen vermischten und die Nutzer letztlich beides schwer voneinander trennen konnten. Inwieweit das Ausmaß an eigenen Erfahrungen, mit denen Ernährungskommunikation betrieben wird, tatsächlich Einfluss auf die Akzeptanz der Ernährungsbotschaften hatte, konnte in dieser Studie nicht herausgefunden werden. (Simunaniemi et al. 2011a)

Durch den Entfall der Gatekeeperfunktion können alle Nutzer Sozialer Medien Inhalte veröffentlichen. Ernährung und Gesundheit gehören dabei zu den beliebtesten Themen, gerade auch wenn es um die Verbreitung von Mythen und Ideologien geht (Bessi et al. 2015). In den Sozialen Medien kursieren daher eine große Menge an Falschinformationen oder Halbwahrheiten. So wird zum Beispiel die Einnahme von Vitaminpräparaten empfohlen, ohne auf etwaige Risiken hinzuweisen oder eine ärztliche Beratung vorab zu empfehlen. (Basch et al. 2016; Leis et al. 2013) Auch in der Studie zu Übergewicht bei YouTube wurden die meisten Videos nicht von Professionellen hochgeladen. Da die Inhalte der meisten Videos damit nicht von Experten oder Professionellen bestimmt werden, besteht die Gefahr, dass durch fehlende wissenschaftliche Fundierung falsche Ideen von Übergewichtig transportiert werden. (Yoo und Kim 2012) In einer Studie, die 50.000 YouTube-Videos zum Thema Lebensmittelallergie untersuchte, wurden nur fast die Hälfte (45%) der Videos als nützlich bewertet mit einer Verlässlichkeit der Informationen von durchschnittlich 3,4 Punkten auf einer Skala von 5 Punkten. Nur 9% der Videos wurden von Gesundheitsorganisationen hochgeladen, wobei diese Videos die höchste Bewertung an Verlässlichkeit hatten. (Khalil et al. 2016) In einer weiteren Studie, die gesundheitsbezogene Tweets von Professionals bewertete, wurden von 625 Tweets 320 als wissenschaftlich falsch und nur 305 als richtig beurteilt. Die Tweets von Regierungsorganisationen hatten dabei das beste Rating an richtigen Meldungen (80%), wobei nichtoffizielle Gesundheitsorganisationen (31,9%) und Ernährungsberater (41,6%) das schlechteste Verhältnis aller Gruppierungen an richtigen Meldungen hatten. (Alnemer et al. 2015)

Dies zeigt, dass Soziale Medien zwar einen großen Pool an Ernährungsinformationen bieten, diese aber in den Augen der Gesundheitsexperten bis zur Hälfte falsch oder irreführend sind. Inwiefern die Nutzer überhaupt nach wissenschaftlich korrekten Informationen suchen oder sich eher in „ihrer" Ernährungsweise bestätigt fühlen wollen, bleibt offen. Gerade das Internet und die Sozialen Medien verstärken den aus der Kommunikationswissenschaft bekannten Echokammer-Effekt, der besagt, dass wir dort ohnehin nur die Informationen bekommen, die wir gerne hören wollen und unsere Meinung bestätigen. (Lühmann 2013) So werden durch Daten wie die gelikten Seiten bei Facebook, unserer Suchergebnisse bei Google, unser Standort usw. für uns passende Informationen zusammengestellt, die zu unserem digitalen Profil passen und somit tendenziell verhindern, dass wir uns über andersartige Meinungen informieren. Natürlich lesen wir vielleicht auch in einer Tageszeitung lieber die Artikel, die uns ansprechen. Der Effekt verstärkt sich allerdings durch die personalisierten Informationen der Sozialen Medien. (Pariser 2012) Gerade mit der zunehmenden Entwicklung, dass immer mehr Menschen Soziale Medien als Nachrichtenquelle nutzen (Barthel et al. 2015), erhöht sich die Relevanz dieses Echokammer-Effekts, da es zunehmend schwierig wird, „neutrale" Informationen zu finden. Welche Aufgabe fällt damit also den Experten zu? Können sich wissenschaftlich fundierte Informationen in der Welt der Food Blogger, der Hochglanz-Instagram-Fotos, der Ideologien und Versprechen für Schlankheit, Gesundheit und Schönheit überhaupt behaupten? Haben sie noch Relevanz?

Für die Bloggerinnen und die sich um sie konstruierende Gemeinschaft in den aufgeführten Studien schien es vielmehr um das Finden einer identitätsstiftenden Ernährungsweise zu gehen als um wissenschaftlich korrekte Informationen. Wissen zu teilen und von den Erfahrungen anderer zu lernen, war hier ein wichtiger Teil innerhalb der Gemeinschaften. (Watson et al. 2008) Lynch fand heraus, dass es für viele Blogger ein Hauptmotiv war, einen Blog zu schreiben und andere zu lesen, weil sie Ideen zu einer gesunden Ernährung bekommen wollten. Sie nutzten die anderen Blogs, um Ernährungswissen und praktische Tipps für die Umsetzung zu bekommen. Dadurch änderte sich ihre eigene Ernährungsweise; unter anderem auch deshalb, weil sie in gewisser Weise dazu verpflichtet sind, sich selbst gesund zu ernähren, weil sie einen Food Blog schreiben. (Lynch 2010a) In der Studie von Cox und Blake wurde zum Teil eine Professionalisierung der Food Blogger festgestellt. Einige von ihnen verdienten nach Jahren des Bloggens Geld mit dem Food Blog und auch, indem sie in Printmedien veröffentlichten oder Bücher schrieben, womit einige sogar ihren Lebensunterhalt finanzieren konnten. Dies ging meist einher mit einer Spezialisierung auf einen bestimmten Bereich, z.B. Erstellung und Sammeln von Rezepten, Restaurantkritiken, Sammeln von Links, Spiele erfinden usw. Food Blogging wurde dabei stets als kreativer Akt beschrieben, der aus einem selbst heraus entsteht. Nur wenige suchten, bevor sie etwas schrieben, nach externen, fachlichen Informationen. Als Hauptinformationsquelle gaben sie Bücher über Essen, Webseiten oder Magazine an. (Cox und Blake 2011)

Generell wurde das Zeigen eigener Sachkundigkeit durch das Teilen von Wissen oder das Posten von Ratschlägen in der Community willkommen geheißen. Vor der Emergenz der Sozialen Medien war Expertenwissen nur bestimmten Gruppen vorbehalten. Meist war es ein Zeichen kultureller Überlegenheit kleinerer Gruppe. Die Massenmedien nahmen eine privilegierte Position ein und sie haben ihren Einfluss genutzt, um zum Beispiel Geschmack zu bewerten und zu definieren. Mit den Sozialen Medien fand eine Demokratisierung des Journalismus' und der Möglichkeit, Kritik zu üben,statt. Es fand damit auch eine Diversifizierung von Genussvorstellungen und der Diskussion über gutes Essen statt, da die Beschäftigung damit nicht länger mit sozialem Status, beruflichem Einfluss oder Ethnologie zusammenhängt, sondern lediglich auf den gemeinsamen Interessen einer Gemeinschaft basiert. (Watson et al. 2008)

Trotz des Hypes um Food Blogger, neue Essidentitäten und Trends können und sollten Ernährungsexperten die Sozialen Medien für sich nutzen. Sie bieten zum Beispiel folgende Möglichkeiten für die Public Health Communication (Chapman et al. 2014; Helm und Jones 2016):

- Konversationen in den Sozialen Medien mitzuhören, um die Bedürfnisse einer Gruppe zu identifizieren,
- einflussreiche Organisationen oder Individuen identifizieren und sich mit ihnen verbünden, um Konversationen über interessante Themen mit zu lenken und um potentiell vorteilhafte Partnerschaften zu schließen,
- auf Fragen oder Kommentare in den Sozialen Netzwerken antworten, Partizipation, Zusammenarbeit, Kommunikation und öffentliches Engagement vereinfachen,

- Events organisieren, wie Online Chats, die eine direkte Kommunikation zwischen Menschen, die Informationen suchen, und denen, die sie anbieten, schaffen,
- Ernährungsinformationen schneller zu verbreiten und Nutzer Sozialer Medien dazu ermutigen, zur Verbreitung und Entwicklung fundierter Informationen beizutragen,
- Das Interesse für andere Public-Health-relevanten Aktivitäten on- und offline wecken, sowie größere und schwerer erreichbare Zielgruppen aktivieren.

In Studien wird immer wieder betont, dass sich Ernährungsexperten und öffentliche Organisationen zu wenig in den Sozialen Medien positionieren. So nutzen Ernährungsexperten zwar die Sozialen Medien, um Informationen für sich selbst zu sammeln, sind aber skeptisch, wenn es um den Nutzen für die eigene Kommunikation von Ernährungsinformationen geht. (Hand et al. 2016) Eine Untersuchung zur Kommunikation von Lebensmittelallergien zeigte beispielsweise, dass sich zahlreiche Nutzer in den Sozialen Medien über Lebensmittelallergien informieren, aber nur 8% der analysierten Tweets von qualifizierten Allergologen stammen. (Steiman et al. 2015) Zudem zeigte eine Analyse von Facebook-Seiten der US State Health Departments, dass es eine Kluft zwischen den auf Facebook bereitgestellten Inhalten und den gesundheitlichen Bedürfnissen der Bevölkerung gibt. Insbesondere bei öffentlichen Organisationen sollte also auf eine Balance zwischen den kommunizierten Inhalten und gesundheitlichen Risiken geachtet werden. (Jha et al. 2016)

Letztlich hängt die Nutzung Sozialer Medien bei öffentlichen Organisationen auch stark von den verfügbaren Mitteln ab. Eine Untersuchung zur Nutzung von Twitter in den Local Health Departments der USA hat gezeigt, dass die Nutzung mit einer größeren Bevölkerung und mehr Personal, sowie mehr verfügbaren Mitteln für Projekte und Öffentlichkeitsarbeit korrelierte. (Harris et al. 2013) Nichtsdestotrotz sollten diese Mittel zur Verfügung gestellt werden. Denn wenn Ernährungsexperten glauben, nicht das Können oder die Ressourcen zu haben, um sich in den Sozialen Medien zu positionieren, ist dies nicht nur eine verpasste Chance, es öffnet auch die Türen für eine zunehmende Verbreitung halbprofessioneller, irreführender oder sogar schädlicher Ernährungsinformation. (Helm und Jones 2016)

Es ist also an der Zeit für Ernährungsexperten, sich stärker in den Sozialen Medien zu positionieren. Sie können sich dadurch besser vernetzen, ihre Wahrnehmung in der Öffentlichkeit erhöhen und (politische) Entscheidungen beeinflussen oder auch Aufträge für Artikel, Interviews, Vorträge und anderes generieren. Vorweg muss jedoch gesagt sein, dass eine gute Social-Media-Präsenz viel Zeit und Herzblut fordert. So stellt auch eine Onlineexpertin in der Ernährung Umschau heraus: „Wobei ich hier nochmals betonen möchte, dass hinter einem erfolgreichen Blog sehr viel Arbeit, Herzblut und Vorleistung stecken, das bekomme ich in der täglichen Zusammenarbeit mit Bloggern mit. An erster Stelle steht immer das Geben: Wer online dauerhaft präsent sein möchte, muss gute Inhalte liefern." (Apel 2017) Zu einem professionellen Auftritt in den Sozialen Medien gehören zudem bestimmte Standards, wie die Wahrung der Privatsphäre dritter, z.b. von Patienten, die Trennung privater und beruflicher Inhalte (Wobei dies ein schmaler Grad zwischen professioneller Glaubwürdigkeit und persönlicher Nähe zu den Nutzern ist.), die Veröffentlichung jeglicher Quellen für (Fach-)Informationen, Kenntlichmachen von Sponsoring, das Respektieren von geistigem Eigentum, sowie das Meiden unprofessionellen oder aggressiven Verhaltens auch im privaten Kontext. (Helm und Jones 2016)

Ausführliche Tipps sowie Risiken oder gesetzliche Aspekte zu Copyright etc. finden Sie im Practice Paper of the Academy of Nutrition and Dietetics: Social Media and the Dietetics Practitioner: Opportunities, Challenges, and Best Practices (Helm und Jones 2016). Hier aufgeführt sind auch Best Practice Tipps für den Umgang mit Sozialen Medien:

- Identifizieren Sie Social-Media-Ziele. Möchten Sie sich vernetzen, wichtige Ernährungsinformationen verbreiten, sich selbst besser präsentieren oder gibt es einen Bildungsauftrag?
- Seien Sie wählerisch. Eine gute Social-Media-Präsenz kostet Zeit. Überlegen Sie sich daher gut, welche Kanäle am besten für Sie geeignet sind und fangen Sie zunächst mit einem oder zweien an.
- Kennen Sie Ihre Zielgruppe und gestalten Sie Ihre Inhalte für die Zielgruppe ansprechend.
- Liefern Sie Mehrwert. 80% der Inhalte sollten der Zielgruppe von Nutzen sein und in 20% können Sie für sich selbst werben.
- Lernen Sie von anderen. Folgen Sie ähnlichen Kanälen und vernetzen Sie sich mit Ihnen. Liken, teilen und kommentieren Sie deren Beiträge.
- Orientieren Sie sich am Leser. Vermeiden Sie Expertensprache, formulieren Sie Inhalte präzise und verständlich.
- Seien Sie authentisch. Auch wenn Sie professionelle Inhalte vermitteln, sollte Ihre Persönlichkeit zu sehen sein.
- Machen Sie Ihre Inhalte sichtbar. Wenn Sie qualitativ hochwertige Blogposts schreiben, liest diese keiner, wenn man nicht davon erfährt. Teilen Sie Ihre Posts auf möglichst vielen Wegen.
- Denken Sie über Werbung nach. Gerade wenn Sie eine professionelle Präsenz aufbauen möchten, kann es hilfreich sein, Werbung auf Facebook, Google oder anderen Plattformen zu machen, um gesehen zu werden.

- Antworten Sie Ihrer Leserschaft. Social Media sind ein Dialog. Sie sollten daher auf Kommentare oder Fragen zügig und freundlich reagieren.
- Machen Sie sich mit Statistiken vertraut. Die meisten Plattformen wie Facebook oder Google Analytics bieten aufschlussreiche Statistiken, mit denen Sie sich einen Überblick verschaffen können, was funktioniert.
- Seien Sie respektvoll. Wenn Sie etwas nicht einer anderen Person ins Gesicht sagen würden oder vor einer Gruppe, sollten Sie es auch in den Sozialen Medien nicht sagen, insbesondere als Fachkraft.
- Holen Sie sich Hilfe. Gerade im Food-Bereich sind die Standards, was Webdesign, Fotoqualität und technische Spielereien angeht, hoch. Suchen Sie sich also Personen, die sich damit auskennen oder fragen Sie Kollegen nach Tipps.

Neben diesen ersten Tipps zum Umgang mit Sozialen Medien liefern auch die Arbeiten von Chapman et al. (Chapman et al. 2014) und Shan et al. (Panagiotopoulos et al. 2015; Shan et al. 2015) hilfreiche Informationen für Ernährungsexperten und -organisationen.

Soziale Medien bieten neben der bloßen Verbreitung von qualifizierter Ernährungsinformation aber auch weitere Möglichkeiten für die Ernährungswissenschaft. Beispielsweise gibt es bereits zahlreiche Projekte, in denen Soziale Medien für eine effektive Kommunikation von Lebensmittelrisiken genutzt wurden. So wurde Facebook bereits erfolgreich eingesetzt, um Studenten, die zum ersten Mal einen eigenen Haushalt führen und kochen, Informationen zum sicheren Umgang mit Lebensmitteln bereitzustellen. (Bramlett Mayer und Harrison 2012) Oder es gibt angesichts der über 3.000 Zusatzstoffe, die verarbeiteten Lebensmitteln heute zugesetzt werden dürfen, Bestrebungen, ein FoodWiki zu entwickeln, welches es Verbrauchern ermöglicht, sich auf eine verständliche und unkomplizierte Weise über deren Funktion und mögliche Nebeneffekte auf die Gesundheit zu informieren. (Çelik 2015) Obwohl geschätzt die Hälfte aller US-Amerikaner jedes Jahr an akuter Gastroenteritis, hervorgerufen durch eine Lebensmittelvergiftung leidet, lassen nur wenige diese behandeln, was zu Underreporting führt und es schwierig macht, dieses Problem effektiv zu bekämpfen. Das Health Department in New York nutzte bereits Onlinebewertungen von Restaurants, um Beschwerden über Lebensmittelvergiftungen zu identifizieren und somit durch eine gezieltere Überwachung das Risiko für Lebensmittelvergiftungen zu reduzieren. Das Health Department Chicago bot über Twitter einen Informationsservice für Fragen zu Lebensmittelvergiftung an. (Harris et al. 2014) In St Louis wurde Twitter bereits erfolgreich eingesetzt, um Restaurants zu identifizieren, in denen es zu Lebensmittelvergiftungen kam. (Harris et al. 2017) Zum derzeitigen Stand ist das Potential, das Soziale Medien für den Bereich der Lebensmittelsicherheit bieten, noch nicht ausreichend erforscht und insbesondere nicht ausreichend genutzt von Experten und öffentlichen Behörden. Dennoch gibt es bereits zahlreiche interessante Pilotprojekte, die zeigen, dass dieser Bereich wesentlich besser genutzt werden könnte, ob zur besseren Aufklärung über Lebensmittelallergien (Steiman et al. 2015), zur Entwicklung eines Überwachungssystems für Bioterrorismus im Lebensmittelbereich (Newkirk et al. 2012) oder zur Etablierung eines europaweiten Netzwerks für eine fachlich fundierte Kommunikation über Risiken und Nutzen von Lebensmitteln (Barnett et al. 2011). Auch wenn Soziale Medien traditionelle Offline- oder Online-Medien nicht ersetzen können, können sie dennoch einen wichtigen ergänzenden Beitrag dazu leisten, Gesundheitsinformationen, Lebensmittelrisiken, Rückrufaktionen oder Gefahren durch z.b. bakteriell kontaminierte Lebensmittel schneller und effizienter zu verbreiten. (Kuttschreuter et al. 2014)

Soziale Medien können darüber hinaus auch zu Forschungszwecken genutzt werden. Sie bieten einen großen Pool an interessanten Forschungsdaten. Aber sie können auch genutzt werden, um mit Studienteilnehmern zu kommunizieren. In einer Teststudie zur Nutzbarkeit von Twitter für das Protokollieren von Ernährungsverhalten zeigte sich, dass die 50 Teilnehmer erfolgreich mittels Fotos und Hashtags ihr Ernährungsverhalten über Twitter protokollieren konnten. Die Teilnehmer bewerteten Twitter als einfach zu nutzen und alltagspraktisch. Mit Hilfe einer Analysesoftware konnten so einfach und schnell orts- und zeitbezogene Ernährungsdaten generiert werden. (Hingle et al. 2013)

Soziale Medien können auch helfen, schwer erreichbare Zielgruppen zu aktivieren. So erfolgte beispielsweise die Rekrutierung von Studienteilnehmerinnen aus einkommensschwachen Schichten erfolgreich via Facebook. (Lohse 2013) Soziale Medien bieten außerdem einen enorm großen Pool an Daten, die vor der Nutzung Sozialer Medien erst mühsam generiert werden mussten. Wie bereits oben erwähnt, enthalten die Daten Sozialer Medien (Tweets, Posts, Fotos, Kommentare etc.) über die ersichtlichen Informationen hinaus (Geotag). Angaben zu Ort und Zeit können so mit entsprechender Software wissenschaftlich genutzt werden. In einer Studie wurden beispielsweise Twitter-Posts über Zufriedenheit, Essverhalten und sportliche Aktivität gesammelt und geographische ausgewertet. Posts über eine gute Zufriedenheit korrelierten dabei positiv mit Posts über Obst und Gemüse, sowie Sport und negativ mit Fast Food. Die Posts konnten darüber hinaus mit regionalen Daten zum Gesundheitsstatus und zur Demographie verglichen werden. (Nguyen et al. 2016) Nach diesem Muster können mit Hilfe des Geotags Analysen durchgeführt werden, in welcher globalen oder nationalen Region welche Stichworte verwendet oder Bilder hochgeladen werden. Darüber hinaus sind Soziale Medien eine Fundgrube an qualitativen Daten, die für spannende Konversationsanalysen oder Bildinterpretationen genutzt werden können. Lynch hat beispielsweise erstmals YouTube-Videos genutzt, um Ernährungsverhalten während dem Spiel mit Kindern zu analysieren. Sie hat dazu 115 Videos gesammelt und mit Hilfe der komparativen Analyse ausgewertet, in denen Eltern mit ihren Kindern in Puppenküchen spielen. Die Kinder zeigten in diesem Kontext die Einflüsse, welche auch im echten Leben (jenseits des Spiels) das Ernährungsverhalten ihrer Familie bestimmen und offenbarten somit interessante Ergebnisse hinsichtlich der Ernährungssozialisation. (Lynch 2010b) Lynch, aber auch andere Forscher, die Social-Media-Daten nutzten, betonten den großen Vorteil, dass Soziale Medien alltagsnähere Daten generieren, als dies mit einem Forschungsinterview oder einer teilnehmenden Beobachtung möglich wäre, da der Beobachter nicht anwesend ist.

Folgende Aspekte sollten Ernährungsexperten bei der Nutzung Sozialer Medien zu Forschungs- oder Interventionszwecken berücksichtigen:

- Social-Media-Interventionen sind erfolgreicher, wenn sie in Theorien der Verhaltensänderung eingebettet sind, wie die sozial-kognitive Theorie, das transtheoretische Modell der Verhaltensänderung oder die Theorie des überlegten/geplanten Verhaltens. (Chapman et al. 2014; Cotter et al. 2014; Webb et al. 2010)
- Social-Media-Interventionen sind erfolgreicher, wenn sie daneben andere Kommunikationstechniken nutzen, wie face-to-face-Beratung, Apps, Texte oder Gruppentreffen, insbesondere wenn sie Kommunikationstechniken nutzen, die eine intensive und kontinuierliche Partizipation der Teilnehmer anregen. (Cotter et al. 2014; Gruver et al. 2016; Hales et al. 2014; Pappa et al. 2017; Turner-McGrievy und Tate 2011; Webb et al. 2010)
- Durch Soziale Medien lassen sich Effekte des sozialen Normverhaltens besser zu Nutze machen, also das Bedürfnis, sein eigenes Verhalten an das seiner Peers anzupassen. Soziale Medien begünstigen den Vergleich mit Gleichgestellten, und Ernährungsexperten oder Gesundheitsorganisationen können durch eine entsprechende Kommunikation Nutzer in die richtige Richtung stupsen. (Aharony et al. 2011; Chapman et al. 2014; Ferguson et al. 2014)
- Ernährungsexpertinnen sollten in ihrer Kommunikation den Charakter des Storytellings einfließen lassen. Wie oben beschrieben, waren das menschliche Bedürfnis nach einer Gemeinschaft und die Verbindung mit „echten" Menschen in allen Bereichen der Sozialen Medien dominant. Wohingegen wissenschaftliche oder statistische Informationen missverstanden oder schnell wieder vergessen werden können, bleiben erzählte Geschichten länger haften und haben einen größeren Effekt auf das eigene Verhalten. (Chapman et al. 2014; Matthews und Stephens 2010)

3.5 Zusammenfassung und Diskussion der Ergebnisse

Die Analyse zum Stand der Forschung von Ernährungsthemen in Sozialen Medien hat gezeigt, dass ein recht breites Spektrum an Ernährungsthemen in den Sozialen Netzwerken diskutiert und auch bereits wissenschaftlich untersucht wird. Die Ernährungsthemen reichen von gesunder Ernährung und Fitness über Essstörungen, Methoden zum Abnehmen, Allergien, ökologische Ernährung bis hin zu Restaurantbewertungen. Soziale Medien bieten viele Vorteile und Möglichkeiten in der Ernährungskommunikation, aber es ergeben sich auch viele Nachteile. So erscheint zunächst eine Fülle an Themen und Daten, die jedoch eine differenzierte Auseinandersetzung mit Ernährungsthemen oftmals vermissen lassen. Rigide Vorstellungen über eine gesunde Ernährung, unqualifizierte Empfehlungen zur Einnahme von Nahrungsergänzungsmitteln, Fitnesstipps, die eher eine Essstörung fördern als einen gesunden Lebensstil, Diskriminierung von Übergewichtigen und Restaurantbewertungen, die häufig über „lecker" oder „mmhhh" nicht hinausgehen, sind einige Beispiele, welche die Oberflächlichkeit vieler Inhalte deutlich machen. Es ist unklar, ob dies ein besonderes Merkmal Sozialer Medien ist oder ob Ernährungsthemen insgesamt polemischer und einseitiger behandelt werden, auch in den traditionellen Medien. So wird häufiger die Beobachtung gemacht, dass Menschen im Essen eine Art von Ersatzreligion suchen mit einem Zugehörigkeitsgefühl, einer bestimmten Gruppenidentität und strikten Ernährungsregeln. (Joung 2017; Möst 2016; Schäfer 2016) Möglicherweise sind deshalb eher eindeutige als differenzierte Aussagen in den Medien gefordert. Nichtsdestotrotz sind viele Verbraucher mit der großen Fülle an Ernährungsinformationen überfordert. Ernährungsberaterinnen beklagen daher, dass viele Klienten bereits mit zahlreichen, sich häufig widersprechenden Informationen in die Beratung kommen, und die Beraterin zunächst diese Informationsflut entwirren muss, bevor sie mit der eigentlichen Beratung beginnen kann. (Ehrlichmann 2017) Einige Ernährungsinformationen aus den Sozialen Medien sind sogar als schädlich zu beurteilen, da sie wie unter dem Hashtag #fitspiration eine Essstörung begünstigen oder falsche, nicht fundierte Ernährungsinformationen liefern, wie zum Beispiel Empfehlungen für Vitaminsupplementation oder für extreme Diäten.

Allerdings erbrachte die Analyse auch viele positive Ergebnisse, wie die unterstützende Funktion von Communities, zum Beispiel im Rahmen der weight-loss-blogs. Das Teilen persönlicher Erfahrungen hatte insbesondere bei Übergewichtigen einen sehr positiven Effekt. Durch die Community konnte eine langfristige Begleitung garantiert werden und Gefühle der Stigmatisierung subjektiv abgebaut werden. Auch für Interventionen lassen sich Soziale Medien unterstützend nutzen. Auch wenn die Datenlage hier noch nicht ausreichend ist, gibt es bereits erste vielversprechende Ergebnisse. Auch der Gesamteindruck einer oberflächlichen Behandlung von Ernährungsthemen sollte nicht auf alle Nutzer Sozialer Medien übertragen werden. Denn einige Blogger und Akteure haben durchaus die entsprechende Vorbildung oder arbeiten sich gewissenhaft in die Themen ein, um Ernährungsinformationen qualifiziert weitergeben zu können. Letztlich soll noch einmal die Aufforderung für Experten und Organisationen formuliert werden, sich stärker einzubringen. Zum einen ist es ihre Aufgabe, ein Gegengewicht zur Laienkommunikation zu schaffen, mit den Verbrauchern in einen Dialog zu treten und ihnen eine Orientierung in der Informationsflut zu bieten. Zum anderen bieten Soziale Medien ein großes Potential für Interventionen und wissenschaftliche Forschung.

Einige Ergebnisse der Studienrecherche sollen im Folgenden nochmals gesondert zusammengefasst und diskutiert werden.

Im Bereich der gesunden Ernährung war die Evidenz für eine nachhaltige Veränderung des Gesundheitsverhaltens eingeschränkt oder moderat. Es wurden verschiedene Settings, basierend auf der Bildung von Communities oder self-monitoring, dargestellt. Effekte konnten allerdings in den meisten Studien nur für weiche Parameter wie Ernährungswissen, Wohlbefinden, Engagement etc. erzielt werden. Harte Parameter wie der BMI, Fettmasse, oder Obst- und Gemüseverzehr konnten meist nicht nachhaltig verändert werden. Wie bereits oben erwähnt, sind diese Ergebnisse allerdings auch in Relation zu üblichen Ernährungsinterventionen zu sehen. Ob hier im Allgemeinen nachhaltige Ergebnisse erzielt werden, ist fraglich. Der Neurowissenschaft nach zu urteilen, braucht es schließlich mindestens 2 Jahre in professioneller Begleitung für eine nachhaltige Verhaltensänderung. (Roth 2016) Dies ist bei Interventionen meist nicht gegeben. Allerdings konnten positive Effekte wie eine höhere Compliance, mehr Zufriedenheit mit sich selbst, mehr Partizipation und Begeisterung durch den Einsatz Sozialer Medien beobachtet werden, was für ein ausbaufähiges Potential spricht. Generell sollte auf eine Kombination verschiedener Methoden (Soziale Medien mit face-to-face-Beratung oder Selbsthilfegruppen etc.) geachtet werden.

Gesunde Ernährung wurde sehr normativ, also recht strengen Normen bzw. Regeln folgend, dargestellt. (Lynch 2010a; Lynch 2012; Simunaniemi et al. 2011a) Die Bloggergemeinschaft stellte dabei meist ihre eigenen Regeln auf, die jedoch den Empfehlungen der DGE (Deutsche Gesellschaft für Ernährung) (DGE 2017) ähnlich sind: Vollkornprodukte, Obst und Gemüse, fettarme Milchprodukte, wenig Zucker und Fett, insbesondere trans-Fette, viele sättigende Lebensmittel mit niedriger Kaloriendichte. (Lynch 2012) Außerdem konzentrierten sich die Diskussionen eher auf einzelne Inhaltsstoffe, als auf die ganze Ernährung. (Simunaniemi et al. 2011b) Die Bloggerinnen folgten damit dem Konzept der Normierung der Ernährung und damit der Regulierung des Verhaltens, welches bereits von der Ernährungskommunikation angewendet wird. Die Ernährungskommunikation nutzt normative Vorgaben, um auf das Verhalten der Verbraucher einwirken zu können. Entgegen der Industrie oder dem Handel soll das Verhalten des Verbrauchers weniger durch Gesetze oder Geld beeinflusst werden, sondern durch Aufklärung und Empfehlungen. Seitens der Aufklärungsbehörden (aid, BzgA, DGE etc.) wird seit vielen Jahren neben dem Transport von Sachinformationen eine Moralisierung des Essens betrieben, d.h. das Befolgen der „richtigen" Ernährungsratschläge wird mit Achtung belohnt, „falsche" Ernährung mit Schmähungen. Die Normierung, das Aufstellen von Regeln, soll damit der Regulierung des Verhaltens dienen. (Barlösius 2011) Die Bloggerinnen folgten in diesem Beispiel dem Mechanismus der klassischen Ernährungskommunikation, indem sie Regeln aufstellten, das Befolgen dieser Regeln belohnten und das Nichtbefolgen bestraften. (Lynch 2010a; Lynch 2012; Simunaniemi et al. 2011b) Es gibt verschiedene Gründe, warum sich die Bloggerinnen dieses normative Korsett selbst anlegten. Normen sorgen für die Identifikation mit einer Gruppe und tragen damit zur Findung einer (sozialen) Identität bei. *Irgendeine* normative Identität zu haben, ist Voraussetzung, um Selbstachtung entwickeln zu können und ein Gefühl der Orientierung zwischen Gut und Böse zu bekommen. Normen ermöglichen uns weiterhin Wünsche und Bedürfnisse im Licht der eigenen Ideale zu prüfen und evtl. zu Gunsten dieser Ideale zurückzustellen. Die Identifikation damit ist somit eine notwendige Voraussetzung, um freiwillig handeln zu können und ggf. auf etwas verzichten zu können, um dem Ideal nahe zu kommen. Normen sind somit nicht durchweg negativ zu konnotieren, sondern erfüllen auch wichtige Funktionen. (Lotter 2012)

Über den Körper und die Nahrungsaufnahme wurde in diesem Zusammenhang naturwissenschaftlich und teilweise technisiert gesprochen, als wäre der Körper eine Maschine. Beispielsweise fokussierte sich eine Bloggercommunity hauptsächlich auf physiologische Mechanismen, die sich nach der Aufnahme bestimmter Inhaltsstoffe abspielen. (Simunaniemi et al. 2011b) Im Zusammenhang mit Sport wurde von Energie In- und Output gesprochen oder es wurde thematisiert, nach dem Sport *seine Speicher auftanken* zu müssen. (Lynch 2012) Diese naturwissenschaftliche Betrachtung der Ernährung kam mit der Ernährungswissenschaft und der Industrialisierung im 19. Jahrhundert auf. Das Ziel der Ernährungswissenschaft war es, zu ermitteln, wie viel Nahrung ein Mensch benötigt, um gesund und damit arbeitsfähig zu sein. Hierfür wurden reale Bedürfnisse (Energie, Proteine, später auch Vitamine usw.) von „eingebildeten" Bedürfnissen (Genuss, Bekömmlichkeit, Geschmack) getrennt. (Endres 2012)

Die Social Media Analysen haben gezeigt, dass die naturwissenschaftliche Betrachtung der Ernährung bis heute in dem Denken gesundheitsbewusster Esser verankert ist. Problematisch könnte dies allerdings sein, da andere Bedürfnisse, wie bspw. Genuss, ausgeklammert werden und es so immer wieder zu Ausbrüchen kommt, in denen große Mengen „verbotener" Lebensmittel gegessen werden, wie die Studie von Lynch (Lynch 2010a) gezeigt hat. Psychologisch betrachtet, kann diese Form der strengen Normierung des Essens auch nicht funktionieren, da das limbische System nach Belohnung verlangt. Wenn wir also den Genuss aus der Ernährung ausklammern und versuchen, uns lediglich nach gesundheitlichen Aspekten zu ernähren, kommt es früher oder später zu Ausbrüchen. (Klotter 2017)

Auch scheint der Genuss selbst eine Gefahr, eine Sünde, darzustellen. Essen und die Begierde nach Essen wird wie in der späten Antike von Augustinus, Kirchenvater des Christentums, beschrieben: Hinter jedem schönen Bild, jedem wohlriechenden Duft lauert die Verführung, die im Stande ist, die Seele zu erweichen. Düfte oder Bilder können bereits „die Erinnerung an die geliebte Sache" herbeirufen. (Foucault 1989, S. 55) Es werden sogar genau die gleichen Wörter verwendet: „Schon der Geruch oder das Bild eines Lebensmittels kann die Sehnsucht danach auslösen." Der Begriff Gefahr wurde in diesem Zusammenhang gebraucht. (Lynch 2010a) Zur Zeit Augustinus und bis nach dem Mittelalter wurde die Völlerei als Todsünde begriffen. Zwar war nach der christlichen Moral Essen zur Stillung des Hungers erlaubt und Essen aus Begierde Sünde, doch ist schwer zu definieren, wo das eine aufhört und das andere anfängt. Die Diätmoral wurde hierbei radikalisiert. Es wurde das Ideal der Magersucht formuliert, was bedeutet, so wenig wie möglich zu essen. Ziel war es dabei durch die Ablehnung oder dauerhafte Minimierung des Essens das Fleisch bzw. die Begierde abzutöten. (Endres 2012) Auch wenn der Einfluss des Christentums heute geringer scheint als zur Zeit des Mittelalters, haben die Vorstellungen vom Essen als Sünde scheinbar immer noch Relevanz. Interessant sind in diesem Zusammenhang die Blogeinträge über Essattacken, in denen kleinere oder größere Mengen des verbotenen Essens gegessen werden. Der Blog scheint dabei als moderner Beichtstuhl zu fungieren, wo man seine „Sünden" vom Ausbruch aus den Diätvorschriften einem breiten Publikum mitteilt, worauf die selbst auferlegte „Buße" mittels Fasten bzw. „Entgiftungskur" folgt.

Auch wird in der Studie von Lynch ein erbarmungsloses Selbst der Bloggerinnen gezeichnet. Wurden die selbst auferlegten Gesundheitsvorschriften nicht erfüllt, ging dies mit Scham und Schuldgefühlen einher. (Lynch 2010a) Dies erinnert an den Geist der protestantischen Ethik, welcher einen perfekt durchrationalisierten Lebensstil fordert und kein menschliches Versagen duldet, welches durch entsprechend diszipliniertes Verhalten vermeidbar ist. Diese strenge Leistungsethik, welche einst Anfang des 20. Jahrhunderts von Max Weber thematisiert wurde, scheint ebenfalls bis heute einen Einfluss auf die gesundheitsorientierte Diätmoral auszuüben. (Zimmer 2010)

All diese Beobachtungen zu gesunder Ernährung in Food Blogs werden ergänzt durch die #fitspiration-Studien, in denen eine strenge Idealisierung eines dünnen, trainierten Körpers gelebt wurde. Weitere Beobachtungen waren die Reduzierung zu körperlichen Objekten, sowohl bei weiblichen als auch bei männlichen Akteuren. Zudem wurde immer wieder die Gefahr für die Entwicklung von Essstörungen herausgestellt oder eine bereits vorhandene Essstörung bei den Akteuren beobachtet. (Carrotte et al. 2017; Simpson und Mazzeo 2017; Tiggemann und Zaccardo 2016) Hierbei erfolgte die Normierung mehr oder zusätzlich über Körperideale und deren Verbildlichung und weniger über Essensregeln.

In den Untersuchungen zu den Themen Übergewicht und Abnehmen war soziale Unterstützung das zentralste Motiv, wie oben für die weight-loss-blogs beschrieben (Leggatt-Cook und Chamberlain 2012; Rausch 2006; Savolainen 2010), aber auch in Untersuchungen zu Social-Media-Interventionen (Cotter et al. 2014; Solbrig et al. 2017; Tang et al. 2015). Ernährungsinformationen spielten hier eine weniger wichtige Rolle. Vielmehr werden Informationen über den täglichen Umgang mit Diäthalten und Übergewicht ausgetauscht. (Rausch 2006; Savolainen 2010) Im Gegensatz zu gesundheitsorientierten Blogs scheint hier eine weniger strenge Leistungsethik vorzuherrschen. Die Mitglieder der Bloggergemeinschaft können über Probleme, fehlgeschlagene Abnehmversuche oder Ausbrüche aus den Diätvorschriften schreiben und mit der Unterstützung und dem Verständnis der anderen rechnen. (Savolainen 2010) Erfolgreiche Blogger werden über mehrere Jahre im Abnehmprozess von ihren Lesern begleitet. Teilweise kann die Unterstützung bzw. die Leserschaft auch plötzlich abbrechen, was oft tiefgreifende Konsequenzen die Bloggerin hat und z.B. starke Selbstzweifel oder Rückfälle in alte Gewohnheiten auslösen kann. (Leggatt-Cook und Chamberlain 2012) Dennoch findet hier eine Unterstützung statt, wie sie in Beratungen oder Selbsthilfegruppen in der realen Welt nur selten geleistet werden kann. Die Technik der Sozialen Medien ermöglicht einen Raum der Gemeinschaftsbildung, der weder an Räumlichkeiten noch an Zeit gebunden ist. Menschen, die daran teilnehmen, können sich über Ländergrenzen hinweg austauschen und ihren Beitrag in Form von Schreiben, Lesen oder Kommentieren zu jeder Uhrzeit leisten. Auch wenn die Untersuchungen zu Adipositasinterventionen mit Sozialen Medien gezeigt haben, dass für deren Effektivität eine eingeschränkte Evidenz besteht, ermöglichen weight-loss-blogs Ernährungswissenschaftlern einen tiefen Einblick in die Bedürfnisse von Menschen, die abnehmen möchten. So sollten Interventionen viel weniger auf Ernährungsinformationen setzen und stattdessen emotionale, fast schon therapeutische Unterstützung für diese große Lebensveränderung anbieten. Als entscheidende Faktoren haben sich bei erfolgreichen Interventionen eine theorie-basierte Grundlage (z.B. das transtheoretische Verhaltensmodell), interaktive Komponenten (z.B. das Mitverfolgen von Veränderungen oder personalisiertes Feedback), die Möglichkeit zum Austausch, die Unterstützung in der Gruppe und vor allem eine hohe Partizipation der Teilnehmer erwiesen.

Wie jeder, der intensiv mit Adipösen gearbeitet hat, vermutlich weiß, zählen hier weniger die Ernährungsinformationen und vielmehr ernährungspsychologische Komponenten. So wünschen sich viele Adipöse weniger Tools zum Kalorienzählen oder ähnlichem, sondern Elemente der Verhaltensänderung und konkrete Ziele.

In weight-loss-Blogs scheint ebenso eine kritische Auseinandersetzung mit den Themen Übergewicht, Ernährung, Gesundheitsverhalten und Schlankheitsideal stattzufinden. Im Gegensatz zu Blogs über gesunde Ernährung werden gesellschaftliche Zusammenhänge kritisch reflektiert und normative Vorschriften hinterfragt. (Leggatt-Cook und Chamberlain 2012) Auf der Videoplattform YouTube wurde hingegen ein Bild gezeichnet, das Übergewichte für ihr Verhalten verantwortlich macht und zu einer Stigmatisierung von Übergewichtigen beiträgt. (Yoo und Kim 2012) Dies zeigt, dass eine kritische Reflektion mit dem Thema Übergewicht sowohl in den traditionellen als auch in den neuen Medien notwendig ist.

Das Themenfeld Essstörungen und Soziale Medien wurde bereits wissenschaftlich recht umfassend untersucht. Es gibt zahlreiche Studien zu den berüchtigten ProAna- und ProMia-Communities. Vor einigen Jahren wurden diese Communities als sehr kritisch betrachtet. Es wurde davon ausgegangen, dass die Essstörung hier verherrlicht wird und als selbstgewählter Lebensstil dargestellt wird, ein Ideal, welches es zu erreichen gilt. (Perspectives in Public Health 2013) Inzwischen hat sich ein differenzierteres Bild ergeben. So zeigten zum Beispiel die qualitativen Untersuchungen von Yeshua-Katz (2013 und 2015), dass diese Communities auch dazu dienen, mit einem gesellschaftlichen Stigma umzugehen, sich mit Leidensgenossen auszutauschen und bei einer Therapie Unterstützung zu bieten. Inwiefern dies dann wirklich bei der Überwindung einer Essstörung hilft, bleibt aber fraglich. So wurde auch in den Studien angemerkt, dass eine Separation von anderen Essgestörten wichtig sei, um gesund zu werden. (Arseniev-Koehler et al. 2016) Dies bestätigt auch die Ernährungspsychologie. So könnten (Online-) Communities einerseits hilfreich sein, indem sie ein Zugehörigkeitsgefühl jenseits der Familie bieten vor allem für Teenager. Denn gerade bei Essstörungen können familiäre Probleme Krankheitsauslöser sein. Andererseits finden sie durch die Gruppe und in ihrer Essstörung eine neue Identität, die es dann schwierig macht, die Krankheit aufzugeben. (Klotter 2017) Damit bleiben Soziale Medien für das Thema Essstörungen ein zweischneidiges Schwert. Einerseits können Soziale Medien hilfreich auch für die Aufklärungsarbeit und Prävention oder als Anlaufstelle für Betroffene sein. Andererseits stellen sie auch eine große Gefahr für die Aufrechterhaltung einer Essstörung oder deren Entwicklung dar. So sind die Studienergebnisse zum Zusammenhang zwischen der generellen Nutzung Sozialer Medien und dem allgemeinen Unwohlsein mit dem eigenen Körper oder der Tendenz zu einer Essstörung eindeutig positiv. Dies wird auch unterstützt von den Untersuchungen zu den Hashtags #fitspiration und #thinspiration. Trotzdem gibt es schon erste Ergebnisse, wie Soziale Medien auch effektiv in die Therapie miteinbezogen werden können, z.B. bei Aardom et al. (2014, 2016 und 2017). Besonders bei Bulimia nervosa konnten hier gute Ergebnisse erzielt werden, bei Anorexia nervosa weniger.

Die Diskussionen in den Sozialen Medien über natürliche und altruistische Ernährung stehen im Zeichen des zunehmenden Bedürfnisses der Verbraucher nach einer nachhaltigen, ökologischen und ethisch korrekten Lebensmittelproduktion. Anzeichen hierfür sind beispielsweise die stetige Zunahme an Naturkostfachgeschäften oder des Marktanteils an Bioprodukten in Deutschland, wobei dieser im Gesamten nur bei ca. 4% liegt. Dennoch haben Bioprodukte heute einen festen Platz, selbst im konventionellen Einzelhandel. Auch die Zahl der landwirtschaftlichen Biobetriebe und die Größe der Anbauflächen nehmen zu. (BÖLW 2017)

In den Blogs über natürliche Ernährung herrschte jedoch keine eindeutige Definition vor, was Natürlichkeit ist. Für die einen war das Bio-Siegel ein Garant für Natürlichkeit, für andere wenig Zusatzstoffe, wieder andere führten evolutionsgeschichtliche Argumente an. (Kofahl 2011; Simunaniemi et al. 2011b) Auch bei einer altruistischen Ernährung gab es unterschiedlichste Sichtweisen. Während die Argumente für eine altruistische Ernährung nachvollziehbar sind und durchaus zu begrüßen sind, weil sie auch zeigen, dass der Verbraucher Verantwortung übernehmen möchte, sind die Empfehlungen oft schwer einzuhalten. Einer Vielzahl von Ansprüchen muss hier Rechnung getragen werden: Die Ernährung soll die Umwelt nicht belasten, Tiere sollen geschützt werden, das Recht und Wohlbefinden der Arbeiter sollen gewahrt werden gleichzeitig soll diese Ernährung wie die natürliche Ernährung auch gesund sein. (Kofahl 2011; Simunaniemi et al. 2011b) Da bereits die Definition dieser Ansprüche schwierig ist und sie sich in manchen Fällen gegenseitig ausschließen, steht der Verbraucher am Ende vor einem fast unlösbaren Rätsel. Jede Mahlzeit wird zu einem Politikum. Man muss sich bei jedem Essen fragen, ob diese Lebensmittel alle Ansprüche erfüllen und ob man, nachdem man das gegessen hat, sich noch als guter Mensch fühlen kann. Wie auch bei den Ansprüchen bezüglich einer gesunden Ernährung werden dem Essen Normen und Richtlinien auferlegt, jedoch auf einer ökologisch-ethischen Ebene.

Interessant ist hierbei auch die Dichotomie von Natur und Kultur. Die Natur wird romantisiert als das Reine und Gute, das dem Menschen als Vorbild dienen sollte. Die Kultur des Menschen, für die stellvertretend Begriffe wie „die Gesellschaft" oder „die (Lebensmittel-/Agrar-)Industrie" gebraucht werden, ist hingegen vernichtend und ausbeutend. Man sollte ihr Misstrauen entgegenbringen und es wird bedauert, dass die Natur im Laufe der Zeit von der Gesellschaft ausgeschlossen wurde. (Kofahl 2011; Simunaniemi et al. 2011b) Tatsächlich hat die Beherrschung der Natur bereits in der Steinzeit mit der Einführung des Ackerbaus und später der Viehzucht begonnen und wurde über die gesamte Menschheitsgeschichte kultiviert. In der Antike standen Weizen, Wein und Öl als Früchte des Ackerbaus für die kultivierten Völker des Mittelmeerraums im Gegensatz zu den im Wald lebenden „Barbaren", die wenig Ackerbau betrieben und sich hauptsächlich von wilden Tieren ernährten. Die Natur wurde jedoch nie als etwas Gutmütiges und Reines begriffen. Man befand sich stets in einem gnadenlosen Überlebenskampf mit der Natur. Die Völker des Mittelmeerraumes waren deshalb besonders stolz darauf, die Natur mittels Ackerbau und Viehzucht bändigen zu können. (Montanari 1999) Naturgemäße Lebensführung wurde mit fortschreitender Kultivierung jedoch immer wieder gefordert. Nietzsche schreibt in einem Kapitel „von den Vorurtheilen der Philosophen" dazu Folgendes: „'Gemäss der Natur' wollt ihr leben? Oh ihr edlen Stoiker, welche Betrügerei der Worte! Denkt euch ein Wesen, wie es die Natur ist, verschwenderisch ohne Maass, gleichgültig ohne Maass, ohne Absichten und Rücksichten, ohne Erbarmen und Gerechtigkeit, furchtbar und öde und ungewiss zugleich, denkt euch die Indifferenz selbst als Macht – wie *könntet* ihr gemäss dieser Indifferenz leben? Leben – ist das nicht gerade ein Anders-sein-wollen, als diese Natur ist?" (Nietzsche 1999, S. 21–22)

Einen Zustand der Ernährungssicherung, wie wir ihn seit mindestens 50 Jahren haben, ist einmalig in der gesamten Menschheitsgeschichte. Noch nie hatten so viele Menschen über einen so langen Zeitraum genügend zu essen. Dazu hat nicht zuletzt die Industrialisierung der Lebensmittelproduktion einen erheblichen Beitrag geleistet. Vermutlich ist eine derartige Romantisierung der Natur und gleichzeitig der Kritik an der Industrie und der Kultur des Menschen nur in diesem besonderen historischen Kontext der Ernährungssicherheit möglich.

Wie bereits oben beschrieben, stellen die Foodies eine neue Gruppe junger Gourmets dar, die dem Essen einen neuen Wert verleihen. Sie zelebrieren Essen als Erlebnis. Dabei ist nicht nur der Akt selbst von Bedeutung, sondern auch das Wissen um die Herkunft und Produktionsweise der Lebensmittel, der Zubereitungsmethoden oder der kulturellen Rahmenbedingungen während des Essens wie Atmosphäre und Gemeinschaft wichtig. Sie möchten den Bauer, der ihre Lebensmittel anbaut, ebenso wie den Koch, der sie zubereitet, kennen. (Watson et al. 2008) Mit dieser Einstellung zum Essen scheinen sie losgelöst von gesundheitlichen, ethischen und ökologischen Normen. Für sie kann Essen somit wieder als Genussquelle genutzt werden. Zugleich führt die intensive Beschäftigung mit dem Essen zu einer großen Wertschätzung für gekonnte und hingebungsvolle Erzeugung von Lebensmitteln und Gerichten.

Die Untersuchung zu den Restaurantbewertungen förderte Erkenntnisse zu Tage, was unter der Bezeichnung „lecker" verstanden wird; (Ariyasriwatana und Quiroga 2016) wobei hier immer noch die Fragen offenbleiben, was eigentlich „lecker" ist, und kommen die Bewerter über einen Begriff wie „lecker" oder „köstlich" hinaus, wenn es um die Beschreibung von gutem Essen geht.

Letztlich war diese Studie aber ein schönes Beispiel dafür, wozu die unglaubliche Datenfülle Sozialer Medien wissenschaftlich noch genutzt werden kann.

Bezüglich der Kommunikationsstrukturen haben die Studien zahlreiche Ergebnisse hervorgebracht. Sie lieferten Erkenntnisse zu eigenen Kommunikationsstrukturen innerhalb Sozialer Medien, der Identitätsbildung in Sozialen Medien oder bestimmter Konventionen. Generell kann dazu gesagt werden, dass neue Medien zwar das Verhalten von Menschen beeinflussen, im Allgemeinen bleiben jedoch übliche Kommunikationsmechanismen und Verhaltensregeln erhalten. Sie bekommen lediglich ein neues mediales Forum. Was allerdings neu definiert wird und gegebenenfalls Auswirkungen auf die Ernährungswissenschaft haben könnte, ist die Rolle des Experten. Diese wird sich in den Sozialen Medien neu definieren müssen, da alte Hierarchiemuster hier eine geringere Rolle spielen. Im Folgenden werden diese Beobachtungen genauer ausgeführt.

Das Gefühl einer Gemeinschaft angehörig zu sein, war für die Nutzer Sozialer Medien nahezu der wichtigste Aspekt. (Leggatt-Cook und Chamberlain 2012; Lynch 2010a; Savolainen 2010) Dies bestätigt auch den Fokus Sozialer Medien, welche durch ihre Konstruktion und kommunikativen Möglichkeiten insbesondere den Menschen und dessen soziale Bedürfnisse in den Vordergrund rücken. Insbesondere Soziale Netzwerke haben diesen Fokus. (Ebersbach et al. 2011) Dies zeigte die Untersuchung von Kane et al. (2012), in der sich herausstellte, dass das Aufrechterhalten von bestehenden oder Finden von neuen Freundschaften der häufigste Grund für die Nutzung von Facebook ist. (Kane et al. 2012) Interessant ist, dass diese Aspekte auch in der Blogosphäre, welche von Watson et al. 2008, Savolainen 2010, Lynch 2010a und Leggatt-Cook und Chamberlain 2012 untersucht wurde, eine wichtige Rolle spielen. Hierbei waren wie bei jeder Kommunikation zwischenmenschliche Wirkungen des Verhaltens, kommunikative Interaktionen oder Rückkopplungsmechanismen (feedback) zu erkennen. (Watzlawick et al. 2011) Allerdings wurden hierfür angesichts der neuen technischen Möglichkeiten neue Interaktionsformen genutzt. Beispielsweise wurde es als Zeichen der Zuneigung und des Respekts gewertet, wenn man einen anderen Blogger in seinem Blogroll listet. (Cox und Blake 2011) Einträge eines anderen Blogs auf seinem eigenen zu verlinken oder Kommentare auf dem Blog des anderen zu schreiben, war unter den Bloggern ein Mittel, um Unterstützung und Zuspruch auszudrücken. (Lynch 2010a) Gleichzeitig war dies auch eine Strategie, um Aufmerksamkeit für seinen eigenen Blog zu bekommen. (Cox und Blake 2011)

Das tägliche Lesen der anderen Blogs gehörte zu den Konventionen, wenn man Teil der Gemeinschaft sein wollte. Manche beschrieben es als Sucht. (Lynch 2010a) Hier könnte einer der negativen Aspekte Sozialer Medien gesehen werden. Für die Nutzer scheint es eine Pflicht zu sein, so oft wie möglich ihren Informationsstand zu aktualisieren. Dies erzeugt nicht nur Druck bei den Nutzern, sondern kostet auch enorm viel Zeit. Lynch (2010) berichtete beispielsweise, dass die Blogger den Großteil ihrer Freizeit für das Lesen und Schreiben oder für die Suche nach neuen Ideen für ihren Blog verwendeten. Generell waren Außenseiter in der Blogger-Gemeinschaft zwar willkommen (Watson et al. 2008), wollte man jedoch ein anerkanntes Mitglied sein, sollte man den Normen und Erwartungen der Gemeinschaft entsprechen, um Anerkennung und Bestätigung von den anderen zu bekommen. (Leggatt-Cook und Chamberlain 2012) Entgegen der Erwartung, dass Sitten im Internet verloren gehen, gibt es also Umgangsformen, die berücksichtigt werden müssen. Zwar beläuft sich die Kommunikation in der Regel auf das Lesen von Texten, womit Gesichtsausdrücke oder Tonfall wegfallen und erwartet werden kann, dass Missverständnisse leichter entstehen können. Die zeitverzögerte Interaktion kann dazu führen, dass Nutzer schneller das Interesse an ihrem Gegenüber verlieren. (Scheid und Chang 2008) Dennoch spielen „Stil, Umgangsformen, das Sich-an-Regeln-Halten und Höflichkeit" eine wichtige Rolle in Sozialen Medien und sollten für eine erfolgreiche Kommunikation immer berücksichtigt werden. (Kreiml 2011, S. 159)

Wie bereits im theoretischen Hintergrund beschrieben, bilden Soziale Medien größtenteils die bereits existierende, reale Welt ab und stehen mit ihr in enger Verbindung. (Ebersbach et al. 2011; Gigerenzer 2012; Wolber 2012) Dies zeigen auch die Ergebnisse, dass viele Blogger angaben, ihr Ernährungsverhalten hätte sich durch das Bloggen erheblich geändert. Es schien dabei nicht nur von Bedeutung zu sein, Informationen passiv zu konsumieren, sondern sich auch Gedanken darüber zu machen, welche Informationen man selbst beisteuern kann und wie man ein aktiver Teil des Netzwerks sein kann. (Leggatt-Cook und Chamberlain 2012; Lynch 2010a) Wichtig schien hier auch das Alltagswissen zu sein, da der Großteil Informationen als Erfahrungen, die sie selbst erlebt hatten, weitergab. (Simunaniemi et al. 2011a) Einige Nutzer konnten in der Gemeinschaft regelrechte Trends setzen, die von den anderen übernommen wurden. (Watson et al. 2008) Für die Ernährungskommunikation könnte dies bedeuten, dass in Sozialen Medien eine Aufwertung des Alltagswissens stattfindet, gleichzeitig könnten Trends gesetzt werden und das Ernährungsverhalten beeinflusst werden. Experten müssten dafür Teil dieser Gemeinschaft sein, damit ihr Beitrag von anderen anerkannt wird, und daneben müssten sie Nutzern helfen, Wissen zu strukturieren und zu filtern.

Inwieweit Soziale Medien tatsächlich die reale Welt abbilden, wurde allerdings in keiner der Studien untersucht und könnte Forschungsgegenstand künftiger Studien sein.

Trotz der engen Verknüpfung mit dem realweltlichen Alltag wurde die Welt Sozialer Medien auch als Parallelwelt beschrieben. In den Sozialen Medien wurde eine eigene Wirklichkeit konstruiert, die sich über Ländergrenzen hinweg erstreckt und somit unabhängig von Zeit oder Ort ist. Blogger hatten beispielsweise Freunde, mit denen sie engen Kontakt pflegten und die gleichzeitig auf anderen Kontinenten lebten. (Watson et al. 2008) Es konnten somit reale und virtuelle Freundeskreise existieren. Manchmal wussten Freunde im realen Leben überhaupt nicht, dass die Person auch ein Leben in der Blogosphäre führt. (Lynch 2010a) Diese Parallelwelt gab den Nutzern die Möglichkeit, entweder eine neue Identität zu kreieren oder Teile ihres Selbst ungeschönt zu präsentieren, z.B. unretuschierte Fotos von sich als Fettleibige zu posten. Dabei hatten die Nutzer Sozialer Medien zwar den Anspruch, dass Blogger möglichst viel von ihrem wahren Leben bekannt geben und diese Informationen der Wahrheit entsprechen. Dennoch repräsentierten die Blogs als Ganzes vielmehr eine fragmentierte Identität, bei der sich einzelne Beiträge widersprachen. Dies schien die Nutzer jedoch nicht zu stören. (Leggatt-Cook und Chamberlain 2012)

Diese Erkenntnis entspricht Ergebnissen aus der Identitätsforschung: „Identität im Kontext der zurzeit zu beobachtenden gesellschaftlichen Wandlungsprozesse, zu denen verstärkt Medialisierung und Globalisierung gehören, wird nicht mehr von einem zentralen Ich bestimmt. Der Identitätsbildungsprozess ist als kontinuierliches und offenes Aushandlungsprojekt zu begreifen, in dem verstärkt Gegensätzliches zur Wirkung kommt und ausgehalten werden muss. Für das Identitätsprojekt bleibt zwar die Vergewisserung von sozialer Zugehörigkeit sowie die Suche nach Anerkennung zentral. Allerdings: Angestammte soziale Zugehörigkeiten und Traditionen werden von den Individuen als weniger verbindlich erlebt, sie schwächen sich in ihrer identitätsbildenden Kraft ab." (Hugger 2010, S. 77) Dies bedeutet jedoch nicht, dass soziale Zugehörigkeit an Bedeutung verliert, sie wird nur anders vermittelt bzw. anders verstanden, insbesondere in Sozialen Medien. Angestammte soziale Traditionen und Zugehörigkeiten gehen verloren. Die Identitätsbildung wird damit offener und flexibler. Das bedeutet, das Individuum muss mehr Anstrengungen auf sich nehmen, um Anerkennung zu bekommen, kann sie sich aber selbst zuschreiben. (Hugger 2010)

Soziale Netzwerke spielen im Prozess der Identitätsfindung eine wichtige Rolle. Der Blogger stellt sich daher immer die Frage, wer sein Publikum ist. (Cox und Blake 2011) Dabei machen aktive Nutzer (ca. 1%), welche selbst Inhalte produzieren, und reaktive Nutzer (ca. 9%), die lediglich auf bereits vorhandene Inhalte reagieren, mit ca. 10 % nur die Spitze des Eisbergs aus. Es wird angenommen, dass 90% der Nutzer Sozialer Medien nur passiv Inhalte lesen und gegebenenfalls per Link teilen. (Nielsen 2006) Auch wenn Soziale Medien aufgrund der großen Datenmenge und ihrer breiten Nutzung einen interessanten Datenpool für Forschungsfragen darstellen (Lynch 2010a; Simunaniemi et al. 2011a), steht die Wissenschaft wieder vor dem gleichen Problem wie bei den Massenmedien, dass eine Evaluation schlecht durchzuführen ist, da es keine Kontrollgruppe gibt (Klotter 2011b) und eine aktive Beteiligung nur von einem minimalen Teil der Nutzer erfolgt (Nielsen 2006).

Gerade auch weil nicht auszumachen ist, wie viele und welche Personen tatsächlich die Inhalte von Blogs oder anderen Sozialen Medien lesen, ist es umso wichtiger, als Experte darüber informiert zu sein oder sich zu beteiligen. Diskussionen unter verschiedenen Akteuren ist ein vitaler Bestandteil Sozialer Medien. (Leggatt-Cook und Chamberlain 2012; Simunaniemi et al. 2011a) Das wachsende Social Media Segment wird die Befähigung der Menschen, sich an Diskussionen zu beteiligen, steigern und sie werden sich stärker in Dialoge über Gesundheitsthemen einbringen wollen. Daher sollten Partizipation und das Schaffen von Kommunikationsmöglichkeiten, auch durch Blogs, Teil jeder Organisation werden, um zukünftig Erfolg zu haben. (Simunaniemi et al. 2011a)

Da mit den Sozialen Medien die Rolle des Gatekeepers, wie es in den Massenmedien noch praktiziert werden konnte, wegfällt (Voigt und Kreiml 2011), verliert der Experte auch seine privilegierte Position, in der er definieren konnte, was gesunde Ernährung oder Geschmack ist. (Watson et al. 2008)

Wenn mit den Sozialen Medien eine Demokratisierung des Wissens stattfindet, stellt sich die Frage, welche Rollen dann die Experten einnehmen. Wird deren Autorität überhaupt noch anerkannt? Wenn für jeden Gesundheitsinformationen im Internet zugänglich sind, wofür brauchen wir dann noch Fachleute?

Simunaniemi et al. empfehlen, dass Experten eine Sprache verwenden müssen, die der des Zuhörers angemessen ist und tendenziell eher einfacher ist als zu kompliziert. Verbraucher werden zudem auch besser als in der Vergangenheit über Gesundheitsthemen informiert sein. Dennoch erfährt der Verbraucher viele sich widersprechende Ernährungsinformationen aus dem Internet, die oft auf einzelne molekulare Inhaltsstoffe fokussiert sind statt auf die ganze Ernährungsweise. Ernährungsexperten müssen den Verbrauchern deshalb helfen, den Überblick zu bewahren. (Simunaniemi et al. 2011b) Für Laien scheint es immer wichtiger zu werden, über fachliche Themen wie normative, evidenzbasierte

Leitlinien zu diskutieren und diese auch mitbestimmten zu dürfen. Gesundheits-experten müssen daher enger mit den Endverbrauchern in Verbindung stehen. Soziale Medien könnten hier ein einfach nutzbares Werkzeug darstellen. Ge-sundheitsexperten, die mit Verbrauchern kommunizieren sollen, brauchen zu-sätzlich eine Ausbildung, in der sie lernen, mit Medien umzugehen und die rich-tige Sprache zu verwenden. Ein mögliches Berufsbild der Zukunft könnte bei-spielsweise der/die professionelle Food Blogger/in sein. (Simunaniemi et al. 2011a)

4 Einblick Facebook: Akteure, Themen, Kommunikation

Wie bereits oben beschrieben, sind die Inhalte von Facebook nur in wenigen Studien zu Ernährungskommunikation in Sozialen Medien Gegenstand der Forschung. Die folgende Analyse widmete sich daher diesem größten und einflussreichsten Sozialen Netzwerk.

Weltweit belaufen sich die Zahlen der monatlich aktiven Nutzer von Facebook auf 1,86 Milliarden im 4.Quartal 2016, was mehr ist als die Bevölkerung der USA und Europa zusammen. In Deutschland wird Facebook von rund 27 Millionen genutzt (Januar 2016). Facebook ist damit weltweit der unangefochtene Spitzenreiter unter den Sozialen Netzwerken. Sein Marktanteil macht rund 35% aus und der Umsatz belief sich 2016 auf 27,64 Milliarden US-Dollar, davon 27 Milliarden durch Werbeeinnahmen. Der Gewinn belief sich 2016 auf 10,2 Milliarden US-Dollar. (Statista 2017)

33 Millionen Menschen in Deutschland (41% der Bevölkerung) nutzen Soziale Medien. Deutschland liegt damit über dem globalen Durchschnitt von 37% der Weltbevölkerung. Fast alle Social-Media-Nutzer (40% der Bevölkerung) nutzen Facebook mindestens einmal pro Monat, von diesen 64% täglich und 85% auch mobil. (Himmelberg und Kemp 2017) Facebook ist damit auch in Deutschland das meist genutzte Soziale Netzwerk, gefolgt von Instagram (11% der Bevölkerung), Snapchat (6%), Twitter (5%), Xing (3%), Tumblr und LinkedIn (je 1%). (Krupp und Bellut 2016) In dieser Statistik tauchten Google+ und YouTube nicht auf. Nach Schätzungen liegen diese bei 6% (YouTube) und 3% (Google+) aktiven Nutzern; wobei die Zahl der Personen, die sich passiv Videos auf YouTube ansehen bei rund einem Drittel aller Internetnutzer weltweit liegt. (Buggisch 2017)

Bis vor wenigen Jahren war Facebook noch sehr freigiebig, was Statistiken zu ihren Nutzern anging. Diese Politik änderte sich allerdings, so dass nur noch auf Börsenberichte oder ältere Nutzerdaten zurückgegriffen werden kann. Abbildung 1 zeigt daher die demographische Verteilung der Facebook Nutzer für Deutschland von 2013. Was die Verteilung von männlichen und weiblichen Nutzern angeht, sind kaum Unterschiede zu sehen. Die Altersverteilung konzentriert sich jedoch auf den Bereich der 18-34-jährigen. Danach folgen Teenager

© Springer Fachmedien Wiesbaden GmbH, ein Teil von Springer Nature 2018
E.-M. Endres, *Ernährung in Sozialen Medien*,
https://doi.org/10.1007/978-3-658-21988-8_4

zwischen 13 und 17 Jahren und Erwachsene zwischen 35 und 44 Jahren. Personen ab 50 Jahren sind weniger vertreten.[4] (Roth und Wiese 2013)

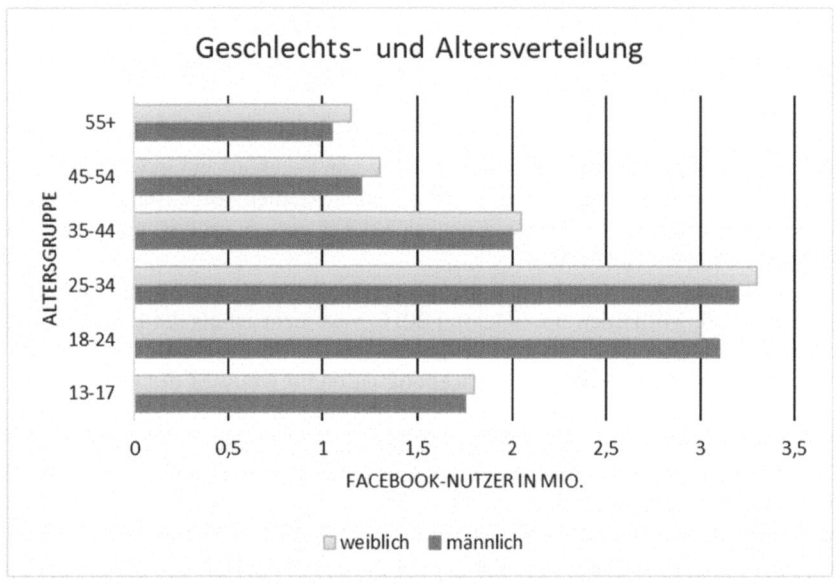

Abbildung 1: Demographische Daten der Facebook-Nutzer in Deutschland (Roth und Wiese 2013)

Die folgenden empirischen Untersuchungen zu Facebook dienen lediglich dazu, ein Schlaglicht auf die Ernährungskommunikation bei Facebook zu werfen, wissend dass Nutzerzahlen und deskriptive Statistiken bereits übermorgen schon wieder veraltet sind. Sie können jedoch dazu dienen, einen groben Überblick zu erhalten, welche Akteure bei Facebook aktiv sind, wie sie kommunizieren und wie hierbei die Berufsgruppe der Ernährungsexperten einzuordnen ist. Zudem sollten die inhaltlichen Untersuchungen zur Ernährungskommunikation auch

---

4 Es handelt sich hier um Zahlen die mit dem Facebook Anzeigen Tool erfasst werden. Sie werden von Facebook selbst veröffentlicht und als Schätzung ausgewiesen. Alle Zahlen sind aktive Facebook Nutzer. Ein aktiver Facebook Nutzer ist ein Nutzer der sich innerhalb der letzten 30 Tage mindestens einmal am entsprechenden Ort eingeloggt hat. Da es sich hier offensichtlich um keine wissenschaftliche Datenerfassung handelt, sollten die Werte, wie auch von Facebook selbst kommuniziert, wirklich nur als Schätzung betrachtet werden.

einige Jahre Bestand haben und Ernährungsexpert/innen einen guten Einblick verschaffen, wie bei Facebook kommuniziert wird. Im ersten Teil der empirischen Untersuchungen erfolgte eine Bestandsaufnahme der Facebook-Akteure im Ernährungsbereich. Die Daten hierfür stammen aus dem Jahr 2013. Sie sind daher für Social-Media-Maßstäbe zwar fast schon wieder veraltet, jedoch gibt es den Vorteil, dass zu dieser Zeit noch wesentlich mehr Informationen bei Facebook-Seiten öffentlich zugänglich waren wie z.b. demographische Daten der Nutzer, Erfolgsstatistiken zu den Beiträgen auf einer Seite usw. Derzeit sind auf einer Facebook-Seite nur noch Daten zu den „Gefällt-mir"-Angaben verfügbar. Auch lieferte die Suchfunktion bei Facebook noch breitere Ergebnisse.

Der zweite Teil soll neben den deskriptiven Daten zur Ernährungskommunikation bei Facebook einen Einblick in die inhaltliche Kommunikation bieten. Hierfür wurden Seiten zum Thema „Gesunde Ernährung" und deren Beiträge untersucht. Ziel ist es herauszufinden, welche Informationen zu diesem Thema auf Facebook verbreitet werden. Sie werden auch mit der Ernährungskommunikation offizieller Institutionen wie der DGE verglichen, um herauszufinden, wo genau die Unterschiede zwischen Facebook-Kommunikation und traditioneller Ernährungskommunikation liegen.

Im dritten Teil wurde ein Fallbeispiel für eine Kommunikation bei Facebook herausgegriffen. Hierbei sollte untersucht werden, wie eine Kommunikation verlaufen kann, wenn die Mechanismen traditioneller Ernährungskommunikation wie das Kommunizieren von einer übergeordneten Institution zu einer anonymen Masse, die fehlende Partizipation oder das hierarchische Experten-Laien-Verhältnis nicht mehr bestehen. Über was sprechen die Akteure dann? Und welche Rolle spielen dabei die Experten?

4.1 Momentaufnahme der Facebook-Akteure in der Ernährungskommunikation

4.1.1 Fragestellung

Die folgende empirische Untersuchung soll einen Überblick über die wichtigsten Akteure bei Facebook im Bereich der Ernährungskommunikation geben. Hierbei ist zunächst interessant, welche Akteure sich beteiligen und in welchem Umfang. Des Weiteren soll die Untersuchung zeigen, welche Themen mit Ernährungsbezug von diesen Akteuren vornehmlich auf Facebook diskutiert werden und wie diese von den Nutzern angenommen werden.

4.1.2 Methodik

Anspruch dieser empirischen Untersuchung war es, ein möglichst umfassendes Bild von Ernährung abzubilden. Es wurden daher nicht nur Akteure mit direktem Ernährungsbezug, sondern auch Akteure mit einem Bezug zu Anbau und Konsum von Lebensmitteln, Gesundheit und Genuss herangezogen. Die Auswahl der Facebook-Seiten erfolgte mittels der Suchfunktion von Facebook. Diese Suchfunktion zeigt zum einen zuerst Seiten mit einer großen Anzahl an „Gefällt mir"-Klicks an. Facebook liefert damit bereits eine Art Vorauswahl, die jedoch auch nicht umgangen werden kann. Zum anderen ist die Suche bei Facebook personalisiert, d.h. meine eigenen Interessen, die über mein eigenes Facebook-Profil gespeichert sind, werden bei der Suche berücksichtigt. Leider schränkte dieser Umstand die Objektivität der Untersuchung ein.

In die Suchmaske wurden folgende Begriffe eingegeben: Genuss, Gesundheit, gesunde Ernährung, Food, Garden*, Kochen, Küche, vegetar*, vegan. Daneben wurden einige Namen direkt in die Suchmaske eingegeben, um herauszufinden, ob bekannte Organisationen, die über die Suche nicht gefunden wurden, eine Seite bei Facebook haben (Bundesministerien und andere Regierungsorganisationen mit Ernährungsbezug, Nichtregierungsorganisationen, Verbände, Fernsehköche, Verbraucherorganisationen). Auch wurde auf den bereits ausgewählten Seiten nach weiteren Akteuren gesucht. Dadurch sollte auch das bereits vorhandene Netzwerk zwischen den Seiten berücksichtigt werden. In die Auswahl wurden bevorzugt deutsche Seiten einbezogen, jedoch auch einige englischsprachige.

Letztlich war eine einigermaßen repräsentative Auswahl von Facebook-Seiten sehr schwierig durchzuführen. Die Suchfunktion bei Facebook wurde durch verschiedene Faktoren beeinflusst und konnte sich täglich ändern. Auch die Grundgesamtheit an Facebook-Seiten war nicht bekannt, d.h. es gab keine Liste oder Ähnliches, auf der alle existierenden Facebook-Seiten aufgezeigt wurden. Die hier getroffene Auswahl an Facebook-Seiten ermöglichte damit einen ersten Einblick in die Branche, sozusagen eine kleine Momentaufnahme, kann jedoch nicht als repräsentativ bezeichnet werden.

Für die Seiten wurden zunächst quantitative Daten gesammelt, welche von Facebook für jede Seite zur Verfügung gestellt wurden: „Gefällt-mir"-Angaben, aktive Nutzer („Personen, die darüber sprechen"[5]) und beliebteste Altersgruppe.

---

5   Die Anzahl der Einzelpersonen, die in der letzten Woche eine Meldung über die betreffende Seite generiert haben. Eine Meldung wird erstellt, wenn jemand eine Seite mit „Gefällt mir" markiert, etwas an der Pinnwand der Seite postet, einen Beitrag kommentiert, teilt oder mit „Gefällt mir" markiert, auf eine gestellte Frage antwortet, auf eine Veranstaltung reagiert, die Seite erwähnt oder in einem Foto markiert, den Standort der Seite besucht oder ihn empfiehlt.

Um einen Maßstab für die individuelle Aktivität einer Seite zu haben, wurde der prozentuale Anteil der aktiven Nutzer an der gesamten Abonnentenzahl errechnet, im Folgenden *Aktivität* einer Seite genannt. Die Daten wurden mittels deskriptiver Statistik ausgewertet.

Für eine Auswahl von Seiten (Auswahlkriterium: Abonnentenzahl über 10.000 oder Aktivität über 10%) wurde darüber hinaus der größte Erfolg der letzten 5 Wochen dokumentiert, gemessen an der gesamten Beteiligung eines Beitrags (Anzahl Gefällt-mir-Klicks + geteilte Inhalte + Kommentare). Ziel war es, eventuelle Gemeinsamkeiten von erfolgreichen Beiträgen auszumachen. Die Beiträge wurden dafür anhand ihrer Gestaltung, Textlänge und des Inhalts kategorisiert.

Im Anschluss daran wurden die letzten 20 Beiträge einer Seite analysiert. Es wurde eine quantitative Inhaltsanalyse angewendet, um die Beiträge hinsichtlich ihrer Thematik zu quantifizieren. Bei der quantitativen Inhaltsanalyse geht es darum, einzelne Teile eines Textes (hier der einzelne Post einer Facebook Seite), einer übergeordneten Bedeutungseinheit (Kategorie) zuzuordnen. Dabei findet meist die Datenerhebungsmethode des Zählens Anwendung. Kernstück ist dabei das Kategoriensystem, durch das festgelegt wird, welche Eigenschaften durch das Auszählen gemessen werden sollen. Das Kategoriensystem kann induktiv (materialgeleitet) oder deduktiv (theoriegeleitet) erstellt werden. In diesem Fall wurden die Kategorien induktiv erstellt, d.h. zuerst wurde das Textmaterial gesichtet und anschließend für das Material geeignete Kategorien formuliert. Des Weiteren wurde eine Kontingenzanalyse durchgeführt. Im Gegensatz zur Häufigkeitsanalyse, bei der lediglich ein Merkmal im Textmaterial gezählt wird, werden hier die Textabschnitte mehrerer Quellen mehreren Merkmalen zugeordnet. Die Ergebnisse werden in einer Kreuztabelle erfasst. Für das Kodieren ist die Nachvollziehbarkeit, die eindeutige Definition und Abgrenzung der Kategorien von Bedeutung. Die Kategorien wurden deshalb definiert und mit ein oder mehreren Ankerbeispielen versehen. Das Ergebnis einer quantitativen Inhaltsanalyse sind Häufigkeitsdaten, die anschließend statistisch ausgewertet werden können. (Bortz und Döring 2002)

Für die quantitative Inhaltsanalyse wurden Seiten, die insgesamt weniger als 20 Beiträge hatten, ausgeschlossen. Es wurden 14 Kategorien gebildet.

4.1.3 Ergebnisse und Diskussion

Insgesamt wurden 73 Facebook Seiten in die Analyse einbezogen. Zu der Verteilung der Seiten ist nochmals zu sagen, dass diese aufgrund der Datenerhebungsmethode nicht repräsentativ für alle Facebook-Seiten ist.

Im Bereich der Regierungs- und Nichtregierungsorganisationen zeigte sich, dass nur ein Bundesministerium mit Ernährungsbezug auf Facebook mit einer eigenen Seite vertreten ist (BMZ, Bundesministerium für wirtschaftliche Zusammenarbeit und Entwicklung). Dagegen sind sehr viele NGOs, die oft große Abonnentenzahlen haben und erfolgreiche Kampagnen über Soziale Medien machen, vertreten. Auch die Jugendorganisationen haben oft eigene, aktive Seiten. Daneben gibt es viele nicht staatliche Verbraucherinformationsseiten, unter denen bspw. Foodwatch eine der erfolgreichsten ist. Zur gesunden Ernährung fanden sich eher wenige Seiten. Einige davon wurden von der Lebensmittelindustrie (Nestlé) betrieben. Eine wichtige Rolle bei Facebook schienen Personen des öffentlichen Lebens zu spielen. Daher wurden Seiten von Starköchen aufgenommen, z.b. Jamie Oliver. Des Weiteren gab es einige Seiten, die sich dem Thema Genuss widmeten, darunter insbesondere Printmagazine, z.b. Effilee. Neben NGOs beteiligen sich auch Bioverbände auf einer politischen Ebene mit dem Thema Ernährung. Eine weitere Kategorie bildeten Urban Gardening Projekte, die sich u.a. mit der eigenen Erzeugung von Lebensmitteln in urbanen Gebieten beschäftigen. Die Kategorie *Initiativen* war besonders typisch für Soziale Medien. Hier fanden sich z.B. Facebook Seiten von Bloggern, zeitbegrenzte Initiativen zu aktuellen politischen Ereignissen oder Flashmob[6]-Initiativen, die vor allem über Soziale Netzwerke funktionieren.

4.1.3.1   „Gefällt mir"-Angaben

Die "Gefällt mir"-Angaben erstreckten sich von 1.044.596 (*Jamie Oliver*) bis 10 (*Gesund in Schwangerschaft und erstem Lebensjahr*). Der Mittelwert lag bei 37.807 und der Median bei 2.625. Dies verdeutlicht die sehr breite Streuung der Werte. Von den 73 Seiten lagen nur sieben über einer Abonnentenzahl von 100.000. Die meisten anderen Seiten hatten wesentlich kleinere Zahlen an „Gefällt mir"-Klicks. In Tabelle 1 werden die 15 Facebook Seiten mit den größten „Gefällt mir"-Zahlen aufgeführt.

Darunter sind insbesondere NGOs (n=7) zu finden. Daneben sind auch Verbraucherinformationsseiten und Seiten von Köchen zu finden. Englischsprachige Seiten besetzen die ersten fünf Plätze, was vermutlich darauf zurückzuführen ist, dass Englisch eine internationalere Sprache ist und die USA sechsmal mehr Facebook-Nutzer hat als Deutschland. (Roth und Wiese 2013) Tabelle 2 zeigt „Gefällt mir"-Angaben zu verschiedenen Kategorien. Mit dem arithmetischen Mittel kann eine Einschätzung zu dem Einfluss einer Kategorie getroffen werden.

---

6   Spontaner Menschenauflauf an öffentlichen Plätzen; gelten als eine besondere Form der Social-Media-Gemeinschaft, da derartige Aktionen über Soziale Medien organisiert werden

Tabelle 1:   „Gefällt mir"-Angaben, die obersten 15 Facebook Seiten

Facebook Seite	„Gefällt mir"-Angaben
Jamie Oliver	1044596
Food Inc.	484831
Avaaz	343529
World Food Program	165403
TreeHugger	114730
PETA Deutschland	107356
WWF Deutschland	100106
Greenpeace Deutschland	64883
Foodwatch	58251
Vebu	26703
Kochen (lok. Geschäft)	23608
Alain DUCASSE	22922
WWF Jugend	21016
Alice Waters	17753
NABU Bundesverband	13183

Aus den in Tabelle 2 aufgeführten Zahlen stechen besonders die Kategorien *Köche, Verbraucherorganisationen* sowie *NGOs und Organisationen* hervor. Danach folgen die Kategorien *Genuss* und *NGO Jugend.* Die übrigen liegen mit dem arithmetischen Mittel der „Gefällt mir"-Angaben ungefähr gleich. Seiten zur gesunden Ernährung liegen an vorletzter Stelle. Für den Wert der *Köche* ist die Anmerkung zu machen, dass allein *Jamie Oliver* eine „Gefällt mir"-Anzahl von 1.044.596 hat. Ohne diese Seite würde das arithmetische Mittel bei 10.283 Abonnenten liegen.

Tabelle 2:   Summe und arithmetisches Mittel der „Gefällt mir"-Angaben kategorisiert

Kategorie	Anzahl der Seiten	Summe „Gefällt mir"-Angaben	Arithmetisches Mittel „Gefällt mir"-Angaben
Köche	6	1.096.013	182.669
Verbraucherinformationen	12	718.070	59.839
NGOs und Organisationen	15	840.724	56.048
Genuss	5	31.435	6.287
NGO Jugend	6	26.995	4.449
Urban Gardening	4	7.310	1.828
Initiativen	11	19.476	1.771
Gesunde Ernährung	7	11.678	1.668
Bioverbände	5	8.228	1.646

Abbildung 2 zeigt einen Überblick lediglich über den deutschsprachigen Raum
(n=63). In der Grafik wurde neben dem arithmetischen Mittel auch der Median
aufgeführt, da die Werte mitunter eine große Streuung hatten und diese Maßzahl
robuster gegenüber extrem streuenden Werten („Ausreißern") ist. (Bortz und Döring 2002) Auffällig ist hier, die große Dominanz der Kategorie *NGOs und Organisationen* im arithmetischen Mittel (Mittelwert). Insbesondere *PETA
Deutschland* und *WWF Deutschland* scheinen hier mit einer „Gefällt mir"-Zahl
von über 100.000 eine große Rolle zu spielen. Da andere Organisationen wie *Die
Tafeln* oder kleinere NGOs wie *Save our Seeds* im Vergleich dazu geringe „Gefällt mir"-Zahlen unter 1000 haben, liegen Mittelwert und Median weit auseinander. Des Weiteren sind im deutschsprachigen Bereich Verbraucherorganisationen von Bedeutung. *Foodwatch* mit 58.251 und die Seite *Kochen* mit 23.608
„Gefällt mir"-Klicks sind hier zu nennen. Auch Seiten zum Thema Genuss liegen
sowohl im Median als auch im Mittelwert recht weit oben. *Gesunde Ernährung*
liegt auch im deutschsprachigen Raum unter den weniger beachteten Bereichen
bei Facebook.

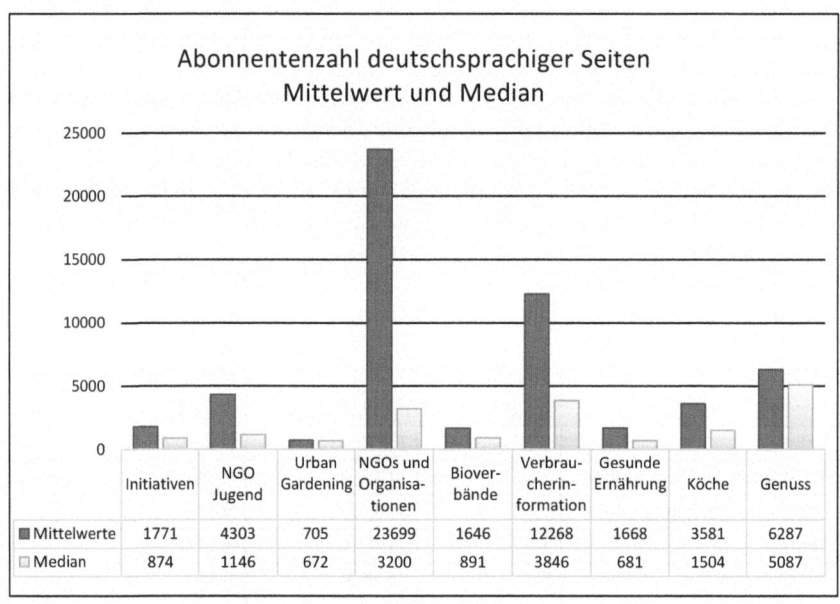

Abbildung 2:   Abonnentenzahlen deutschsprachiger Seiten

4.1.3.2 Aktivität

„Gefällt mir"-Zahlen geben eine Auskunft darüber, wie viele Nutzer potentiell erreicht werden können. Entscheidend für eine Facebook Seite ist jedoch nicht nur die Anzahl der „Gefällt mir"-Klicks, sondern die Zahl der Personen, die sich tatsächlich an den Aktivitäten der Seite beteiligen, z.b. indem sie einen Beitrag kommentieren oder teilen. Die Übersicht in Tabelle 3 zeigt, dass die Zahlen der aktiven Nutzer zunächst von den „Gefällt mir"-Zahlen abhingen. So hatten die obersten drei Kategorien mit den meisten „Gefällt mir"-Angaben auch die meisten aktiven Nutzer. Unter diesen tritt wiederum die Kategorie *NGOs und Organisationen* hervor. Ebenso beteiligten sich bei den Bioverbänden und den Seiten zu Urban Gardening vergleichsweise viele Nutzer.

Tabelle 3:   Abonnentenzahl und Aktivität der Akteursgruppen

Kategorie	arithmetisches Mittel „Gefällt mir"-Angaben	arithmetisches Mittel aktive Nutzer	prozentualer Anteil aktive Nutzer
Köche	178943	1961	1%
Verbraucherinformationen	59839	1836	3%
NGOs und Organisationen	56048	4178	7%
Genuss	6287	113	2%
NGO Jugend	4499	66	1%
Urban Gardening	1828	141	8%
Initiativen	1771	80	5%
Gesunde Ernährung	1668	40	2%
Bioverbände	1646	110	7%

Tabelle 4 zeigt die 15 Seiten mit dem höchsten prozentualen Anteil aktiver Nutzer. Diese Maßzahl sagt weniger aus über die absolute Zahl der aktiven Nutzer, da eine Seite mit 20 „Gefällt mir"-Angaben und nur zehn aktiven Nutzern eine Aktivität von 50% hat. Dennoch befanden sich darunter auch Seiten wie *Greenpeace Deutschland* oder *PETA Deutschland*, die große „Gefällt mir"-Zahlen hatten und einen hohen Anteil aktiver Nutzer. Greenpeace hatte demnach nicht nur eine hohe Abonnentenzahl von 64.883 Facebook-Nutzern, sondern schaffte es auch 18.167 Personen zum Mitmachen zu animieren, was fast einem Dritte entspricht.

Tabelle 4: Die 15 Seiten mit höchsten prozentualen Anteil aktiver Nutzer

Facebook Seite	Aktivität
Vegetarische Rezepte	29%
Greenpeace Deutschland	28%
Bioland	28%
hipsterfood.de	23%
NABU Bundesverband	21%
wastecooking	21%
LOHAS	18%
BUND Bundesverband	17%
PETA Deutschland	16%
Wurstsack	15%
Die Tafeln	15%
GartenPiraten	14%
Slow Food Deutschland	11%
Transition Town Initiative Köln	10%
vebu	10%

Auch in Tabelle 4 fanden sich viele NGOs, aber auch kleine Initiativen wie *hipsterfood.de, wastecooking, Wurstsack* oder *Transition Town Initative Köln.* Auch im Mittelwert lag diese Kategorie unter den aktiveren Seiten. Dies könnte eine Bestätigung dafür sein, dass diese Seiten besonders affin für Soziale Medien sind und es verstehen, ihre Nutzer miteinzubeziehen bzw. sich in einem Netzwerk aktiver Nutzer aufhalten.

4.1.3.3 Altersgruppen

Für Abbildung 3 wurde die „beliebteste Altersgruppe" einer Seite ausgewertet. Die größte Altersgruppe dieser Stichprobe machten mit 70% die 25-34-jährigen aus. Es sind also zwar jüngere Erwachsene, doch in der Phase des Berufseinstiegs und/oder Familiengründung, also eine Phase, in der man möglicherweise auf der Suche nach einem ersten eigenen Lebensstil verbunden mit höherem Gehalt, neuem Selbstbild etc. ist. Auch Familiengründung könnte ein Anlass sein, sich mehr mit Themen wie Nachhaltigkeit, Essen und Kochen zu beschäftigen. Auch Erwachsene bis zu einem Alter von 44 Jahren beschäftigen sich auf Facebook damit. Verglichen mit der gesamten Altersstatistik von Facebook (siehe oben) sind die 18-24-jährigen wenig vertreten. Vermutlich spielen derartige Themen in dieser Gruppe eine untergeordnete Rolle.

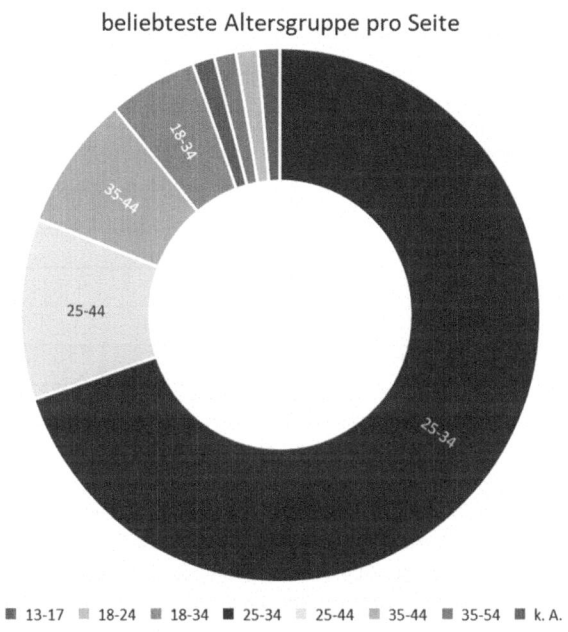

Abbildung 3:   beliebteste Altersgruppe pro Seite

4.1.3.4 Beliebteste Beiträge

Für eine Auswahl an Seiten wurden die erfolgreichsten Beiträge, gemessen an der Gesamtzahl der aktiven Beteiligung (Gefällt mir + Geteilt + Kommentiert), der letzten 5 Wochen analysiert. Dafür wurden nur Seiten herangezogen, deren Abonnentenzahl über 10.000 liegt oder deren Aktivität mehr als 10% beträgt. Insgesamt kamen so 27 Beiträge zu Stande. Charakteristika der Beiträge werden in Tabelle 5 aufgeführt. In der Kategorie *Inhalt* wurden Charakteristika ausgewählt, die häufiger vorkamen. Beiträge konnten daher einer, mehreren oder keiner Kategorie zugeordnet werden.

Tabelle 5:   Charakteristika der beliebtesten Beiträge

Eigenschaft	Anzahl der Beiträge (n=27)
Gestaltung	
Text und Bild	21
Text und Link	4
Text und Video	1
nur Text	1
Länge	
2-10 Wörter	6
11-20	5
21-75 Wörter	16
Inhalt	
Beschreibung eines realen Ereignisses	17
Tierschutz	5
Essen	11
Aktive Aufforderung zur Beteiligung	6

Auffallend war, dass 21 von 27 Beiträgen ein Bild als Bestandteil hatten. Der Vorteil, im Gegensatz zu einem Video oder einem Link, ist, dass der Leser es direkt sieht und sich nicht die Zeit nehmen muss, auf das Video oder den Link zu klicken. Besonders für Smartphone-Nutzer ist das praktisch. Beiträgen, in denen lediglich ein Text enthalten war, fehlte der Eyecatcher und sie gingen neben den anderen Beiträgen unter. Bezüglich der Länge waren einige Beiträge mit unter 10 Wörtern kurz, so dass der Inhalt innerhalb von wenigen Sekunden erfasst werden konnte. Beiträge zwischen 11 und 20 Wörter waren ebenso vertreten, erforderten allerdings schon etwas mehr Zeit. Für Beiträge zwischen 21 und 75 Wörtern war mehr Aufmerksamkeit nötig. Bei Facebook ist die Zeichenanzahl für einen Beitrag im Gegensatz zu Twitter nicht begrenzt, jedoch sind nur die ersten Sätze auf Anhieb zu sehen. Der restliche Text würde erst sichtbar werden, wenn man den Beitrag anklickt. Hier war es daher wichtig, dass bereits im ersten Satz klar wird, worum es geht („'Unsere Schlemmertüte' spendet in den nächsten zwei Wochen für jeden neuen LIKE 50 Cent an den Bundesverband. […]", *Die Tafeln*). Die restlichen Sätze erklärten dann meist nähere Zusammenhänge. Entsprechend den Inhalten der Beiträge schien außerdem ein Erfolgskriterium zu sein, dass der Beitrag an einen realen Zusammenhang geknüpft war, anstatt bloße Informationen zu transportieren. Dies war bei 17 von 27 Beiträgen der Fall. Ein realer Zusammenhang kann zum Beispiel ein Erfolgserlebnis der Organisation sein („Ein toller Erfolg in unserer Buchenwaldkampagne: in Bayerns ältesten Buchwäldern schweigen ab sofort die Sägen! [...]", *Greenpeace Deutschland*) oder ein Live-Bericht von einem Ort oder einer Veranstaltung („Kitchen Guerilla Grill-DJs... Raki Chicken with grilled tomatos, beef and scampi pinchos and more...", *Kitchen Guerilla*). Entgegen der Annahme, Soziale Medien würden Menschen von der "realen" Welt entfremden, zeigt diese kurze Analyse, dass genau diese Verbindung zur realen Welt wichtig für die Nutzer ist. Möglicherweise gibt es den Nutzern auch das Gefühl, bei einem Ereignis dabei sein zu können. Zwei Themenbereiche waren auch häufiger vertreten: Essen (elf Beiträge) und Bilder mit Tieren oder Beiträge, die sich dem Tierschutz widmen (fünf Beiträge). Obwohl ein breites Spektrum an Seiten um das Thema Ernährung, die sich auch mit Landwirtschaft o.ä. beschäftigen, ausgewählt wurde, war das Thema Essen damit immer noch häufig vertreten. Der Bezug zu Tieren und Tierschutz könnte die starke Präsenz von NGOs bei Facebook widerspiegeln. Zudem gehören Tiere neben Romantik, Kindern oder Gesundheit nach Habermas (1971) zu den „erprobten Topoi des human interest" (Habermas 1971, S. 231). Diese werden in Massenmedien immer wieder genutzt, um die Aufmerksamkeit der Menschen zu bekommen. (ebd.) Außerdem wurde in sechs Beiträgen zur aktiven Beteiligung aufgefordert („[...] Findet ihr das genauso wichtig wie wir? Dann klickt jetzt auf ‚Gefällt mir'!", *WWF Deutschland*). Dies ist eine sehr einfache Möglichkeit, möglichst viel Beteiligung zu bekommen, funktioniert jedoch nicht bei allen Beiträgen bzw. Nutzern.

4.1.3.5   Quantitative Inhaltsanalyse der Beiträge

Mit der quantitativen Inhaltsanalyse konnte eine Übersicht geschaffen werden, welche Themen häufig und welche weniger häufig auf Facebook angesprochen werden. Für die Inhaltsanalyse wurde eine Seite wegen weniger als 20 Beiträgen ausgeschlossen. Von den übrigen Seiten (n=72) wurden jeweils die aktuellsten 20 Beiträge quantifiziert, so dass insgesamt 1440 Facebook Beiträge kodiert wurden. Die Beiträge wurden zunächst gesichtet, anschließend wurde induktiv, also entsprechend den Inhalten des Materials ein Kategoriensystem entwickelt. Hierfür wurden 14 verschiedenen Kategorien gebildet, womit der Inhalt des Datenmaterials vollständig abgedeckt wurde.

Abbildung 4 zeigt die Mittelwerte (arithmetisches Mittel) der Beiträge pro Seite, also wie viele Beiträge im Durchschnitt innerhalb der 20 Beiträge einer Seite auf ein Thema verwendet wurden. Am meisten posteten die Akteure Beiträge über die eigene Organisation (3 von 20 Beiträgen). Diese Beiträge transportierten keinen anderen Inhalt. Facebook wird damit auch als beliebtes Mittel verwendet, um Menschen über organisatorische Dinge, wie den Umbau einer Webseite oder Stellenangebote zu informieren. Thematisch spielten reflektierter Konsum mit 2,5 von 20 Beiträgen, Esskultur (1,7 von 20), Politik (1,8 von 20), Umweltschutz (1,9 von 20) und Landwirtschaft (1,5 von 20) eine Rolle. Witziges wurde selten gepostet. Gesundheit gehörte eher zu den Themen, die weniger häufig auf Facebook angesprochen wurden. Auch Kritik an der Lebensmittelindustrie wurde nicht allzu oft geäußert. Bemerkenswert war zudem, dass eher selten direkte Fragen an das Publikum gestellt wurden, da durch sie eine stärkere Einbeziehung stattfinden könnte und Soziale Medien schließlich für einen direkten Dialog mit den Nutzern steht.

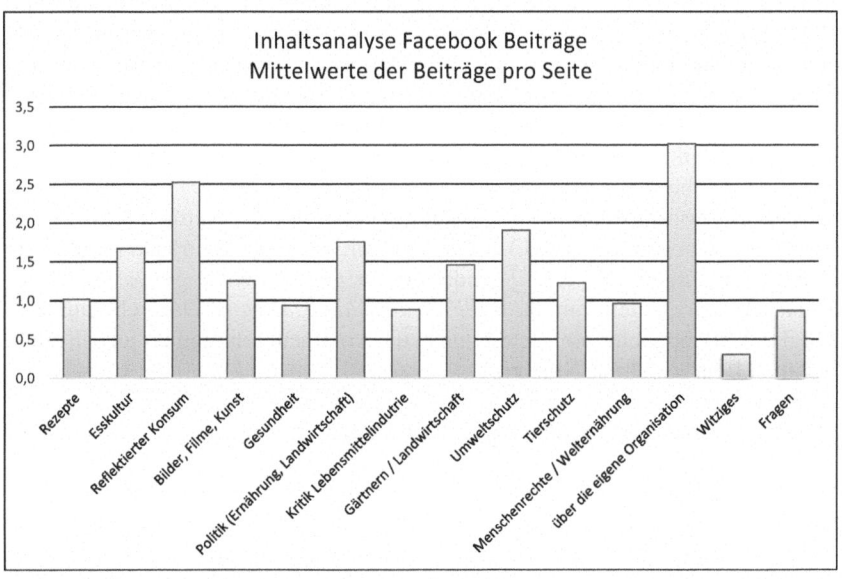

Abbildung 4: Mittelwert der Beitragsthemen

Ein differenzierteres Bild bot sich bei den beliebtesten Seiten (Abb. 5). Hierfür wurden zum einen die Seiten mit einer „Gefällt mir"-Zahl über 10.000 (n=16) ausgewählt, zum anderen Seiten mit über 5.000 aktiven Nutzern (n=7). Besonders letzteres spricht für eine hohe Viralität[7] der Beiträge unter allen Facebook Nutzern und gibt damit Auskunft, welche Themen besonders oft unter den

---

7   Prozentualer Anteil der Personen, die eine Meldung über den Beitrag generiert haben, von der Gesamtzahl der Personen, die den Beitrag gesehen haben. Maßzahl dafür, wie stark sich ein Beitrag auf Facebook verbreitet.

Nutzern diskutiert werden. Hier wurde auch viel über die eigene Organisation berichtet. Es wurden auch mehr direkte Fragen gestellt. Insbesondere die Seite *Food Inc.* war hier mit zwölf von 20 Beiträgen besonders aktiv. Hier kamen zum Teil auch engagierte Diskussionen mit teilweise mehreren hundert Kommentaren zu Stande. Thematisch stachen jedoch eindeutig die Bereiche Menschenrechte/Welternährung, Umwelt- und Tierschutz hervor. Auch hier wird nochmals die starke Position der NGOs bei Facebook deutlich. Hier waren auch viele Menschen bereit, sich zu engagieren. Verschiedene Interpretationsansätze könnten hierfür aufgeführt werden. Einer davon könnte sein, dass neben der Moralisierung des Essens bezüglich Gesundheit seitens der Ernährungsaufklärungsinstitutionen hier auch eine Moralisierung des Essens bezüglich Nachhaltigkeit und Ökologie stattfindet. Themen, die direkt mit Ernährung in Verbindung stehen wie Rezepte oder Esskultur, werden nur wenig diskutiert, der Bereich Gesundheit fast überhaupt nicht. Dies kann auf das Interesse der Nutzer zurückgeführt werden, aber auch auf das fehlende Engagement seitens der zuständigen Organisationen. Seitens der NGOs besetzte Slow Food Deutschland das kulturell-soziale Thema Esskultur mit 10 von 20 Beiträgen so stark wie keine andere Organisation. Vertreter einer gesunden Ernährung wie der aid infodienst, die DGE oder das Bundesministerium für Ernährung, Landwirtschaft und Verbraucherschutz hatten jedoch nicht einmal eine Facebook Seite.

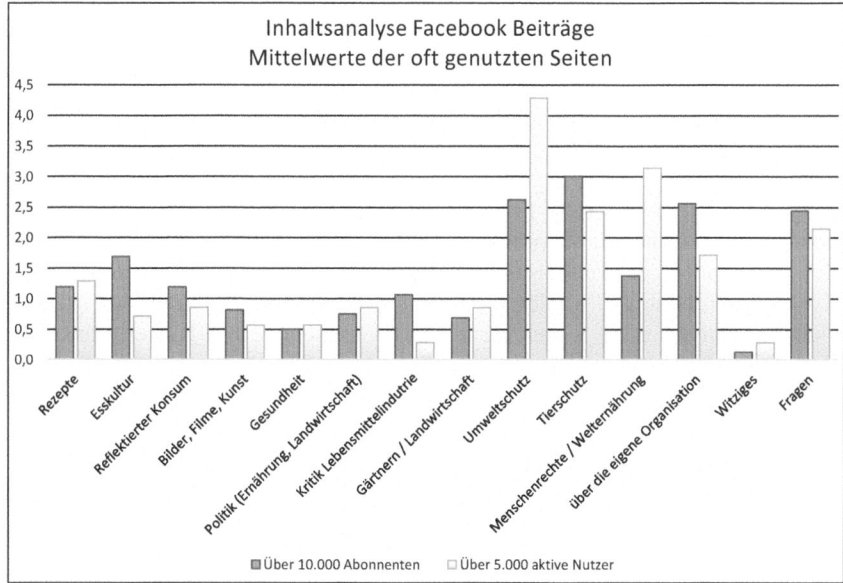

Abbildung 5:   Beitragsthemen der beliebtesten Seiten

4.1.4 Zusammenfassung

- Wichtige Ernährungsakteure bei Facebook sind nach dieser Analyse große NGOs wie WWF, Greenpeace oder PETA, die große „Gefällt mir"-Zahlen haben und mit gezielten, partizipativen Aktionen eine große Anzahl von Nutzern aktivieren.
- Dementsprechend sind Themen wie Menschenrechte, Welternährung, Umwelt- und Tierschutz besonders stark besetzt bei Facebook.
- Auch Verbraucherinformationsdienste wie Foodwatch hatten große Abonnentenzahlen. Eine staatliche oder wissenschaftliche Organisation wie z.b. der Verbraucherzentrale Bundesverband war nicht vertreten.
- Seriöse Anbieter für Informationen zur gesunden Ernährung konnten kaum ausfindig gemacht werden. Wenn es Seiten wie z.b. von der Initiative peb (Plattform für Ernährung und Bewegung) oder dem VFED (Verband für Ernährung und Diätetik) gab, hatten sie geringe „Gefällt mir"-Zahlen und engagierten sich nur wenig.
- Eigenschaften beliebter Beiträge waren: Bild und prägnanter Text, Verbindung zu einem realen Ereignis, inhaltlich bezogen auf Essen oder Tiere
- Wer sich in diesem Bereich auf Facebook engagiert, richtet sich an die Altersgruppe der 25-34-jährigen.
- Viele Akteure nutzen Facebook als Informationsdienst für organisatorische Bekanntmachungen.

4.2 Fallbeispiel einer Beteiligung bei Facebook mit der Kommentarfunktion

Facebook bietet eine große Fülle an Textmaterial. Im Rahmen dieser Arbeit konnte allerdings nur eine begrenzte Menge analysiert werden. Die Entscheidung fiel daher darauf, ein Fallbeispiel für die Beteiligung bei Facebook mittels der Kommentarfunktion zu wählen. Seiten mit großer Abonnentenzahl und aktiven Nutzern erhielten oftmals mehrere hundert Kommentare von Nutzern für einen Post. Innerhalb dessen entstanden meist angeregte Diskussionen unter den Teilnehmern.

4.2.1 Fragestellung

In der klassischen Ernährungskommunikation verläuft der Kommunikationsfluss, wie bereits oben beschrieben, von einer Institution zu einer anonymen Masse. Dies ist ein Grund, warum Ernährungskommunikation scheitert. (vgl.

oben *Das Scheitern der Ernährungskommunikation*) Genauere Gründe, wie im Theorieteil zur Ernährungskommunikation ausgeführt, sind: Die Alltagswelten der Empfänger werden ausgeblendet, es gibt eine hierarchisches Experten-Laien-Verhältnis, Akteure der Ernährungskommunikation gehen von einem unrealistischen Verbraucherbild aus, politische Institutionen beteiligen sich zu wenig etc. Eine partizipative Kommunikation, wie sie auch in der WHO Ottawa Charta gefordert wird (WHO 1986), wird meist nicht praktiziert. Die Sozialen Medien bieten theoretisch die technischen Möglichkeiten für das von Habermas geforderte Ideal der diskursiven Öffentlichkeit (Habermas 1971) und damit auch der Partizipation. Ob sie jedoch auch praktisch umgesetzt wird, ist zu untersuchen. Dabei stellen sich die Fragen, inwieweit sich die Sozialen Medien an das alte Modell der Ernährungskommunikation anlehnen, welche Rolle Ernährungsexperten spielen und ob es Hinweise darauf gibt, dass die vermittelten Informationen im Alltag umgesetzt werden.

4.2.2 Methodik

Als Methodik wurde die qualitative Inhaltsanalyse nach Mayring gewählt. Sie eignet sich besonders gut, da sie ursprünglich für die systematische Bearbeitung von Kommunikationsmaterial, insbesondere aus Massenmedien, konzipiert wurde. Der Text wird hier immer in seinen Kommunikationszusammenhang eingebettet verstanden (Wer ist Sender, wer Empfänger, was sind die Merkmale des Textes etc.?) Heute wird sie nicht nur in der Kommunikationswissenschaft angewendet, sondern in allen Wissenschaften. Mit einer qualitativen Inhaltsanalyse kann nicht nur der Inhalt, sondern auch latente Sinngehalte oder formale Aspekte erfasst werden. Die Idee dabei ist, die Systematik der quantitativen Inhaltsanalyse auch für die qualitative Analyse beizubehalten, ohne jedoch lediglich eine vorschnelle Quantifizierung durchzuführen. (Mayring 2008)

Für die eine qualitative Inhaltsanalyse gibt es vier verschiedene Vorgehensweisen. Eine *zusammenfassende Inhaltsanalyse* möchte das Material reduzieren. Dabei sollen die wesentlichen Inhalte erhalten bleiben. Sie ist besonders geeignet, wenn man nur am Inhalt des Materials interessiert ist. Bei einer *induktiven Kategoriebildung* werden Verfahren der zusammenfassenden Inhaltsanalyse genutzt, um Kategorien aus dem Text abzuleiten. Eine *explizierende Inhaltsanalyse* versucht das Gegenteil einer zusammenfassenden Inhaltsanalyse. Hier wird zu ausgesuchten, unklaren Textteilen zusätzliches Material herangezogen, um den Text verständlicher zu machen. Man kann hierbei das direkte Textumfeld heranziehen oder über den Text hinaus Zusatzmaterial suchen. Mit einer *strukturierenden Inhaltsanalyse* werden bestimmte Aspekte aus Texten gefiltert, es wird mittels vorher festgelegten Kriterien ein Querschnitt durch das Material gelegt oder das Material unter bestimmten Kriterien eingeschätzt. Man kann nach einer formalen, inhaltlichen, typisierenden oder skalierenden Weise vorgehen. Die hängt auch von der aus der Theorie entwickelten Strukturierungsdimension ab. Aus dieser werden einzelne Kategorien abgeleitet. Präzise wird die Strukturierung durch einen Codierleitfaden, in dem die Kategorien definiert sind, mit typischen Textbeispielen (Ankerbeispielen) versehen sind und Codierregeln erstellt wurden. (Mayring 2008) Es ist auch möglich, die verschiedenen Vorgehensweisen aufbauend zu nutzen, indem der Text beispielsweise zuerst zusammengefasst wird, unklar Stellen expliziert werden, um daraus ein Kategorienschema für die strukturierende Inhaltsanalyse zu entwickeln. (Bortz und Döring 2002) Ebenso ist es möglich, sie mit Methoden der Grounded Theory zu kombinieren, die eine offenere Analyse der Texte ermöglicht. Dies ist besonders dann ratsam, wenn die Fragestellung sehr offen oder die Studie stark explorativ ist. (Mayring 2008)

Da mittels des Theorieteils dieser Arbeit und der systematischen Recherche nach Studien bereits konkrete Fragestellungen abgeleitet wurden, die als Strukturdimensionen dienen können, fand im Nachfolgenden die strukturierende Inhaltsanalyse Anwendung. Nach Mayring (2008) bietet sie folgende Vorteile (Mayring 2008):

▪ Da die Systematik der qualitativen Inhaltsanalyse gewöhnlich vorher festgelegten Ablaufmodellen folgt, ist das Verfahren durchsichtig, nachvollziehbar, leicht erlernbar und gut auf neue Fragestellungen übertragbar.

▪ Das Kategoriensystem, das in der Regel im Zentrum der Analyse steht, ist während der Analyse in Rückkopplungsschleifen überarbeitbar und kann somit flexibel an das Material angepasst werden.

▪ Da die qualitative Inhaltsanalyse durch ein regelgeleitetes Vorgehen gekennzeichnet ist, lassen sich Gütekriterien der qualitativen Forschung besser anwenden.

▪ Mit der qualitativen Inhaltsanalyse lassen sich gewöhnlich auch größere Materialmengen bearbeiten, zudem sind einfach quantitative Schritte einzubauen, was einen Beitrag zur Überwindung der häufig kritisierten Dichotomisierung „qualitativ" versus „quantitativ" leisten kann.

4.2.3 Hintergrund

Für die Analyse wurde ein Facebook-Post der Verbraucherorganisation *foodwatch* ausgewählt. Es geht in dem Post um eine Aktion gegen das kürzlich gegründete *Bündnis für Verbraucherbildung*. Dies ist ein Zusammenschluss aus Zivilgesellschaft, Wirtschaft, Wissenschaft und Politik, dessen Ziel es ist, „politische Entscheidungsträger für die Förderung von Konsum- und Alltagskompetenzen von Kindern und Jugendlichen durch eine Institutionalisierung der

Verbraucherbildung zu gewinnen." (Deutsche Stiftung Verbraucherschutz 2013) Zu den Beteiligten gehören unter anderem der Verbraucherzentrale Bundesverband, das Bundesministerium für Ernährung, Landwirtschaft und Verbraucherschutz, die Caritas oder der Landfrauenverband. (Lotter 2012) Daneben unterstützen das Projekt laut Spiegel Online auch Vertreter aus der Lebensmittelwirtschaft wie McDonald's, Procter&Gamble, EDEKA, Tchibo, Rewe und Metro mit mittleren fünfstelligen Beträgen. Dies wurde von *foodwatch* stark kritisiert. (Kutzim 2013) Nach eigenen Angaben des Bündnisses wurde bewusst ein breiter Ansatz gewählt, um alle Akteure zu beteiligen. Die Umsetzung würde nach strengen Richtlinien erfolgen. (Deutsche Stiftung Verbraucherschutz 2013) Auch Verbraucherministerin Aigner betonte: „Was wir nicht brauchen, ist Werbung oder Marketing im Klassenzimmer. Werbung und PR haben in diesem Bündnis keinen Platz. Genauso wie ich das Bündnis unterstütze, unterstütze ich auch die Forderung nach klaren Regeln und inhaltlicher Neutralität in der Zusammenarbeit mit Schulen." (BMELV 2013)

Foodwatch startete daraufhin eine Online-Petition gegen die Beteiligung der Lebensmittelkonzerne an der Aktion, die über Facebook beworben wurde. Bisher wurde sie von 29.224 Personen unterzeichnet. (Foodwatch 2013)

4.2.4 Ergebnisse und Auswertung

Der Aufruf zur E-Mail-Aktion wurde von foodwatch am 13.3.2013 um 10:40 Uhr gepostetet. Der Stand wurde am 14.3.2013 um 11:55 Uhr abgerufen. Zu diesem Zeitpunkt hatte der Eintrag 2.818 „Gefällt mir"-Klicks, er wurde 3.531-mal geteilt und hatte 240 Kommentare. Obwohl der Beitrag mit den Kommentaren über Facebook öffentlich zugänglich ist, wurden die Nachnamen aus Rücksicht auf die Diskussionsteilnehmer abgekürzt.

Für die Auswertung wurden zunächst Strukturierungsdimensionen, basierend auf der im theoretischen Hintergrund dargestellten Ernährungskommunikation und den Ergebnissen der systematischen Studienrecherche, ausgewählt. Für diese Dimensionen wurden anschließend Kategorien formuliert. Letztlich wurden zu sieben Dimensionen insgesamt 13 Kategorien definiert. Im Folgenden werden die Ergebnisse, gegliedert nach den Strukturierungsdimensionen, dargestellt.

Welches Ernährungsbild wird verbreitet?

In der Ernährungskommunikation, wie sie von Informationsdiensten wie der DGE oder dem aid praktiziert wird, ist Gesundheit meist das einzige Ziel. (Steinberg 2011) Auch wird eine dichotome Sichtweise gelehrt, die in „gute" und „schlechte" Nahrungsmittel unterscheidet (Barlösius und Schiek 2006), obwohl es keine überzeugenden wissenschaftlichen Belege gibt, dass die „gesunde/richtige" Ernährungsweise tatsächlich die Gesundheit oder die Lebenserwartung steigert. (Methfessel 2001) Diese Normierung der Ernährung wird seit langer Zeit von Institutionen der Ernährungskommunikation genutzt, um das Verhalten der Verbraucher beeinflussen zu können. Seitens der Aufklärungsbehörden (aid, BzgA, DGE etc.) wird damit neben dem Transport von Sachinformationen eine Moralisierung des Essens betrieben, d.h. das Folgen der „richtigen" Ernährungsratschläge wird mit Achtung belohnt, „falsche" Ernährung mit Schmähungen. (Barlösius 2011) Auch in den Food Blogs zur gesunden Ernährung der oben aufgeführten Studien wurde diese Form der Ernährungskommunikation betrieben. (Lynch 2010a; Lynch 2012; Simunaniemi et al. 2011b) Ein anderes in Sozialen Medien verbreitetes Ernährungsbild, welches jedoch nicht weniger dogmatisch ist, war das der altruistischen Ernährungsweise, in der eine möglichst umweltschonende Ernährungsweise propagiert wurde. (Simunaniemi et al. 2011b) Um herauszufinden, welches Ernährungsbild in dem Fallbeispiel vorherrscht, wurden hierfür die beiden Kategorien *normativ/dogmatisch* und als Gegensatz dazu *differenziert* ausgewählt.

Zunächst fiel auf, dass mehr Kommentare seitens der Nutzer beigetragen wurden, die ein differenziertes Bild von Ernährung vermittelten, als Kommentare, die ein normatives Bild vermittelten. Es ging in diesem Fallbeispiel vor allem um den Konsum von Fast Food (bei Kindern). Ein großer Teil der Aussagen bekräftigte, dass ein gelegentlicher Fast-Food-Konsum nicht schlimm wäre, wenn man sich grundsätzlich gesund ernährt. („Naja, es gibt nicht nur schwarz und weiß! Die Mischung macht's. D.h. Ein Kind kann auch mal ein Nutellabrot essen oder bei MCes nen burger. Dann muss es daheim wieder Obst und Gemüse und vor allem nicht aus der Dose geben!" / „Wie wertvoll und gehaltvoll, ernähre ich mich und meine Familie, Da gehört bestimmt auch die Erfahrung von Süßem und Junkfood rein. Sollte aber eben nicht die Grundlage sein, wenn möglich." / „Denn die Abtrennung von gesund und ungesund ist nun einmal nicht so einfach. Es geht IMMER nur um das Maß, in dem Lebensmittel konsumiert werden und genau das muss erlernt werden.") Einige vertraten auch die Meinung, die Erfahrung mit Fast Food gehöre für das Aufwachsen eines Kindes dazu. („Zu einer gesunden, ausgewogenen Ernährung gehört auch der Umgang mit solchen ‚Lebensmitteln'. Unsere dürfen ab und an auch mal Pommes aus der Burgerbude essen. Wie sollen sie es sonst lernen?" / „genau. man verwehrt den kindern dann ein ‚zeitgemäßes aufwachsen'. hatte die gleiche diskussion, als es um spielekonsolen ging...") Kritisiert wurde in diesem Zug auch die einseitige Stigmatisierung der Fast-Food-Unternehmen und teilweise auch die reißerische Kampagne seitens Foodwatch. („würden eltern fast food nicht so stigmatisieren, hätte es vielleicht gar nicht die bekannte faszination, und der kindliche geschmackssinn

bessere chancen, geschmacksbezogen zu vergleichen." / „Diese blinde MC-Do-
nalds-Hass, der sich auf ein Mc Donalds von vor 20 Jahren bezieht, ist reine
Ideologie. Bitte differenziert hingucken." / „Ich gehe nicht mit den Kids hin, aber
diese blinde Hass-Kampagne ist auch nicht wirklich hilfreich.")
     In Aussagen, die eher ein normatives Ernährungsbild propagierten, ging es
um Fleischkonsum, der reduziert oder ganz eingestellt werden sollte. („Die maß-
lose Fleischesserei ist das Problem. Nicht McDonalds." / „Fleisch macht krank!")
In dem Zusammenhang mit maßlosem Fleischverzehr wurde auch die heutige
Esskultur kritisiert. („Ob McDonalds, Burger King, Gyros Buden, Pizzen usw.,
wir haben keine gesunde Esskultur mehr. Schnell, schnell muss alles gehen.")
Auch bestimmte Inhaltsstoffe wie Fett, Zucker oder Geschmacksverstärker wurden negativ konnotiert. („Geschmacksverstaerkeer, Fett und Zucker, macht in-
telligent dank Frau Aigner, ungeaignet" / „Jawohl, das ist der große Wahnsinn,
dieses fette Zeug") Ein Nutzer bezeichnete Eltern, die mit ihren Kindern am
Sonntag Fast-Food-Restaurants besuchen, als „asozial". Auch das Beispiel des
New Yorker Bürgermeisters Bloomberg, der Softdrinks in XXL-Größen verbieten wollte, wurde aufgegriffen und als positiv herausgestellt.
     Zwar gab es damit durchaus Aussagen, nach denen sich eine Ernährung eher
an strengen Regeln orientieren sollte. Letztlich fand jedoch in diesem Fallbeispiel ein differenzierteres Ernährungsbild mehr Verbreitung, als möglicherweise
in der Ernährungskommunikation etablierter Aufklärungseinrichtungen. Dies
könnte z.b. damit zusammenhängen, dass die Nutzer aus ihrem Alltag erzählten
und bei der Erziehung ihrer Kinder die Erfahrung gemacht haben, dass eine ausschließlich gesunde Ernährung nicht immer umsetzbar ist und Kompromisse geschlossen werden müssen.

Spielt Alltags- oder Expertenwissen eine größere Rolle?

Nachdem Erscheinungen von Fehlernährung wie Adipositas, Karies oder Diabetes verstärkt aufkamen, war es das erklärte Ziel der Ernährungswissenschaft, die
Bevölkerung von ihren traditionellen Essgewohnheiten zu lösen, da diese angeb-
lich gesundheitsschädlich waren, und zu einem rationaleren, gesünderen Essverhalten zu bringen. (Barlösius 2011) In diesem Kontext konstituierte sich eine
Konkurrenz zwischen „gesundem" Essverhalten, welches Ernährungsexperten
vorgaben, und der tatsächlichen Alltagspraxis, welche in den Augen der Experten geringeren Stellenwert hatte. (Spiekermann 2006a) Alltagswissen wurde seitens der Experten entwertet. Dies führte beim Verbraucher unter anderem zu Orientierungslosigkeit, da an die Stelle routinierter Beurteilung naturwissenschaftliches Wissen trat. (Rützler 2005) Da Nutzer in Sozialen Medien die Möglichkeit
haben, an den kommunizierten Inhalten zu Ernährung teilzunehmen, liegt die
Vermutung nahe, dass Alltagswissen hier eine größere Rolle spielt. Für die

Dimension wurden daher die beiden Kategorien *Alltags- und Expertenwissen* ausgewählt.

In dem Fallbeispiel spielte Expertenwissen nur eine sehr geringe Rolle. Nur einer der Teilnehmer zitierte eine Studie eines Fachjournals zum Thema Fast-Food-Konsum und Übergewicht. („McDonald's & Co haben an der Ernährungsbildung unserer Schüler absolut nichts zu suchen, denn sie sind mit verantwortlich für die erschreckenden Zahlen der extrem fettleibigen Kinder in den USA nach der Untersuchung des US-Unternehmens Kaiser Permanente (Journal of Pediatrics)") Eine weitere Person erwähnte die Prävalenz von Diabetes Typ 2 bei Kindern. („Kinder im VS alter haben schon Diabetes Typ2 (Alterszucker), wacht endlich auf!!!!!!!!!!") Diese Informationen wurden jedoch von den anderen Teilnehmern nicht anders aufgenommen als die übrigen Kommentare. Wurden Informationen durch wissenschaftliche Quellen belegt, hatten sie also keinen größeren Stellenwert als andere.

Im Gegensatz dazu schilderten viele Teilnehmer persönliche Erfahrungen, insbesondere die Kindererziehung betreffend. Mehrere Nutzer vertraten die Meinung, dass Eltern als Vorbild für die Kinder fungieren und sie somit auch ihr Essverhalten beeinflussen können. („am besten ist immer noch das Vorbild des Elternhauses! Gibts dort auch nur Essen aus der Dose und Tüte, wird es das Kind nachmachen." / „Ich als Mutter muss in erster Linie den Lehrauftrag zu Hause leisten UND im Alltag umsetzen. Wenn mir das gelingt, so kann ich auch ruhigen Gewissens das ach so beliebte McDonalds daneben dulden." / „Kinder essen das was ihre Eltern ihnen vermitteln. Jemand mit Charakter kann nein sagen.") Dieser Annahme wurde auch widersprochen. („ich esse keine Süßigkeiten, meine Tochter liebt sie! So ein Quatsch mit dem Vorleben [Verhalten der Eltern ggb. den Kindern, Anm. d. A.], Du hattest mit Deinen 3 einfach Glück.") Im Rahmen der Diskussion, ob McDonalds an der Ernährungsbildung an Schulen (finanziell) beteiligt sein darf, wurden auch zahlreiche Beispiele aufgeführt, die davon berichteten, dass Schulverpflegung ohnehin mit der Qualität von Fast Food zu vergleichen ist. („Was leider vergessen wird ist, das selbst bei normalen Schulküchen nicht mehr ohne Konvinience gearbeitet wird. Ich war selbst Schulköchin, und von gesunder Ernährung konnte da keine Rede mehr sein." / „Bei uns gab es immer Tiefkühl-Burger am Schulkiosk und das schon ab 8 Uhr morgens, mir wurde so übel wenn ich da morgens dran vorbei gelaufen bin... und ich war nicht alleine mit meiner Meinung!") Es wurden auch einige Beispiele aufgeführt, wie man qualitativ hochwertigere Ernährung in den Alltag integrieren kann. („habt ihr schon mal darüber nachgedacht wie leicht soetwas viel leckerer selbst gemacht wird? Z. B. ein Direktsaftfruchteis aus dem eigenen Tiefkühler...???" / „An der Schule meines Sohns wird die Kantine von einem lokalen Anbieter betrieben, der ausschließlich frische Zutaten verwendet. Der ist im Vergleich zum

Massenbetrieb, den es vorher dort gab, nur fünfzig bis siebzig Cent pro Mahlzeit teurer. Die gebe ich dafür gerne aus!") Von einem Nutzer wurde Expertenwissen gegenüber Alltagswissen explizit herabgestuft. („Ehrlich gesagt beeindrucken mich, je mehr ich mich mit Gesundheit und Ernährung beschäftige, immer weniger Titel und Bezeichnungen. Man kann sich gut dahinter verstecken wie auch hinter Statistiken und vermeintliche Studien, die früher oder später meist widerlegt, ergänzt oder gar zurückgezogen werden. Ich verlasse mich beim Stillen auf die freien Stillgruppen, meinen Menschenverstand und meinen Bauch. Ebenso was meine Übrige Ernährung betrifft.")

Ernährungswissenschaftlich gesehen, mögen die Aussagen der Nutzer möglicherweise weniger korrekt sein. Für die Ernährungskommunikation zeigt dieses Fallbeispiel jedoch, dass Ernährungswissen, welches von Experten vermittelt wird, im Alltag der Verbraucher eher eine geringe Rolle spielt. Zumindest in diesem Kommentarverlauf hatten gelebte Erfahrungen einen höheren Stellenwert. Gleichzeitig bedeutet dies für Experten, dass Soziale Medien die Möglichkeit offerieren, Ernährungskommunikation von Verbrauchern alltagsnah mitgestalten zu lassen. Nicht nur deshalb sollten seriöse Anbieter von Ernährungsinformationen eine größere Rolle in Sozialen Medien einnehmen, als sie dies bisher tun.

Welche Rolle spielen Experten?

An der klassischen Ernährungskommunikation wurde ebenso das hierarchische Experten-Laien-Verhältnis bemängelt. Dies drückt sich in einem Verbraucherbild seitens der Experten aus, welches die Verbraucher als belehrungsbedürftige Laien darstellt. Dabei steht die Wissenschaft stets auf der richtigen, übergeordneten Position und der Laie auf der des fehlgeleiteten Verbrauchers. Dabei schreiben Leitlinien zur Ernährungsbildung einen partnerschaftlichen Dialog zwischen beiden Parteien vor. (Steinberg 2011) Nach der Theorie von Kommunikationswissenschaftlern ändert sich mit den Sozialen Medien die Rolle des Experten. Hier haben grundsätzlich alle zum einen Zugang zu Wissen, zum anderen die Möglichkeit, etwas zu publizieren. Wissen und das Privileg, es zu verbreiten, könnten damit demokratisiert werden. Der Experte würde damit seine tradierte Stellung verlieren. (Shirky 2008) Für das hier verwendete Fallbeispiel wurden die beiden Kategorien *Experten haben keinen hierarchischen Status* und *Experten beraten oder begleiten die Akteure* gewählt. Ein Vorteil dieses Fallbeispiels war, dass tatsächlich eine Ernährungswissenschaftlerin an der Diskussion teilnahm. Der Umgang der anderen mit einem Experten konnte also analysiert werden.

Zunächst gab sich die Expertin in ihrem ersten Kommentar als solche zu erkennen. („Ich bin der Meinung, dass Mc Donalds eine gute Sache ist für genau solche Gelegenheiten und ich bin jedes Mal froh, wenn ich die Möglichkeit habe darauf zurückzugreifen. Ich selbst habe Ernährungswissenschaften studiert und weiß also genau Bescheid, wie sich das Essen dort zusammensetzt. Ich finde das aber vollkommen in Ordnung, sofern ich nicht jeden Tag dort esse, sondern das Angebot nur für bestimmte Situationen in Anspruch nehme.") Sie versuchte mit ihrem Post der Diskussion, welche sich hauptsächlich auf die Stigmatisierung von Fast Food konzentrierte, das Argument entgegenzusetzen, dass man durchaus in gewissen Situationen Fast Food essen könne, wenn es sich in Maßen hält. Sie bekräftigte ihr Argument, indem sie von ihren eigenen Erfahrungen erzählte. Dies wurde jedoch, möglicherweise auch aufgrund des etwas herablassend klingenden Zusatzes, sie sei Ernährungswissenschaftler und wisse (im Gegensatz zu den anderen) genau Bescheid, von den übrigen Teilnehmern nicht gut aufgenommen. („ich kenne einige Ernährungsberaterinnen, aber wenn ich das wieder lese, was Du schreibst, frage ich mich schon, was ihr in eurem Studium so vermittelt bekommt." / „auch wenn du Ernährungswissenschaften studiert hast, weist du noch lange nicht genau Bescheid wie sich das Essen dort zusammen setzt!") Obwohl auch andere Teilnehmer von eigenen positiven Erfahrungen mit Fast Food sprachen, wurden diese weniger oder überhaupt nicht angegriffen. Für die Expertin galt dies jedoch nicht. („Außerdem kannst Du doch nicht von Dir auf die Allgemeinheit schließen. Auch genetisch Faktoren sowie exogene haben einen Einfluss auf das Essverhalte.") Besonders eine Teilnehmerin hatte schlechte Erfahrungen mit Ernährungsberatern gemacht und schenkte diesem Berufsbild seitdem kein Vertrauen mehr. („Seit dem mir mal eine Ernährungsberatung ihre Meinung übers Vollzeitstillen mitgeteilt hat, vertraue ich diesem Berufsbild nicht mehr. Sorry, das ist meine subjektive Meinung.") Die Expertin versuchte daraufhin, ihren Berufsstand zu retten, indem sie vermutete, dass die Betroffene nicht an eine qualifizierte Beraterin geraten sei. („Ich bin keine Ernährungsberaterin, sondern habe Ernährungswissenschaften studiert. Du scheinst mir an eine Ernährungsberaterin geraten zu sein, die als Quereinsteigerin zu diesem Beruf kam. […] Bei der Wahl eines Ernährungsberaters solltest du entweder schauen, dass du an einen Diätassistenten gerätst oder aber an einen Ernährungswissenschaftler wie mich, der aber darüber hinaus noch eine Zusatzqualifikation als Ernährungsberater absolviert hat und dies durch ein Zertifikat des VDOE ausweisen kann. Ich kann von mir durchaus behaupten, dass ich dich bei deinem Anliegen besser hätte beraten können.") Daraufhin verstärkte sie bei den anderen Teilnehmern jedoch vermutlich nur das Gefühl, belehrungsbedürftige Laien zu sein, was die verärgerte Teilnehmerin auch so ausdrückte. („ich wollte Dir mit der Auflistung [ihrer eigenen Qualifikationen, Anm. d. A.] nur widerspiegeln, was Du mit deiner Antwort bei mir und vielleicht anderen für einen Effekt hättest auslösen können.- Entwertung- (Du bist die Fachfrau, wir die Laie), ein häufiger Fehler von sogn. Fachleuten.") Dies wurde ihr auch von anderer Seite vorgeworfen. („wir haben uns die muehe gemacht und jeden post hier gelesen, erkennen in ihren eine mischung aus ueberheblichkeit (" Ich selbst habe Ernährungswissenschaften studiert und weiß also genau Bescheid, wie sich das Essen dort zusammensetzt.") [...] ") Auch wurde ihr Können angezweifelt. („Glaubst du wirklich alles, was diese Informationen bei McD betrifft, oder weist du es? Ich denke du verlässt dich auf den Angaben die auf den Verpackungen stehen. Meinst du nicht auch, das du etwas blauäugig an die Sache ran gehst?" / „wir haben uns die muehe gemacht und jeden post hier gelesen, erkennen in ihren eine mischung aus [...] , desinformation ("Es wird nicht Mc Donalds gewesen sein, das zum Verbraucherministerium gegangen ist und mit Scheinchen gewedelt hat, sondern das Ministerium suchte nach Geld für ein sonst nicht realisierbares Projekt und hat dafür bei Mc Donalds angeklopft.") [...]") Letztlich konnte sich die Expertin gegenüber den anderen nicht durchsetzen. Dies war sicherlich zu einem großen Teil auf den hierarchischen Umgang der Expertin mit den anderen zurückzuführen. Daraus könnte schlussgefolgert werden, dass Experten in Sozialen Medien nicht grundsätzlich als Autoritäten wahrgenommen werden. Ihr Wissen wird stark hinterfragt und kann dem besser standhalten, wenn es fundiert ist. Grundsätzlich empfiehlt sich, wie eigentlich in jedem Umgang so auch als Experte in Sozialen Medien, eine nach Habermas „verständnisorientierte Kommunikation [...] mit dem Verzicht auf jede Form von Gewalt oder Druck zur Durchsetzung von Interessen" (Elzer 2007b, S. 34) anzustreben. „Ziel dieser Kommunikation sei der Konsens in einem herrschaftsfreien Handlungsdialog (herrschaftsfreier Diskurs). In dieser idealtypischen Sicht kommunikativen Handelns spielt die Gleichberechtigung der Gesprächspartner eine entscheidende Rolle." (Elzer 2007b, S. 34) Stufen Experten Verbraucher zu ahnungslosen Laien herab, wurde dies, wie das Fallbeispiel zeigt, nicht freundlich aufgenommen.

Auch eine führende Ernährungsaufklärungsorganisation, die DGE, kam neben des Dialogs mit der Expertin zur Sprache. Es wurde in diesem Zusammenhang diskutiert, ob Konzerne der Lebensmittelwirtschaft sich bei der Ernährungsbildung von Kindern beteiligen dürften oder ob dies ausschließlich Aufgabe des Staates sei. Dabei wurde vor allem die fehlende Unabhängigkeit der DGE kritisiert. („Wenn der Staat es besser machen könnte - gerne! Kann er aber nicht! Die Empfehlungen der DGE (Deutsche Gesellschaft für Ernährung) führen ebenso zu Diabetes und Co. Besser es ist offensichtlich zu sehen, wer welche Interessen verfolgt, als durch die Pharmaindustrie von außen unbemerkt infiltriert zu sein." / „Die DGE arbeitet zusammen mit Frau Aigner und apetito, das sagt doch alles. Die DGE liefert die Grundlagen für ebenso schlechte Ernährung und trotzdem stürzen sich die Kitas auf die Empfehlungen der DGE... da schaue ich lieber bei foodwatch oder das eule-ev [ein Informationsportal aus den Kreisen

Udo Pollmers, Anm. d. A.]") Daneben bemerkten die Nutzer auch, dass die Empfehlungen der DGE Kinder nicht ansprechen. („Der Vergleich hinkt aber. Wie viele Kinder lesen die Empfehlungen der DGE?" / „Das ganze Obst und Gemüse Gerede kennen die Kids und es ist langweilig für sie. McDonalds in der Schule würde die Aufmerksamkeit der Kinder garantieren.....im Gegensatz zu langweiligen Ernährungspyramiden")

Abschnitte, in denen Ernährungsexperten konstruktiv beraten haben, wurden in diesem Beispiel kaum gefunden. Da die oben aufgeführte Expertin eher einen autoritären Umgang mit den übrigen Teilnehmern hatte, waren deren fachliche Kommentare von diesem Stil geprägt. („Schau dir an, bei Mc Donalds hast du die Nährwert-Informatonen direkt auf der Verpackung, dann noch einmal auf der Unterseite des Tablett-Blättchens und dann kannst du dir am Info-Stand noch ein Heft mitnehmen, indem alle Angaben noch einmal aufgeführt sind. Dass dort eine gewisse Varianz drin ist von Burger zu Burger, das ist klar. Der dort angegebene Durchschnittswert wird dennoch in etwa immer zutreffen.") Letztlich zeigt dieses Fallbeispiel, dass Ernährungsexperten und etablierte Institutionen der Ernährungswissenschaft, wenn ein autoritärer Ton gepflegt wird, skeptisch bis missgünstig bei den Nutzern aufgenommen werden. Das schlechte Bild, welches die Laien in diesem Fallbeispiel von Ernährungswissenschaftlern und deren Institutionen hatten, macht deutlich, dass es dringend notwendig für diese wäre, sich mehr in Diskussionen dieser Art konstruktiv einzubringen bzw. auf andere Art, Stellung zu beziehen. Verbraucherorganisationen wie Foodwatch scheinen das Ernährungsbild von Verbrauchern wesentlich mehr zu prägen. Deren Informationen müssen jedoch nicht zwingend fachlich recherchiert oder wissenschaftlich fundiert sein. Stattdessen können sie mittels polemisch formulierten Online Kampagnen mehrere zehntausend Menschen für sich gewinnen.

Welches Bild wird von der Lebensmittelindustrie verbreitet?

Diese Dimension wurde induktiv während des Auswertungsprozesses gebildet, da das Bild über die Lebensmittelindustrie für die Nutzer eine große Rolle zu spielen schien und häufig diskutiert wurde. Hierfür wurden zwei Kategorien gebildet: *Kritik an der Lebensmittelindustrie* und *Befürwortung / Verteidigung der Lebensmittelindustrie.*

Hauptsächlich wurde die Lebensmittelindustrie kritisiert. Diese Kategorie enthielt von allen anderen Kategorien die meisten Kommentare. Häufig in diesem Fallbeispiel wurde der Kritikpunkt diskutiert, Konzerne der Lebensmittelwirtschaft hätten niemals gute Absichten, sondern wären nur auf Gewinnmaximierung aus. („Ja, ja Mc Donald´s will nur das Beste für unsere Kinder.....und die Erde ist einen Scheibe und Zitronenfalter falten Zitronen" / „Eines kann ja nur klar sein, die Konzerne machen das nicht aus reiner Nächstenliebe sondern

aus Aussicht auf Profit. Dazu sind sie durch die Gewinnerzielungsabsicht gesetz-
lich verpflichtet..." / „Ernährung mit Obst? "verantwortungsvoller Umgang mit
Bürgern und Pommes"? Das sind wohl kaum Dinge, die McDonalds tatsächlich
vermitteln möchte." / „Die ganzen FastFood Ketten sind nur an einem interessiert
- an unserem Geld - und keineswegs an unserer Gesundheit!!!") Dabei wurde
auch die Vermutung angestellt, die Unternehmen würden sich nur an dem Projekt
zur Ernährungsbildung beteiligen, um die Kinder bereits in ihrem jungen Alter
an ihre Produkte zu gewöhnen. („Früherziehung an den Schulen zum Thema gesunde Ernährung durch Mc Donald??? Die Wirksamkeit dieser Schulungen an
jungen und beeinflussbaren Kindern wird nicht unerheblich die Statistik der
übergewichtigen Menschen in Deutschland steigen lassen! Das Ziel ist hier nur
die frühe Abhängigkeit von ungesunder Ernährung und eine kontinuierliche Um-
satzsteigerung!") Die Lebensmittelindustrie wurde auch des Öfteren beschuldigt,
Menschen manipulieren und von ihren Produkten abhängig machen zu wollen.
(„Es reicht schon, wenn Kinder außerhalb der Schule manipuliert werden." /
„zeig mir mal die Kinder, die das SELTEN wollen. die werden angefixt auf diesen Geschmack […] und wollen das dann ständig." / „Jetzt mal ganz ehrlich, die
deren Kinder nach McD "süchtig" sind sind doch selbst Schuld! Das Kind wird
vom Babyalter an mit den tollen babysäften,/-Breien und den ganzen fertigfutter
auf die Geschamcksverstärker und künstlichen Süßstoffe konditioniert!") Zudem
gäbe es bei der Lebensmittelindustrie diverse undurchsichtige Machenschaften,
mit denen sie unter anderem auch die Politik maßgeblich beeinflussen. („Es
rechtfertigt aber noch immer nicht die Methoden, die bei MCD im Hintergrund
ablaufen. Das muss ein Ende haben." / „Die Politik ist der Spielball der Wirtschaft. Wer das noch leugnet, der schläft." / „Demnächst stehen dann auch Au-
tomaten mit Soft Drinks hier in den Schulen und zum Essen gibt es nur noch Fast
Food. Und dafür schieben die Lobbyverbände ein paar schöne Geldköfferchen
zu den Politikern rüber.") Zudem würden sie mit der Pharmaindustrie Hand in
Hand arbeiten. („aber wenn unsere Batchlor/Master of Education erprobten Pro-
banden mit aufgeweckten Kindern nicht zurecht kommen, regnet es ja gleich Ritalin... Ein gefundenes Fressen für die Futtermittel Industrie..." / „Was Du über
den Zusammenhang zwischen Ritalin und der Lebensmittelindustrie sagst, sehe
ich auch so." / „Früh die Gehirnwäsche ansetzen.. Prima. Ist auch im Interesse
der Pharma und Fleisch lobby..") Die Nutzer äußerten auch ihre Angst, dass Fast
Food zunehmend mehr Verbreitung an Schulen finden würde und führten die
USA als negatives Beispiel an. („Aber anscheinend kommt jetzt der Trend aus
Amerika hier herüber, wo die Lebensmittelindustrie das Catering in den Schulen
übernimmt." / „Wird Deutschland bald wie die USA?") Generell wurde ein sehr
negatives Bild von der Lebensmittelindustrie verbreitet. Lebensmittelkonzerne
wurden sogar mit Nationalsozialisten verglichen. („Es gibt Themen über die es

sich zu diskutieren lohnt. das Phlegma und die Gleichgültigkeit durch Müdigkeit in diesem Land haben es unter anderem zu dem gemacht was es jetzt ist. Ein Spielball der Großkonzerne. Ich möchte später nicht von meinen Kindern sagen lassen, warum ich nichts gesagt habe. Das hatten wir schon mal in diesem Land.")

Positive Statements zur Lebensmittelindustrie wurden hauptsächlich bezüglich der finanziellen Unterstützung für das Ernährungsbildungsprojekt geäußert. („Wenn das "Bündnis für Verbraucherbildung" mehr für die Aufklärung zur gesunden Ernährung an Schulen tun will, begrüße ich das sehr. Wenn bei den Förderern dieser Aktion auch Konzerne wie McDonalds oder REWE dabei sind, finde ich daran absolut nichts Anstößiges! Schließlich können sich gerade solche Konzerne locker leisten, derartige Kampagnen finanziell zu unterstützen." / „Die Frage ist doch, wer wenn nicht die großen Konzerne ist bereit Geld in die Hand zu nehmen für Lebensmittelbildung?") Daneben wurden auch die Angebote der Lebensmittelkonzerne nicht durchweg als ungesund und schädlich dargestellt. („Außerdem sollte man sich mal vergegenwärtigen, dass es z.B. bei REWE durchaus sehr viele gesunde Lebensmittel zu kaufen gibt und bei McDonalds, wie S. schon richtig erwähnt hat, in den letzten Jahren eine grundlegende Wandlung hin zu vollwertigeren Angeboten vollzogen wurde." / „a) McDonalds kauft bei regionalen Bauern b) es gibt da auch Obst, Gemüse u. Saft")

Letztlich lag es wohl auch an dem gewählten Fallbeispiel und der Verbraucherorganisation Foodwatch, dass das Bild von McDonalds so negativ gezeichnet wurde, da sich hier womöglich besonders viele Personen finden, die eine kritische Einstellung gegenüber der Lebensmittelindustrie haben. Dennoch reiht sich dieser Dialog ein in einen steigenden Unmut gegenüber industrieller Nahrungsmittelproduktion, der sich inzwischen durch alle politischen Richtungen und Massenmedien zieht. Der Fokus dieser Arbeit lag nicht darauf, dies zu erörtern. Dennoch sollte diese Entwicklung durchaus auch kritisch betrachtet werden, da ein rationaler Diskurs auf diesem Gebiet kaum noch möglich zu sein scheint.

Hat die Aktivität bei Facebook Einfluss auf die realen Lebenswelten?

Wie bereits oben erwähnt, liegt es bereits in der Kultur der Massenkommunikation, dass eine Evaluation der Wirksamkeit der Maßnahmen schlecht durchzuführen ist, da es keine Kontrollgruppe gibt, an der der Erfolg von Ernährungsaufklärung gemessen werden kann. (Klotter 2011b) Für Institutionen der Ernährungsaufklärung gibt es daher nur die Möglichkeit, ihren Erfolg z.B. an der Auflagenhöhe von Printmedien oder Zugriffszahlen auf Internetseiten zu messen. (Barlösius und Schiek 2006) Da in Sozialen Medien Nutzer die Möglichkeit haben, direkt von Erfolg oder Misserfolg zu berichten, ist es eine interessante

Frage, ob es Hinweise gibt, dass Ernährungskommunikation über Soziale Medien tatsächlich Einfluss auf die Lebenswelten der Nutzer hat. Es wurden daher für diese Dimension unter der Kategorie *Angabe von Einflüssen auf das eigene Leben* Beispiele gesammelt, die zeigten, dass Nutzer etwas in ihrem Leben aufgrund dieser Ernährungskommunikationsmaßnahme verändern möchten.

Es gab nur ein Beispiel, in dem ein Nutzer nach der Diskussion einen konkreten Vorschlag geäußert hat, etwas in die Realität umzusetzen. („Ich finde, wer Lust und Zeit hat, es ist Zeit sich als Elter überregional zusammenzusetzen ggf übers Netzt, und Gedanken und Ideen auszutauschen, wie man auch an öffentlichen Schulen, das Ernährungsangebot verbessern kann.") Allerdings ist unklar, ob dies tatsächlich umgesetzt wurde. Dennoch schien die Diskussion zumindest bei diesem Nutzer das Gefühl zu wecken, tatsächlich aktiv zu werden. Dies könnte als ein Zeichen gewertet werden, dass Soziale Medien Menschen dazu bewegen können, etwas in ihrem Leben zu verändern. Da der Nutzer diesen Kommentar eher am Ende der Diskussion hinzufügte und sich davor rege an der Diskussion beteiligt hatte, könnte auch die Vermutung angestellt werden, dass gerade die Möglichkeit der Diskussion für Verbraucher wichtig ist, um die Motivation zu finden, etwas zu verändern.

Findet über Facebook mehr Partizipation an Ernährungsthemen statt?

Mehr Partizipation bei der Gestaltung von Ernährungs- und Gesundheitsthemen wurde bereits in der WHO Ottawa Charta gefordert. (WHO 1986) Eine partizipative Ernährungskommunikation wird jedoch seitens der Ernährungsaufklärungsinstitutionen meist nicht praktiziert. (Steinberg 2011) Die Sozialen Medien bieten theoretisch die technischen Möglichkeiten für das von Habermas geforderte Ideal der diskursiven Öffentlichkeit (Habermas 1971) und damit auch für mehr Partizipation. Es wurden daher die Kategorien *aktive Teilhabe* und *politisches Engagement* aufgenommen, um dies zu untersuchen.

In der ersten Kategorie konnte nur das bereits unter Angabe von *Einflüssen auf das reale Leben* aufgeführte Beispiel gefunden werden, in der ein Nutzer eine überregionale Elterngruppe zur Schulverpflegung gründen möchte. Dies ist jedoch nur ein Vorhaben und zeigt nicht direkt die Umsetzung einer aktiven Teilhabe. Eine andere Person erzählt von Erfahrungen, die sie in der Grundschule gemacht hatte. („Als mein Sohn in der Grundschule war, war ich aktiv bei der Initiative ,Gesundes Frühstück' dabei.. da gab es z.B. Obstspieße.. aber das ist mit Aufwand verbunden und man braucht freiwillige Helfer. Hat aber Spass gemacht und die Kinder waren dankbare Abnehmer.") Zwar lag dies in der Vergangenheit und war nicht auf die Kampagne von Foodwatch zurückzuführen, könnte aber als Beispiel für andere Eltern dienen, die dies gelesen haben.

In der Kategorie *politisches Engagement* wurden Anhaltspunkte gesucht, die zeigen, dass die Teilnehmer das Gefühl haben, mit ihrer Aktivität bei Facebook tatsächlich politisch etwas bewirkt zu haben. Es gab eine Aussage, die dies wörtlich bestätigte. („Ein sinnvolles politisches Bildungskonzept würde ich sofort unterstützen. Gibts aber nicht. Und solange hilft nur, das schlimmste zu verhindern. Das kann man hier ein wenig tun") Zudem gab es Aussagen, die ihre Unterstützung gegenüber der Aktion ausdrückten. („Meine Stimme habt Ihr!" / „und weil das andere Essen in Schulkantinen eh schon fettig und ungesund ist braucht man keine Aktionen gegen fettiges ungesundes Essen an Schulen unterstützen? Dann doch erst recht!") Die Förderung des Engagements lag in der Gestaltung der Kampagne, die mit einem Link auf eine Online Petition führte, die man unterschreiben konnte, und damit den Unterstützern das Gefühl gab, etwas mitbestimmen zu können. So drückten eine Vielzahl (insgaamt 29 Nutzer) ihre Unterstützung gegenüber der Kampagne aus, indem sie „Erledigt"-Kommentare in verschiedenen Variationen („erledigt" / „done" / „unterschrieben und geteilt" / „abgeschickt") posteten. Explizit schrieben zwar nur wenige, dass sie damit auch das Gefühl haben, etwas bewirken zu können. Jedoch könnte aus der Gestaltung der Kampagne und der Beteiligung der Nutzer geschlussgefolgert werden, dass gerade über Organisationen, die derartige Online Kampagnen anbieten, das Bewusstsein für politische Themen und demokratische Beteiligung mehr Verbreitung findet, nicht zuletzt auch weil fast 30.000 Menschen die Petition unterzeichneten.

Fühlen sich die Nutzer einer Gemeinschaft zugehörig?

Die Ergebnisse der systematischen Studienrecherche haben gezeigt, dass die Bedeutung der Gemeinschaft für die Teilnehmer besonders wichtig ist. Es bildeten sich Interessensgemeinschaften, die sich durch gegenseitige Unterstützung und das Gefühl, einer Gemeinschaft angehörig zu sein, definierten. In der Bloggergemeinschaft zur gesunden Ernährung waren Verlinkungen und Kommentare ein anerkanntes Mittel, um anderen seinen Zuspruch auszudrücken. (Lynch 2010a) Zwar konnte das Verhältnis zwischen Freundschaft, professioneller Beziehung und Rivalität variieren. (Cox und Blake 2011) Meist erlebten die Nutzer jedoch soziale Unterstützung, Verständnis und Verbindung zu Gleichgesinnten. (Leggatt-Cook und Chamberlain 2012) Generell waren emotionale Unterstützung und soziale Inhalte wichtiger als sachliche Informationen. Die meisten dieser Studien bezogen sich jedoch auf Blogs und nicht auf Soziale Netzwerke wie Facebook. Zugleich zeigte auch der Vergleich zwischen öffentlichen Foren und Blogs, dass der Umgangston in öffentlichen Foren unfreundlicher und rauer als in der Blogosphäre war. Möglicherweise lag dies daran, dass sich die Nutzer auf einem Blog eher als Gast fühlen und auf einem Forum als öffentlichem Raum weniger freundlich und rücksichtsvoll sind. (Savolainen 2010) Für die vorliegende Fallstudie war daher interessant, welche Kommunikationsmuster bei einer Facebook-Diskussion vorherrschen.

Zunächst war bemerkenswert, dass im Rahmen dieser Kampagne so viele Kommentare gepostet wurden. Tatsächlich kamen auch Diskussionen über Themen wie Schulverpflegung, Kinderernährung, Lobbyismus oder Übergewicht zu Stande. Die Teilnehmer bezogen sich dabei oft aufeinander, indem sie Texte eines anderen Teilenehmers zitierten oder Teilnehmer direkt ansprachen. Das übliche Zeichen in Sozialen Medien, um jemanden anzusprechen, ist das @. Man stellt es (@Name der Person) der Nachricht voran. Wird der eigene Name zitiert bzw. angesprochen, erhält man von Facebook eine Nachricht. Letztlich zeigte dieses Fallbeispiel, dass Facebook Nutzer die Möglichkeit haben, Meinungen über verschiedene Themen über die Kommentarfunktion auszudrücken und sich mit anderen Nutzern darüber auszutauschen.

Eine Kategorie, welche für diese Dimension gebildet wurde, sollte das *Gemeinschaftsgefühl* innerhalb der Diskussionsrunde abbilden. Hierzu konnten jedoch nur zwei Kommentare gefunden werden. Eine Nutzerin bemerkte, dass die anderen Teilnehmer sehr viel Energie in die Diskussion stecken, wobei dieser Kommentar wohl eher zynisch statt wohlwollend gewertet werden kann. („Krass, wieviel " Energie" hier rein gesteckt wird.") Eine andere Teilnehmerin bedankte sich nach reger Teilnahme an der Diskussion für den konstruktiven Austausch. („Logge mich jetzt für heute aus. Danke für den konstruktiven Austausch.") Beide Kommentare beinhalten jedoch keine überschwänglichen Zuneigungsbekundungen den anderen Teilnehmern gegenüber.

Wesentlich mehr Kommentare konnten für die Kategorie *kein Gemeinschaftsgefühl* gefunden werden. Häufig enthielten die Kommentare dieser Kategorie Angriffe gegen andere Diskussionsteilnehmer („Es ist schlimm, René L., wenn man Dinge so verfälscht darstellt!" / „Außerdem lasse ich mir von niemandem, schon gar nicht von einem Fähnchen im Wind, das Denken und Reden verbieten."), gegen Personen außerhalb dieser Diskussion, vornehmlich Politiker („Ich frag mich in letzter Zeit doch recht oft ob Politiker bei Amtsantritt ihr Hirn an der Garderobe abgeben müssen!!!" / „diese menschenvachtenden Bürgeveräter Politiker mit Ihrem zynischem Ethikverlust .Alle abwählen , die haben ihre narzisstischen Pfründe doch schon eh alle im Trockenen und eh nur noch Interesse an flachen medialen Eitelkeitsauftritten .") oder gegen die Diskussionsrunde im Allgemeinen („erst sollten alle, die etwas posten mal lesen, worum es geht. dann würde es hier übersichtlicher werden und die diskussion sinnvoller." / „Überlegt euch bitte mal was für nen Mist ihr hier von euch gibt.. Immer diese überschlauen Kommentare.. U dann will ja jeder hier der coolste sein mit seiner Intelligenz ... Ganz ehrlich ihr nervt die Menschheit damit!!!!!!!!!!!!!!!") Auch zwischen zwei Diskussionsteilnehmern gab es mehrmals Streitgespräche. („Oder glaubst Du wirklich, dass dem Vorstand wirklich die Gesundheit unserer Kinder am Herzen liegen, […] Mein Wunsch und meine Bitte nicht das eigenständige Denken abzugeben.." – „Und mein eigenständiges Denken klappt auch noch sehr gut, vielen Dank für deine Sorge darum." / „Aber es gibt viele Eltern die ihre Kinder nicht wie normale Menschen behandeln, sonder wie kleine Idioten, vielleicht liegts ja daran?" – „Ich behandle mein Kind sicher nicht wie einen kleinen Idioten. Aber genau das meine ich mit dem Fingerzeigen auf andere.")

Ein weiteres Zeichen für den unhöflichen Umgang unter den Teilnehmern war die große Menge an Rechtschreib- und Orthographiefehlern. Zwar könnte dies auch ein Hinweis auf ein niedriges Bildungsniveau sein. Jedoch gaben manche ihren Berufsstand an, der eine mittlere oder höhere Bildung voraussetzt. Zudem sind mit Ernährungsthemen generell Personen mit einem mittleren und höheren Bildungsstand angesprochen. (Spiekermann 2006b) Daher werden in diesem Zusammenhang die Rechtschreib- und Orthographiefehler eher als ein Zeichen fehlenden Respekts und fehlender Wertschätzung gegenüber seiner Mitmenschen ausgelegt. Zudem wurden Schimpfwörter und eine ordinäre Ausdrucksweise verwendet. („Schlimm, wenn man nicht so viel essen kann, wie man bei so etwas kotzen möchte..." / „Jetzt sollen die kinder auch noch diese scheiße fressen.") Hier gliedert sich auch der Befund an, dass oftmals nicht zum Thema diskutiert wurde. Die Nutzer nahmen sich entweder nicht die Mühe, sich über den Sachverhalt zu informieren, bevor sie einen Kommentar schrieben („Warum habe ich bislang nichts davon gehört, dass McDonalds neuerdings Kantinen in Schulen betreibt? Wo findet das denn so statt?") oder sie nutzten die Plattform, um über Themen zu schreiben, die für sie, aber nicht für die anderen interessant waren („[…] Zuerst kommt die falsche Ernährung und dann kommt die Behandlung mit den Medikamenten. Es ist ein Teufelskreis!! Kurz zum Freihandel mit der USA!! Ein Freihandelsabkommen lässt die eigenen Produkte leichter auf dem Markt des anderen verkaufen. […]")

Insgesamt entstand der Eindruck, dass die Kommentarfunktion bei Facebook verwendet wird, um seine Meinung, manchmal in ordinärer Sprache und manchmal auch verletzend für andere, preiszugeben. Hierbei können sich zwar rege Diskussionen unter den Teilnehmern entwickeln, jedoch haben sie wenig Nachhaltigkeit. Vielmehr sind die Interessensgruppen bei einer Facebook Diskussion mit Schwärmen zu vergleichen, die sich für kurze Zeit bilden, um sich wenig später wieder aufzulösen. Die Facebook Nutzer „fliegen" zu einem Thema, das sie interessiert, interagieren dort mit zahlreichen anderen Nutzern und wenden sich wenig später einem neuen Thema zu, bei dem sie wieder auf neue Teilnehmer treffen, mit denen sie sich austauschen. Es kommt hierbei zwar zu einem Meinungs- und manchmal auch zu einem Wissensaustausch, jedoch bilden sich wahrscheinlich eher selten nachhaltige Projekte, die in die Realität umgesetzt werden. In diesem Fallbeispiel schlug ein Nutzer vor, eine überregionale Elterngruppe zur Schulverpflegung zu gründen. Dies wurde von den anderen jedoch nicht aufgenommen. Von einem Gemeinschaftsgefühl, wie es in den oben aufgeführten Studien zur Blogosphäre beschrieben wurde, waren die Teilnehmer in diesem Fallbeispiel sehr weit entfernt.

4.2.5 Zusammenfassung

- Das in dem Fallbeispiel verbreitete Ernährungsbild war eher differenziert als normativ und dogmatisch. Die Teilnehmer vertraten überwiegend die Meinung, dass gelegentlicher Fast Food Konsum bei einer sonst ausgewogenen Ernährung in Ordnung wäre.
- Alltagswissen spielte eine viel größere Rolle als Expertenwissen. Viele berichteten von eigenen Erfahrungen zu dem diskutierten Thema.
- Experten sollten in Sozialen Medien mit den anderen Teilnehmern auf Augenhöhe kommunizieren. Eine hierarchische Positionierung wurde in diesem Fallbeispiel nicht wohlwollende aufgenommen.
- Autoritäten von Experten werden nicht grundsätzlich als solche anerkannt. Das Wissen des Experten wurde hier immer wieder kritisch hinterfragt.
- Das von der Lebensmittelindustrie verbreitete Bild war hier überwiegend schlecht. Es wurde ihr unterstellt die Menschen manipulieren zu wollen, die Gesundheit gezielt zu gefährden und damit der Pharmaindustrie in die Hände zu spielen oder Politiker zu bestechen. Wird eine Partnerschaft z.b. gesunde Ernährung an Schulen mit einem Konzern aus der Lebensmittelwirtschaft eingegangen, muss dies offensiv und auf höchste Transparenz bedacht kommuniziert werden.
- Die Aktivität bei Facebook kann Einfluss auf die Lebenswelt der Teilnehmer haben. Es fand ein reger Meinungsaustausch statt, einer der Teilnehmer machte auch den Vorschlag, ein Elternprojekt zu gründen
- Facebook bietet die Möglichkeit, Menschen mehr an politischen Prozessen oder Themen der Ernährungswissenschaft teilhaben zu lassen, nicht nur, indem die Nutzer informiert werden, sondern auch über politische Petitionen oder Diskussionen.
- Facebook ist weniger geeignet, um ein Gemeinschaftsgefühl unter den Nutzern zu erzeugen. Vielmehr kann man für kurze Zeit die Aufmerksamkeit vieler Menschen auf ein Thema lenken. In diesem Fallbeispiel war der Umgangston eher rau und zum Teil sehr unhöflich.

5 Fazit und Ausblick

Ziel der Arbeit war es, einen breiten Blick auf die Ernährungskommunikation in Sozialen Medien zu liefern. Hierbei galt es auch herauszufinden, ob die Sozialen Medien neue Möglichkeiten für die Ernährungskommunikation liefern, also insbesondere die Vermittlung von Ernährungsinformationen von Ernährungsexperten und professionellen Organisationen zu Verbrauchern.

Zusammengefasst lagen die Problemfelder der klassischen Ernährungskommunikation zunächst bei einem naturwissenschaftlichen Forschungsparadigma und damit auch der Vernachlässigung sozialer und kultureller Faktoren, sowie unzureichende Interdisziplinarität. Aber auch die Unvereinbarkeit von Ernährungswissenschaft und Alltagspraxis, ein unrealistisches Verbraucherbild, eine fehlende Politisierung, ein hierarchisches Experten-Laien-Verhältnis und eine fehlende Evaluation wurden als Problemfelder der Ernährungskommunikation identifiziert.

Mit der theoretischen Aufarbeitung der Sozialen Medien im Web 2.0 wurden auch zentrale Prinzipien Sozialer Medien zusammengefasst. Dazu zählt das Prinzip der Selbstregulierung, welches besagt, dass es grundsätzlich keine Hierarchien und Steuerungsmechanismen einzelner Institutionen gibt. Des Weiteren spielt die Open Source Bewegung und damit die Demokratisierung des Wissens eine wichtige Rolle für die Konzeption der Sozialen Medien. Wissen wird damit nicht mehr nur von einer kleinen Elite produziert und konsumiert, sondern von vielen produziert und an viele gesendet. Das Internet erlaubt zudem grundsätzlich die Partizipation aller und ermöglicht damit einen globalen Austausch von Informationen, unabhängig von Religion, Bildungsstatus oder Geschlecht. Nicht zuletzt sind Soziale Medien Teil unserer Kulturlandschaft geworden. Entgegen der Vorstellung, es könnte sich eine virtuelle Parallelwelt bilden, sind diese Medien Teil unseres Alltags und der Gesellschaft und bilden auch nur diese so ab, konstruieren sie teilweise sogar.

Theoretisch bieten die Sozialen Medien damit viele Voraussetzungen, um die Ernährungskommunikation zu revolutionieren. Als mögliche Veränderungen wurden angeführt: Veränderung der Expertenrolle und damit ein weniger hierarchischer Experten-Laien-Dialog, größere Bedeutung des Alltagswissens, mehr Partizipation an politischen Themen, Veränderung der Reichweite von Ernährungsbotschaften und neue Möglichkeiten der wissenschaftlichen Verwertung von großen Datensätzen, sowie neue Möglichkeiten der Evaluation von Ernäh-

© Springer Fachmedien Wiesbaden GmbH, ein Teil von Springer Nature 2018
E.-M. Endres, *Ernährung in Sozialen Medien*,
https://doi.org/10.1007/978-3-658-21988-8_5

rungskommunikation. Hiermit wurden einige Kritikpunkte an der klassischen Ernährungskommunikation, wie sie im oberen Absatz beschrieben wurden, aufgegriffen.

Mit der systematischen Studienrecherche zur Ernährungskommunikation in Sozialen Medien hat sich zunächst gezeigt, dass Ernährung ein beliebtes und sehr breites Feld in den Sozialen Medien ist. Dazu zählen Aktivitäten in Sozialen Netzwerken wie Facebookgruppen zu Essstörungen, Apps zum Abnehmen, Bloggergemeinschaften zu gesunder Ernährung, Instagramaccounts zum Thema Fitness oder Alltagsvideos auf YouTube. Die Zusammenfassung der Studien zeigte ein sehr differenziertes Bild. Informationen über eine gesunde Ernährung wurden innerhalb der Bloggergemeinschaft genauso normativ verbreiteten, wie sie seitens führender Ernährungsaufklärungsinstitutionen verbreitet werden, teilweise sogar noch rigider. Ergänzt wurde dieser Eindruck von Studien zu instagram-Accounts über gesunde Ernährung und Fitness. All diese Blogger/Influencer zum Thema gesunde Ernährung bewegten sich häufig am Rande einer Essstörung. Neben dem Gesundheitsanspruch schien sich außerdem eine neue Form der Moralisierung des Essens durch Aspekte wie Ökologie, Ethik, Nachhaltigkeit und „Natürlichkeit" herauszubilden. Weniger normativ waren weigthloss-Blogs, in denen Personen schilderten, wie sie Gewicht abnahmen. Hier wurde ein Abweichen vom selbst gesetzten Ernährungsplan sowohl von den Bloggern selbst als auch von der Gemeinschaft eher toleriert. Die gegenseitige Unterstützung beim Abnehmen oder eine ungeschönte Darstellung des eigenen Körpers spielten hier eine wichtige Rolle. Auch repräsentierte die Bewegung der Foodies ein Ernährungsbild, welches im Gegensatz zu den Blogs zur gesunden Ernährung nicht auf Verzicht, sondern auf Genuss und Esskultur ausgerichtet war. Die zahlreichen Studien zum Thema Essstörungen und Soziale Medien zeigten einen möglichen Zusammenhang zwischen dem Konsum Sozialer Medien und der Manifestation einer Essstörung. Darüber hinaus gab es auch zahlreich Online-Selbsthilfegruppen für Betroffene.

Daneben konnten durch die Studienrecherche zentrale Prinzipien der Kommunikation in Sozialen Medien dargestellt werden. Dazu gehörte die große Bedeutung der Gemeinschaft, welche insbesondere in der Bloggosphäre eine wichtige Rolle zu spielen scheint. Auch die Verantwortung gegenüber der Leserschaft, welche mit dieser Gemeinschaft für den Blogger einhergeht. Interessante Phänomene waren auch die neue Identitätsbildung durch Soziale Medien, der Hang einiger zum Exhibitionismus des persönlichen Lebens und die Bedeutung von Diskussionen, mit denen sich die Nutzer Sozialer Medien an der Gestaltung des Inhalts beteiligten. Daneben kristallisierte sich eine neue Rolle für Experten heraus, welche weniger einen hierarchischen Dialog zwischen Experten und

Laien erlaubt, sondern eher eine begleitende Positionierung auf Augenhöhe repräsentiert. Auch wurde mehr Alltags- als Expertenwissen transportiert. Die eigenen empirischen Untersuchungen haben gezeigt, dass sich bei dem Sozialen Netzwerk Facebook vor allem NGOs, wie Greenpeace oder WWF, aber auch Verbraucherorganisationen, wie Foodwatch, engagieren. Diese verstehen es auch, teilweise große Zahlen von Nutzern für eine Kampagne zu aktivieren und somit auch für ein politisches Verständnis von Ernährungsthemen unter den Nutzern zu sorgen. Dementsprechend wurden besonders Themen zu Umwelt- und Tierschutz, Menschenrechte oder Welternährung diskutiert. Organisationen der klassischen Ernährungskommunikation wie die DGE, der aid oder das BMELV waren zum Zeitpunkt der Untersuchung nicht bei Facebook vertreten. Auch gab es nur wenige Informationsanbieter zur gesunden Ernährung. Diese hatten auch meist eine geringe Abonnentenzahl. Inzwischen gibt es auch einige sehr gut und regelmäßig geführte Facebook-Accounts von Institutionen der Ernährungswissenschaft wie von der Ernährungsumschau.

Die Analyse des Fallbeispiels zeigte zunächst, dass es tatsächlich möglich ist, dass sich eine große Zahl von Nutzern bei der Diskussion von Ernährungsthemen beteiligen. Dabei spielte Alltagswissen eine viel größere Rolle als Expertenwissen. Auch wurde die Hierarchie von Experten hier nicht anerkannt, sondern grundsätzlich waren alle Diskussionsteilnehmer gleichberechtigt. Die Diskussion über Facebook kann auch Einfluss auf die Lebenswelt der Nutzer haben, zumindest tauschen sie dabei Informationen und Meinungen aus und beteiligen sich an politischen Entscheidungen. Dabei können Informationen, z.B. zu politischen Entscheidungen, in kürzester Zeit an tausende von Menschen verbreitet werden. Das Gemeinschaftsgefühl war bei Facebook im Gegensatz zu der Bloggosphäre weniger wichtig, es herrschte eher eine raue und teilweise feindselige Atmosphäre.

Letztlich zeigte die Arbeit, dass Soziale Medien einige Möglichkeiten offerieren, Ernährungskommunikation alltagsnaher, politischer, partizipativer und auf Augenhöhe stattfinden zu lassen. Experten könnten zudem ein realistischeres Verbraucherbild gewinnen. Allerdings sollten sich Vertreter der Ernährungswissenschaft viel mehr in Sozialen Medien beteiligen. Bisher bestimmen vor allem Laien, Verbraucherorganisationen und NGOs mit teilweise polemischen und schlecht fundierten Informationen den Inhalt dieser Medien. Natürlich gibt es auch gut recherchierte Artikel, liebevoll und aufwändig gestaltete Blogs und Laien, die ihr Veröffentlichungen deutlich als ihre eigene Meinung (und nicht als objektive Wahrheit) kennzeichnen. Häufig fehlt jedoch ein objektiver und übergeordneter Blick. Soziale Medien, welche eine unabdingbare Offenbarung und Reflexion der eigenen Person verlangen, lassen eine Dynamik der Selbstreferenz entstehen. Damit scheint es bereits zu genügen, Dinge als bewiesen gelten zu lassen, wenn man sie mit eigenen Erfahrungen belegen kann oder auch nur bei einem Freund davon gelesen hat. Wie gefährlich das sein kann, zeigen nicht nur Fake News, die gezielt politische Meinungen manipulieren wollen, sondern auch Menschen, die nur Informationen aus Sozialen Medien beziehen, welche ihrem Stimmungsbild entsprechen. Postfaktisch wurde entsprechend diesem Trend als Wort des Jahres 2016 gekürt. Im Ernährungsbereich bedeutet das, dass zahlreiche Ernährungstrends kursieren, von denen viele für sich in Anspruch nehmen, das Allheilmittel für jegliche ernährungsbedingten Erkrankungen zu sein. Welchen potentiellen Schaden dies bei den ratsuchenden Verbrauchern hinterlässt, ist vielen Influencern nicht bewusst. Zwar mag eine Versorgung der wichtigsten Nährstoffe auch mit Veganismus, Clean Eating oder Paleo funktionieren. Dass diese rigiden Ernährungsformen jedoch der beste Einstieg in eine Essstörung sein können oder zumindest verwirrte und enttäuschte Verbraucher zurücklassen können, haben die oben aufgeführten Studien gezeigt. Manch einer mag nun argumentieren, dass er/sie in einem Blog ja nur „seinen" Weg aufzeigt und dass es ja in der eigenen Verantwortung liegt, diese Ernährungsweise auch auszuprobieren. Aber sobald ich in die Öffentlichkeit gehe (und Soziale Medien sind Öffentlichkeit, auch wenn sie manchmal sehr privat scheinen), habe ich eine Verantwortung für meine Leser. Zumindest sollten sie auf potentielle Gefahren aufmerksam gemacht werden und darauf hinwiesen werden, dass keine entsprechende Ausbildung vorhanden ist.

Angesichts der großen Dominanz von Laienwissen in den Sozialen Medien, sollten Ernährungsexperten hier ein Gegengewicht schaffen, sich mehr einbringen und ihr Wissen beratend zur Verfügung stellen. Natürlich kostet das Zeit und Mühe. Viele Ernährungsexperten fragen sich vielleicht, wozu. Aber es geht hierbei nicht nur darum, einem zunehmenden Qualitätsverlust von Ernährungsinformationen entgegenzuwirken. Ernährungsexpertinnen und Organisationen können mit Sozialen Medien Netzwerke knüpfen, neue Projekte generieren, mehr Publicity erhalten (auch indem Printmedien auf sie aufmerksam werden), Aufträge und neue Kunden akquirieren. Ausgebildete Ernährungsfachkräfte sollten selbstbewusst mit fundiertem Wissen in den Sozialen Medien auftreten und eine echte Alternative zu den vielen Ernährungstrends bieten. Wenn in Talkrunden keine Ernährungswissenschaftler, sondern Food Blogger als Ernährungsexperten eingeladen werden, ist es dafür höchste Zeit.

Dies soll nicht heißen, dass Blogger keine gute Arbeit leisten. Diese Auflockerung hat der bisherigen Ernährungskommunikation gutgetan. Soziale Medien habe dafür gesorgt, dass Menschen und ihre Geschichten zu Tage getreten sind und dass diese dokumentiert wurden. Wie oben aufgeführt, beeinflussen technische Entwicklungen die Gesellschaft und die Gesellschaft beeinflusst technische Entwicklungen. So entsprechen Soziale Medien immer mehr den menschlichen

Bedürfnissen nach Vernetzung und Begegnung. Sie haben damit eine echte Revolution ausgelöst. Die anfängliche Euphorie wurde eventuell durch erste negative Aspekte gedämpft. Dennoch dürfen wir mit Spannung einer großen medialen Entwicklung beiwohnen.

Das Feld der Sozialen Medien ist damit auch für die Wissenschaft ein äußerst interessanter und zukunftsträchtiger Forschungsgegenstand. Sie bieten nicht nur eine fast unendliche Fülle an bereits verschriftlichtem Material über Verbrauchereinstellungen, welches sowohl quantitativ aber vor allem auch qualitativ untersucht werden kann. Auch die Untersuchungsgegenstände sind sowohl kommunikations- als auch ernährungs- und gesundheitswissenschaftlich äußerst interessant. So wäre beispielsweise zu untersuchen, welche Möglichkeiten sich für Experten bei der sozialen Unterstützung im Rahmen einer Gewichtsreduktion bieten. Auch die Bewegung der Foodies, welche sich fast ausschließlich über das Internet formiert und eine vollkommen neue Form des Essens vertreten, wäre ein interessanter Forschungsgegenstand. In Anbetracht der wachsenden Bedeutung und Größe der Sozialen Medien gibt es in diesem Feld noch eine Menge zu entdecken.

Glossar

Archiv
enthält ältere Beiträge eines Blogs z.b. nach Datum oder Thema geordnet

Blog
einfach zu erstellende und zu aktualisierende Internetseiten, in denen der Betreiber (Blogger/in) Inhalt einträgt, welcher mit einem Datum versehen ist und in umgekehrt chronologischer Reihenfolge angezeigt wird.

Blogosphäre
Masse aller Blogs und ihre Vernetzung bzw. Clusterbildung untereinander

Blogroll
auf dem Blog veröffentlichte Linksammlung anderer Blogs. Es handelt sich dabei um Empfehlungen des Bloggers. Gleichzeitig gibt sie auch Hinweise auf das Netzwerk, die Persönlichkeit und die Glaubwürdigkeit des Bloggers.

Chronik
Rückwärts chronologisch geordnete Anzeige der Beiträge in Facebook der abonnierten Nutzer (*Freunde*), persönliche Startseite, bei Twitter *Timeline* genannt

Community
Gemeinschaft aller oder einer Gruppe von Social-Media-Nutzern

Digitalisierung
Umwandlung von Informationen in „bits" (binäre Codierungen). Informationen können dadurch in einem elektronischen Kommunikationsnetz übertragen werden.

Feed
enthält die Inhalte eines Blogs in vereinfachter Form, meist die Titel der einzelnen Beiträge. Sie können von interessierten Lesern mittels Feedreader abonniert werden, wodurch der Leser auch sieht, ob es einen neuen Beitrag gibt.

© Springer Fachmedien Wiesbaden GmbH, ein Teil von Springer Nature 2018
E.-M. Endres, *Ernährung in Sozialen Medien*,
https://doi.org/10.1007/978-3-658-21988-8

Follower
Twitternutzer, die Beiträge eines Microbloggers abonniert haben

Foodie
Interessierte Laien mit einem sehr starken Interesse/Leidenschaft für Essen. Sie tauschen such mit anderen Foodies aus, wollen ständig über Essen lernen. Kulturelle Hintergründe, ökologische Dimensionen, Genuss und neue Trends sind ihnen dabei meist wichtiger als Gesundheitsaspekte des Essens.

Friends
Microblogger, deren Beiträge man abonniert hat

Gatekeeping
Vorgang, der besagt, dass Massenmedien in ihrer Wirkungsweise Einfluss darauf nehmen können, was veröffentlicht wird und was nicht

Hashtag
Mit dem # kann bei Twitter einer Nachricht ein bestimmtes Stichwort (*Tag* →
siehe *Tagging*) zugeordnet werden. Den Nutzern fällt es damit leichter Nachrichten zu einem bestimmten Thema zu finden, z.b. #Vogelgrippe.

Kommentare
In den meisten Anwendungen Sozialer Medien haben die Leser die Möglichkeit Beiträge zu kommentieren. Hier entstehen nicht selten angeregte Diskussionen zwischen den Nutzern.

Microblog
Form des Blogs, in dem Nutzer Nachrichten mit begrenzter Textlänge erstellen können, die von anderen abonniert werden können. Bekanntester Anbieter: Twitter. Theoretisch können auch Statusmeldungen in Sozialen Netzwerken als Microblogging bezeichnet werden.

Permalinks / permanente Links
Jedem Eintrag wird eine eigene URL (Internetadresse) zugeordnet. Das ermöglicht es dem Blogger oder anderen Bloggern auf einen bestimmten Eintrag und nicht auf die gesamte Internetseite zu verlinken. Texte können so verknüpft werden oder frühere Einträge zitiert werden.

Pinnwand
Oberfläche, auf der Nutzer Sozialer Netzwerke Nachrichten direkt auf dem Profil des Empfängers hinterlassen. Diese können, je nach persönlichen Einstellungen, öffentlich gesehen werden.

Podcast
Vom Nutzer selbst produzierte Audio- oder Videodatei, die mittels *RSS* von anderen Nutzern abonniert werden, heruntergeladen, auf mobilen Geräten und abgespeichert werden können.

Posting / Post
Mitteilung innerhalb einer Community. Nachrichten, die für alle zugänglich sind, ähnlich wie ein Zettel an einem schwarzen Brett. Zum Beispiel Einträge eines Blogs, die dessen Hauptbestandteil ausmachen oder Nachricht auf einer facebook-Seite.

Profil
Selbst gewählte Präsentation des Nutzers in Sozialen Netzwerken. Der Nutzer kann selbst entscheiden, welche Daten er eingibt und welche davon für andere sichtbar sind.

Prosumer
Komposition aus Produzent und Konsument, versinnbildlicht die neue Rolle des Nutzers Sozialer Medien, der sowohl Inhalte produzieren, als auch konsumieren kann.

RSS
Really Simple Syndication (wirklich einfache Verteilung). Bestimmtes Dateiformat, welches es ermöglicht aktuelle Neuigkeiten z.B. zu einem bestimmten Thema direkt z.B. per E-Mail zugeschickt zu bekommen. Die RSS-Dateien werden dazu im RSS-Feed bereitgestellt und werden in regelmäßigen Abständen abgefragt.

Statusmeldung
Microblogging-Funktion, die es ermöglicht, kurze Texte, Bilder oder Videos zu veröffentlichen. Diese werden in umgekehrt chronologischer Reihenfolge den befreundeten Nutzern angezeigt. Die Kontakte haben dann verschiedene Möglichkeiten den Beitrag zu bewerten, zu kommentieren oder mit anderen Nutzern zu teilen.

Social Media
Aus dem Web 2.0 entstandenen kollaborative Organisationsformen der Nutzer, auch Soziale Medien oder Social Web genannt. Sie basieren im Wesentlichen auf webbasierten Anwendungen, die für Menschen den Informationsaustausch, den Beziehungsaufbau und deren Pflege, die Kommunikation und die kollaborative Zusammenarbeit in einem gesellschaftlichen oder gemeinschaftlichen Kontext unterstützen, sowie den Daten, die dabei entstehen und den Beziehungen zwischen Menschen, die diese Anwendungen nutzen.

Social Network
(Loser) Zusammenschluss von Menschen im Web 2.0, die mittels Social-Media-Plattformen Verbindungen und Beziehungen herstellen. Auch Soziale Netzwerke oder Online Social Network (OSN) genannt. Bekanntestes Beispiel: Facebook.

Social Sharing
Möglichkeit mittels Sharing-Plattformen über das Internet Daten zu verwalten. Die Daten sind privat oder öffentlich zugänglich, können kategorisiert, geteilt, mit anderen Daten kombiniert oder von andere Nutzern kommentiert werden. Bekannteste Beispiele: YouTube (Videos), flickr (Fotos).

Tagging
Möglichkeit einem Beitrag ein Stichwort zuzuordnen. Aus den Stichworten können Übersichten z.B. in den Blogs erstellt werden.

Timeline
Rückwärts chronologisch geordnete Anzeige der Beiträge in Twitter der abonnierten Nutzer (*Friends*), persönliche Startseite, bei facebook *Chronik* genannt

Traffic
Datenverkehr in einem technischen System; Immer wenn Informationen ausgetauscht werden, entsteht Traffic.

Tweet
öffentliche Nachricht eines Twitterusers, Zeichenlänge:140

Twitter
bekanntester Anbieter für Microblogging

Web 2.0
Allgemein der Trend, dass Internetauftritte durch die Nutzer mitbestimmt werden können. Der Fokus liegt dabei auf einem neuen entwicklerischen und ökonomischen Geist der Softwareunternehmen, der neue technische Möglichkeiten schafft.

weight-loss-Blogs
Blogs, die sich ausschließlich mit dem Thema Abnehmen beschäftigen, meist geschrieben von Übergewichtigen, die von ihren Erfahrungen berichten.

Wiki
Hypertext-System für Webseiten, deren Inhalte von den Nutzern nicht nur gelesen, sondern auch direkt online beschrieben oder gänzlich neu erstellt werden können, berühmtestes Beispiel: Wikipedia

Literaturverzeichnis

Aardoom, J. J., Dingemans, A. E., Boogaard, L. H. & van Furth, E. F. (2014). Internet and patient empowerment in individuals with symptoms of an eating disorder: a cross-sectional investigation of a pro-recovery focused e-community. *Eating behaviors 15* (3), 350–356. doi:10.1016/j.eatbeh.2014.04.003

Aardoom, J. J., Dingemans, A. E., van Ginkel, J. R., Spinhoven, P., van Furth, E. F. & van den Akker-van Marle, M. E. (2016). Cost-utility of an internet-based intervention with or without therapist support in comparison with a waiting list for individuals with eating disorder symptoms: a randomized controlled trial. *The International journal of eating disorders 49* (12), 1068–1076. doi:10.1002/eat.22587

Aardoom, J. J., Dingemans, A. E., Fokkema, M., Spinhoven, P. & van Furth, E. F. (2017). Moderators of change in an Internet-based intervention for eating disorders with different levels of therapist support: What works for whom? *Behaviour research and therapy 89,* 66–74. doi:10.1016/j.brat.2016.11.012

Aharony, N., Pan, W., Ip, C., Khayal, I. & Pentland, A. (2011). Social fMRI. Investigating and shaping social mechanisms in the real world. *Pervasive and Mobile Computing 7* (6), 643–659. doi:10.1016/j.pmcj.2011.09.004

Alnemer, K. A., Alhuzaim, W. M., Alnemer, A. A., Alharbi, B. B., Bawazir, A. S., Barayyan, O. R. & Balaraj, F. K. (2015). Are Health-Related Tweets Evidence Based? Review and Analysis of Health-Related Tweets on Twitter. *Journal of medical Internet research 17* (10), e246. doi:10.2196/jmir.4898

Ambrozas, D. (2003). Serious Feast: Vancouver Foodies in Globalized Consumer Society, School of communications, Simon Fraser University. http://www.cjc-online.ca/index.php/journal/thesis/view/27. Zugegriffen 02.01.2013.

Apel, M. (2017). Warum Social Media für ausgebildete Ernährungsexperten so wichtig sind, Ernährungsumschau Online Plus. https://www.ernaehrungs-umschau.de/online-plus/20-06-2017-warum-social-media-fuer-ausgebildete-ernaehrungsexperten-so-wichtig-sind/. Zugegriffen 05.08.2017.

© Springer Fachmedien Wiesbaden GmbH, ein Teil von Springer Nature 2018
E.-M. Endres, *Ernährung in Sozialen Medien*,
https://doi.org/10.1007/978-3-658-21988-8

Appel, H. B., Huang, B., Cole, A., James, R. & Ai, A. L. (2014). Starting the Conversation - A Childhood Obesity Knowledge Project Using an App. *British journal of medicine and medical research 4* (7), 1526–1538.

Ariyasriwatana, W. & Quiroga, L. M. (2016). A thousand ways to say 'Delicious!'-Categorizing expressions of deliciousness from restaurant reviews on the social network site Yelp. *Appetite 104*, 18–32. doi:10.1016/j.appet.2016.01.002

Arseniev-Koehler, A., Lee, H., McCormick, T. & Moreno, M. A. (2016). #Proana: Pro-Eating Disorder Socialization on Twitter. *The Journal of adolescent health : official publication of the Society for Adolescent Medicine 58* (6), 659–664. doi:10.1016/j.jadohealth.2016.02.012

Ashton, L. M., Morgan, P. J., Hutchesson, M. J., Rollo, M. E. & Collins, C. E. (2017). Feasibility and preliminary efficacy of the 'HEYMAN' healthy lifestyle program for young men: a pilot randomised controlled trial. *Nutrition journal 16* (1), 2. doi:10.1186/s12937-017-0227-8

Bardus, M., Smith, J. R., Samaha, L. & Abraham, C. (2015). Mobile Phone and Web 2.0 Technologies for Weight Management: A Systematic Scoping Review. *Journal of medical Internet research 17* (11), e259. doi:10.2196/jmir.5129

Bardus, M., Smith, J. R., Samaha, L. & Abraham, C. (2016). Mobile and Web 2.0 interventions for weight management: an overview of review evidence and its methodological quality. *European journal of public health 26* (4), 602–610. doi:10.1093/eurpub/ckw090

Barlösius, E. (2011). *Soziologie des Essens. Eine sozial- und kulturwissenschaftliche Einführung in die Ernährungsforschung* (2. Aufl.). Weinheim: Juventa.

Barlösius, E. & Schiek, D. (2006). Das Profil öffentlicher Ernährungskommunikation - eine Synopse. In E. Barlösius & R. Rehaag (Hrsg.), *Skandal oder Kontinuität. Anforderungen an eine öffentliche Ernährungskommunikation.* (S. 9–20). Berlin: WZB (Wissenschaftszentrum Berlin für Sozialforschung).

Barnett, J., McConnon, A., Kennedy, J., Raats, M., Shepherd, R., Verbeke, W., Fletcher, J., Kuttschreuter, M., Lima, L., Wills, J. & Wall, P. (2011). Development of strategies for effective communication of food risks and benefits across Europe: design and conceptual framework of the FoodRisC project. *BMC public health 11*. http://www.ncbi.nlm.nih.gov/pubmed/21569458.

Barr, A. & Levy, P. (1984). *The official foodie handbook. Be modern - worship food.* London: Ebury Press.

Barthel, M., Shearer, E., Gottfried, J. & Mitchell, A. (2015). The Evolving Role of News on Twitter and Facebook. http://www.journalism.org/2015/07/14/the-evolving-role-of-news-on-twitter-and-facebook/. Zugegriffen 11.06.2017.

Basch, C. H., Mongiovi, J., Berdnik, A. & Basch, C. E. (2016). The most widely viewed YouTube videos with content related to multivitamins. *Health promotion perspectives 6* (4), 213–216. doi:10.15171/hpp.2016.35

Beißwenger, A. (2010). Audiovisuelle Kommunikation in der globalen Netzwerkgesellschaft. In A. Beißwenger (Hrsg.), *YouTube und seine Kinder. Wie Online Video, Web TV und Social Media die Kommunikation von Marken, Medien und Menschen revolutionieren* (1. Aufl.,). Baden-Baden: Nomos.

Ben Mhenni, L. (2011). *Vernetzt Euch!* Berlin: Ullstein Buchverlage.

Bessi, A., Zollo, F., Del Vicario, M., Scala, A., Caldarelli, G. & Quattrociocchi, W. (2015). Trend of Narratives in the Age of Misinformation. *PloS one 10* (8), e0134641. doi:10.1371/journal.pone.0134641

Beuth, P. (Zeit Online, Hrsg.). (2016). Alles Wichtige zum NSA-Skandal. http://www.zeit.de/digital/datenschutz/2013-10/hintergrund-nsa-skandal. Zugegriffen 22.02.2018.

Bissonnette-Maheux, V., Provencher, V., Lapointe, A., Dugrenier, M., Dumas, A.-A., Pluye, P., Straus, S., Gagnon, M.-P. & Desroches, S. (2015). Exploring women's beliefs and perceptions about healthy eating blogs: a qualitative study. *Journal of medical Internet research 17* (4), e87. doi:10.2196/jmir.3504

Blanchard, A. (2004). Blogs as Virtual Communities: Identifying a Sense of Community in the Julie/Julia Project. In A. S. J. L. R. C. R. J. Gurak L (Hrsg.), *Into the blogosphere: rhetoric, community, and culture of weblogs.* .

BMELV. (2013). Bündnis für Verbraucherbildung gestartet: BMELV unterstützt Einsatz für mehr Verbraucherkompetenz, Bundesministerium für Ernährung Landwirtschaft und Verbraucherschutz. http://www.bmelv.de/SharedDocs/Standardartikel/Verbraucherschutz/BuendnisVerbraucherbildung.html. Zugegriffen 19.03.2013.

Boepple, L. & Thompson, J. K. (2014). A content analysis of healthy living blogs: evidence of content thematically consistent with dysfunctional eating attitudes and behaviors. *The International journal of eating disorders 47* (4), 362–367. doi:10.1002/eat.22244

BÖLW. (2017). *Die Bio-Branche 2017. Zahlen, Daten, Fakten* (Bund Ökologische Lebensmittelwirtschaft e.V., Hrsg.), Berlin. https://www.boelw.de/fileadmin/pics/Bio_Fach_2017/ZDF_2017_Web.pdf. Zugegriffen 23.02.2018.

Bortz, J. & Döring, N. (2002). *Forschungsmethoden und Evaluation. Für Human- und Sozialwissenschaftler* (3. Aufl.). Berlin [u.a.]: Springer.

Bourdieu, P. (1987). *Die feinen Unterschiede. Kritik der gesellschaftlichen Urteilskraft.* Frankfurt am Main: Suhrkamp.

Bramlett Mayer, A. & Harrison, J. A. (2012). Safe Eats: an evaluation of the use of social media for food safety education. *Journal of food protection 75* (8), 1453–1463. doi:10.4315/0362-028X.11-551

Buggisch, C. (2017). Social Media und Messenger – Nutzerzahlen in Deutschland 2017. https://buggisch.wordpress.com/2017/01/02/social-media-und-messenger-nutzerzahlen-in-deutschland-2017/. Zugegriffen 29.08.2017.

Büning-Fesel, M. (2006). Begrüßung und Einführung. In aid Infodienst (Hrsg.), *Ernährungskommunikation. Neue Wege - neue Chancen? Tagungsband zum 8. aid-Forum am 11. Mai 2005 in Bonn* (S. 6–9). Bonn: AID.

Büning-Fesel, M. (2011). Der essende Mensch zwischen Informationsflut und Panikmache. Vom mehr oder weniger verdaulichen Informationsmenü. In aid Infodienst (Hrsg.), *Mehr als wir verdauen können: Strategien zum Umgang mit der Informationsflut - Tagungsband zum 13. aid-Forum* (S. 6–13). Bonn: aid infodienst Ernährung, Landwirtschaft, Verbraucherschutz.

Burkart, R. (2002). *Kommunikationswissenschaft. Grundlagen und Problemfelder. Umrisse einer interdisziplinären Sozialwissenschaft* (4. überarbeitete und aktualisierte Auflage). Wien: Böhlau.

Caplette, M.-E., Provencher, V., Bissonnette-Maheux, V., Dugrenier, M., Lapointe, A., Gagnon, M.-P., Straus, S. & Desroches, S. (2017). Increasing Fruit and Vegetable Consumption Through a Healthy Eating Blog: A Feasibility Study. *JMIR research protocols 6* (4), e59. doi:10.2196/resprot.6622

Carrotte, E. R., Vella, A. M. & Lim, M. S. C. (2015). Predictors of "Liking" Three Types of Health and Fitness-Related Content on Social Media: A Cross-Sectional Study. *Journal of medical Internet research 17* (8), e205. doi:10.2196/jmir.4803

Carrotte, E. R., Prichard, I. & Lim, M. S. C. (2017). "Fitspiration" on Social Media: A Content Analysis of Gendered Images. *Journal of medical Internet research 19* (3), e95. doi:10.2196/jmir.6368

Cavallo, D. N., Sisneros, J. A., Ronay, A. A., Robbins, C. L., Jilcott Pitts, S. B., Keyserling, T. C., Ni, A., Morrow, J., Vu, M. B., Johnston, L. F. & Samuel-Hodge, C. D. (2016). Assessing the Feasibility of a Web-Based Weight Loss Intervention for Low-Income Women of Reproductive Age: A Pilot Study. *JMIR research protocols 5* (1), e30. doi:10.2196/resprot.4865

Çelik, D. (2015). FoodWiki. Ontology-Driven Mobile Safe Food Consumption System. *The Scientific World Journal 2015* (3), 1–22. doi:10.1155/2015/475410

CERRI, E., FISHER, A. & TAHERI, S. (2012). What is social media feeding you? A study of diet and weight loss information available on YouTube. Association for the Study of Obesity Conference on Diabetes and Obesity 2011. *Appetite 58* (3). http://www.embase.com/search/results?subaction=viewrecord&from=export&id=L70778493.

Chapman, B., Raymond, B. & Powell, D. (2014). Potential of social media as a tool to combat foodborne illness. *Perspectives in public health 134* (4), 225–230. doi:10.1177/1757913914538015

Chomutare, T., Fernandez-Luque, L., Arsand, E. & Hartvigsen, G. (2011). Features of mobile diabetes applications: review of the literature and analysis of current applications compared against evidence-based guidelines. *Journal of medical Internet research 13* (3), e65. doi:10.2196/jmir.1874

Chrisler, J. C., Fung, K. T., Lopez, A. M. & Gorman, J. A. (2013). Suffering by comparison: Twitter users' reactions to the Victoria's Secret Fashion Show. *Body image 10* (4), 648–652. doi:10.1016/j.bodyim.2013.05.001

Chung, A. E., Skinner, A. C., Hasty, S. E. & Perrin, E. M. (2016). Tweeting to Health: A Novel mHealth Intervention Using Fitbits and Twitter to Foster Healthy Lifestyles. *Clinical pediatrics. doi:*10.1177/0009922816653385

Cohen, R. & Blaszczynski, A. (2015). Comparative effects of Facebook and conventional media on body image dissatisfaction. *Journal of eating disorders 3,* 23. doi:10.1186/s40337-015-0061-3

Cotter, A. P., Durant, N., Agne, A. A. & Cherrington, A. L. (2014). Internet interventions to support lifestyle modification for diabetes management: a systematic review of the evidence. *Journal of diabetes and its complications 28* (2), 243–251. doi:10.1016/j.jdiacomp.2013.07.003

Cova, B. & Cova, V. (2001). Tribal aspects of postmodern consumption research: The case of French in-line roller skaters. *journal of consumer behaviour 10* (1), 67–76. http://www.ingentaconnect.com/content/jws/cbh/2001/0000000 1/00000001/art00006.

Cox, A. M. & Blake, M. K. (2011). Information and food blogging as serious leisure. *Aslib Proceedings 63* (2/3), 204–220. doi:10.1108/00012531111135664

Deutsche Stiftung Verbraucherschutz. (2013). Bündnis für Verbraucherbildung. Für die Selbstbestimmung von Kindern und Jugendlichen. http://www.verbraucherstiftung.de/verbraucherbildung/buendnis-fuer-verbraucherbildung. Zugegriffen 19.03.2013.

DGE. (1976). *Ernährungsbericht 1976* (Deutsche Gesellschaft für Ernährung e.V., Hrsg.), Frankfurt am Main.

DGE (Deutsche Gesellschaft für Ernährung e.V., Hrsg.). (2005). Vollwertig essen und trinken nach den 10 Regeln der DGE. http://www.dge.de/modules.php?name=Content&pa=showpage&pid=15. Zugegriffen 04.02.2013.

DGE. (2008). *Ernährungsbericht 2008* (Deutsche Gesellschaft für Ernährung e.V., Hrsg.), Bonn.

DGE. (2012). *Ernährungsbericht 2012*. Bonn: DGE.

DGE. (2017). Vollwertig essen und trinken nach den 10 Regeln der DGE. https://www.dge.de/ernaehrungspraxis/vollwertige-ernaehrung/10-regeln-der-dge/. Zugegriffen 23.02.2018.

Dressel, M. (2011). *Konstruktiv kommunizieren im Web 2.0. Spielregeln für virtuelle Gemeinschaften: vom Wirrwarr zu mehr Struktur in sozialen Netzwerken*. Wiesbaden: Gabler.

Du, H. S. & Wagner, C. (2006). Weblog success: Exploring the role of technology. *International Journal of Human-Computer Studies 64* (9), 789–798. http://www.sciencedirect.com/science/article/pii/S1071581906000590.

Dute, D. J., Bemelmans, W. J. E. & Breda, J. (2016). Using Mobile Apps to Promote a Healthy Lifestyle Among Adolescents and Students: A Review of the Theoretical Basis and Lessons Learned. *JMIR mHealth and uHealth 4* (2), e39. doi:10.2196/mhealth.3559

Eberle, U., Fritsche, U., Hayn, D., Rehaag, R., Simshäuser, U., Stieß, I. & Waskow, F. (2005). *Nachhaltige Ernährung. Ziele, Problemlagen und*

Handlungsbedarf im gesellschaftlichen Handlungsfeld Umwelt-Ernährung-Gesundheit. Diskussionspapier Nr.4. Hamburg.

Ebersbach, A., Glaser, M. & Heigl, R. (2011). *Social Web* (2. Aufl.). Konstanz: UVK.

Eckler, P., Kalyango, Y. & Paasch, E. (2017). Facebook use and negative body image among U.S. college women. *Women & health 57* (2), 249–267. doi:10.1080/03630242.2016.1159268

Ehrlichmann, M. (2017). *Einfach ehrlich essen. Warum wir uns auf unseren Appetit verlassen sollten* (1. Auflage). Stuttgart: Hirzel, S., Verlag.

Elzer, M. (2007a). Der Beitrag der Lerntheorie zur Kommunikation. In M. Elzer & C. Sciborski (Hrsg.), *Kommunikative Kompetenzen in der Pflege. Theorie und Praxis der nonverbalen Interaktion* (S. 88–101). Bern: Hans Huber.

Elzer, M. (2007b). Einführung in die Kommunikationswissenschaften. In M. Elzer & C. Sciborski (Hrsg.), *Kommunikative Kompetenzen in der Pflege. Theorie und Praxis der nonverbalen Interaktion* (S. 29–52). Bern: Hans Huber.

Endres, E.-M. (2012). *Genussrevolte. Von der Diät zu einer neuen Esskultur.* Wiesbaden: Springer Fachmedien Wiesbaden; Imprint: Springer VS.

Escoffery, C., Miner, K. R., Adame, D. D., Butler, S., McCormick, L. & Mendell, E. (2005). Internet Use for Health Information Among College Students. *Journal of American College Health 53* (4), 183–188. doi:10.3200/JACH.53.4.183-188

Facebook. (12/2012). Company Info - Key Facts. https://newsroom.fb.com/Key-Facts. Zugegriffen 19.02.2013.

Ferguson, C. J., Munoz, M. E., Garza, A. & Galindo, M. (2014). Concurrent and prospective analyses of peer, television and social media influences on body dissatisfaction, eating disorder symptoms and life satisfaction in adolescent girls. *Journal of youth and adolescence 43* (1), 1–14. doi:10.1007/s10964-012-9898-9

Festinger, L. (1954). A Theory of Social Comparison Processes. *Human Relations* (7), 117–140. https://www.humanscience.org/docs/Festinger%20(1954)%20A%20Theory%20of%20Social%20Comparison%20Processes.pdf.

Foodwatch. (2013). McDonald's & Co. raus aus den Schulen! http://foodwatch.de/kampagnen__themen/kinderernaehrung/e_mail_aktion_schul_buendnis/index_ger.html. Zugegriffen 19.03.2013.

Foucault, M. (1989). *Sexualität und Wahrheit. Zweiter Band: Der Gebrauch der Lüste* (1. Aufl.). Frankfurt am Main: Suhrkamp-Taschenbuch-Verl.

Ghaznavi, J. & Taylor, L. D. (2015). Bones, body parts, and sex appeal: An analysis of #thinspiration images on popular social media. *Body image 14*, 54–61. doi:10.1016/j.bodyim.2015.03.006

Ghosh, D. D. & Guha, R. (2013). What are we 'tweeting' about obesity? Mapping tweets with Topic Modeling and Geographic Information System. *Cartography and geographic information science 40* (2), 90–102. doi:10.1080/15230406.2013.776210

Gerlinger, T., Lenhard, U., Simon, M. & Stegmüller, K. (Hrsg.), *Jahrbuch für kritische Medizin und Gesundheitswissenschaften: Verantwortung, Schuld, Sühne. Zur Individualisierung von Gesundheit zwischen Regulierung und Disziplinierung* (1. Aufl., S. 69–95). Hamburg: Argument Verlag.

Gigerenzer, G. (2012). Nicht Freund oder Feind. Risikoverständnis und digitale Selbstkontrolle. *Forschung und Lehre 19* (12), 964–965.

Gnagnarella, P., Misotti, A. M., Santoro, L., Akoumianakis, D., Del Campo, L., Lorenzo, F. de, Lombardo, C., Milolidakis, G., Sullivan, R. & McVie, J. G. (2016). Nutritional Online Information for Cancer Patients: a Randomized Trial of an Internet Communication Plus Social Media Intervention. *Journal of cancer education : the official journal of the American Association for Cancer Education 31* (3), 472–480. doi:10.1007/s13187-015-0820-5

Gore, R. J., Diallo, S. & Padilla, J. (2015). You Are What You Tweet: Connecting the Geographic Variation in America's Obesity Rate to Twitter Content. *PloS one 10* (9), e0133505. doi:10.1371/journal.pone.0133505

Görg, A. & Mayr Hofer, C. (2011). Neulich am Kanal. Wir bekommen Informationen, wenn wir Informationen hergeben. In H. C. Voigt & T. Kreiml (Hrsg.), *Soziale Bewegungen und Social Media. Handbuch für den Einsatz von web 2.0* (S. 163–172). Wien: ÖGB-Verl.

Gruver, R. S., Bishop-Gilyard, C. T., Lieberman, A., Gerdes, M., Virudachalam, S., Suh, A. W., Kalra, G. K., Magge, S. N., Shults, J., Schreiner, M. S., Power, T. J., Berkowitz, R. I. & Fiks, A. G. (2016). A Social Media Peer Group Intervention for Mothers to Prevent Obesity and Promote Healthy Growth from Infancy: Development and Pilot Trial. *JMIR research protocols 5* (3), e159. doi:10.2196/resprot.5276

Habermas, J. (1971). *Strukturwandel der Öffentlichkeit* (5. Aufl.). Neuwied und Berlin: Luchterhand.

Habermas, J. (2008). Hat die Demokratie noch eine epistemische Dimension? In GESIS-IZ Sozialwissenschaften (Hrsg.), *Politische Soziologie. Band 2008/2* (S. 9–38). Bonn: GESIS-IZ Sozialwissenschaften.

Haeusler, T. & Haeusler, J. (2012). *Netzgemüse. Aufzucht und Pflege der Generation Internet* (1. Aufl.). München: Goldmann.

Hales, S. B., Davidson, C. & Turner-McGrievy, G. M. (2014). Varying social media post types differentially impacts engagement in a behavioral weight loss intervention. *Translational behavioral medicine 4* (4), 355–362. doi:10.1007/s13142-014-0274-z

Hammersley, M. L., Jones, R. A. & Okely, A. D. (2016). Parent-Focused Childhood and Adolescent Overweight and Obesity eHealth Interventions: A Systematic Review and Meta-Analysis. *Journal of medical Internet research 18* (7), e203. doi:10.2196/jmir.5893

Hand, R. K., Kenne, D., Wolfram, T. M., Abram, J. K. & Fleming, M. (2016). Assessing the Viability of Social Media for Disseminating Evidence-Based Nutrition Practice Guideline Through Content Analysis of Twitter Messages and Health Professional Interviews: An Observational Study. *Journal of medical Internet research 18* (11), e295. doi:10.2196/jmir.5811

Harris, J. K., Mueller, N. L., Snider, D. & Haire-Joshu, D. (2013). Local health department use of twitter to disseminate diabetes information, United States. *Preventing chronic disease 10,* E70. doi:10.5888/pcd10.120215

Harris, J. K., Mansour, R., Choucair, B., Olson, J., Nissen, C. & Bhatt, J. (2014). Health department use of social media to identify foodborne illness - Chicago, Illinois, 2013-2014. *MMWR. Morbidity and mortality weekly report 63* (32), 681–685.

Harris, J. K., Hawkins, J. B., Nguyen, L., Nsoesie, E. O., Tuli, G., Mansour, R. & Brownstein, J. S. (2017). Using Twitter to Identify and Respond to Food Poisoning: The Food Safety STL Project. *Journal of public health management and practice : JPHMP. doi:*10.1097/PHH.0000000000000516

Helm, J. & Jones, R. M. (2016). Practice Paper of the Academy of Nutrition and Dietetics: Social Media and the Dietetics Practitioner: Opportunities, Challenges, and Best Practices. *Journal of the Academy of Nutrition and Dietetics 116* (11), 1825–1835. doi:10.1016/j.jand.2016.09.003

Hepp, A. (2008). Globalisierung der Medien und transkulturelle Kommunikation. *bpb APuZ (Aus Politik und Zeigeschichte) 39,* 9–16.

Himmelberg, C. & Kemp, S. (We are social, Hrsg.). (2017). Global Digital Report 2017: So digital ist Deutschland. https://wearesocial.com/de/Special-Reports/global-digital-report-2017-digital-ist-deutschland. Zugegriffen 29.08.2017.

Hingle, M., Yoon, D., Fowler, J., Kobourov, S., Schneider, M. L., Falk, D. & Burd, R. (2013). Collection and visualization of dietary behavior and reasons for eating using Twitter. *Journal of medical Internet research 15* (6), e125. doi:10.2196/jmir.2613

Hippner, H. (2006). Bedeutung, Anwendungen und Einsatzpotentiale von Social Software. In K. Hildebrand & J. Hofmann (Hrsg.), *Social Software*. Heidelberg: dpunkt.

Hogben, G. (2007). *Security Issues and Recommendations for Online Social Networks. ENISA Position Paper No.1*. Kreta.

Holland, G. & Tiggemann, M. (2016). A systematic review of the impact of the use of social networking sites on body image and disordered eating outcomes. *Body image 17*, 100–110. doi:10.1016/j.bodyim.2016.02.008

Holland, G. & Tiggemann, M. (2017). "Strong beats skinny every time": Disordered eating and compulsive exercise in women who post fitspiration on Instagram. *The International journal of eating disorders 50* (1), 76–79. doi:10.1002/eat.22559

Hou, S.-I., Charlery, S.-A. R. & Roberson, K. (2014). Systematic literature review of Internet interventions across health behaviors. *Health psychology and behavioral medicine 2* (1), 455–481. doi:10.1080/21642850.2014.895368

Hugger, K.-U. (2010). Anerkennung und Zugehörigkeit im Social Web. In P. Grell, W. Marotzki & H. Schelhowe (Hrsg.), *Neue digitale Kultur- und Bildungsräume* (1. Aufl., S. 77–98). Wiesbaden: VS, Verl. für Sozialwiss.

Hummel, A. C. & Smith, A. R. (2015). Ask and you shall receive: desire and receipt of feedback via Facebook predicts disordered eating concerns. *The International journal of eating disorders 48* (4), 436–442. doi:10.1002/eat.22336

Initiative D21 & TNS Infratest (Hrsg.). (2012). *(N)Onliner-Atlas 2012. Basiszahlen für Deutschland. Eine Topographie des digitalen Grabens durch Deutschland*. http://www.nonliner-atlas.de/. Zugegriffen 21.02.2013.

Jha, A., Lin, L. & Savoia, E. (2016). The Use of Social Media by State Health Departments in the US: Analyzing Health Communication Through

Facebook. *Journal of community health 41* (1), 174–179. doi:10.1007/s10900-015-0083-4

Jäckel, M. (2011). Mächtiger und verwirrter zugleich! Ernährung als Thema von Medien und Verbrauchern. In aid Infodienst (Hrsg.), *Mehr als wir verdauen können: Strategien zum Umgang mit der Informationsflut - Tagungsband zum 13. aid-Forum* (S. 28–39). Bonn: aid infodienst Ernährung, Landwirtschaft, Verbraucherschutz.

Joung, F. (2017). Gesunde Ernährung. "Keine Religion aus dem Essen machen", Spiegel Online. http://www.spiegel.de/gesundheit/ernaehrung/gesundheit-und-ernaehrung-keine-religion-aus-dem-essen-machen-a-1159868.html. Zugegriffen 16.08.2017.

Kane, K., Chiru, C. & Ciuchete, S. G. (2012). EXPLORING THE ECO-ATTITUDES AND BUYING BEHAVIOUR OF FACEBOOK USERS. *AMFITEATRU ECONOMIC 14* (31), 157–171.

Kaufmann, J.-C. (2006). *Kochende Leidenschaft. Soziologie vom Kochen und Essen*. Konstanz: UVK-Verl.-Ges.

Keen, A. (2008). *Stunde der Stümper. Wie wir im Internet unsere Kultur zerstören*. München: Hanser.

Kemper, P., Mentzer, A. & Tillmanns, J. (2012). Ins Netz gegangen. In P. Kemper, A. Mentzer & J. Tillmanns (Hrsg.), *Wirklichkeit 2.0. Medienkultur im digitalen Zeitalter* (S. 9–11). Stuttgart: Reclam.

Kendal, S., Kirk, S., Elvey, R., Catchpole, R. & Pryjmachuk, S. (2017). How a moderated online discussion forum facilitates support for young people with eating disorders. *Health expectations : an international journal of public participation in health care and health policy 20* (1), 98–111. doi:10.1111/hex.12439

Khalil, C., Megaly, M., Ibrahim, A. & Dimov, V. (2016). Reliability of Youtube Videos for Patient Education on Food Allergies. *journal of allergy and clinical immunology 137* (2), AB159.

Kim, S.-H. & Willis, L. A. (2007). Talking about obesity: news framing of who is responsible for causing and fixing the problem. *Journal of health communication 12* (4), 359–376. doi:10.1080/10810730701326051

Klotter, C. (1990). *Adipositas als wissenschaftliches und politisches Problem. Zur Geschichtlichkeit des Übergewichts*. Heidelberg: Asanger.

Klotter, C. (2011a). Gesundheitswahn und Gesundheitszwänge. In H.-W. Hoefert & C. Klotter (Hrsg.), *"Gesunde Lebensführung". Kritische Analyse eines populären Konzepts* (S. 58–72). Bern: Huber.

Klotter, C. (2011b). Warum wir es schaffen, nicht gesund zu bleiben. In aid Infodienst (Hrsg.), *Mehr als wir verdauen können: Strategien zum Umgang mit der Informationsflut - Tagungsband zum 13. aid-Forum* (S. 15–26). Bonn: aid infodienst Ernährung, Landwirtschaft, Verbraucherschutz.

Klotter, J. C. (2017). *Einführung Ernährungspsychologie* (UTB M, Bd. 2860, 3. aktual. Aufl.). München: UTB; Ernst Reinhardt Verlag.

Kneidinger, B. (2010). *Facebook und Co. Eine soziologische Analyse von Interaktionsformen in Online Social Networks* (1. Aufl.). Wiesbaden: VS, Verl. für Sozialwiss.

Kofahl, D. u. A. F. (2011). Ernährungskommunikation im Internet. Ein explorativer Blick auf Food-Blogs anhand der Themenfelder Natürlichkeit und Innovation. *IAKE Mitteilungen* (18), 11–19.

Kreiml, T. (2011). Auszug aus dem Netzknigge. Tipps für den verantwortungsvollen und souveränen Auftritt von Dummies für Dummies. In H. C. Voigt & T. Kreiml (Hrsg.), *Soziale Bewegungen und Social Media. Handbuch für den Einsatz von web 2.0* (S. 151–161). Wien: ÖGB-Verl.

Krömer, J. & Sen, W. E. (2012). Elemente der Netzkultur. In P. Kemper, A. Mentzer & J. Tillmanns (Hrsg.), *Wirklichkeit 2.0. Medienkultur im digitalen Zeitalter* (S. 178–185). Stuttgart: Reclam.

Krupp, M. & Bellut, T. (ARD/ZDF-Medienkommission, Hrsg.). (2016). ARD/ZDF-Onlinestudie. Nutzung von Onlinecommunitys 2015 und 2016. http://www.ard-zdf-onlinestudie.de/index.php?id=570. Zugegriffen 29.08.2017.

Kurz, C. & Rieger, F. (2012). Ausgekundschaftet. In P. Kemper, A. Mentzer & J. Tillmanns (Hrsg.), *Wirklichkeit 2.0. Medienkultur im digitalen Zeitalter* (S. 70–74). Stuttgart: Reclam.

Kuttschreuter, M., Rutsaert, P., Hilverda, F., Regan, Á., Barnett, J. & Verbeke, W. (2014). Seeking information about food-related risks. The contribution of social media. *Food Quality and Preference 37,* 10–18. doi:10.1016/j.foodqual.2014.04.006

Kutzim, J. (2013). Verbraucherbildung für Kinder: Ratschläge von der Süß- und Fettindustrie, Spiegel Online.

http://www.spiegel.de/wirtschaft/unternehmen/aigner-mcdonald-s-edeka-buendnis-fuer-verbraucherbildung-a-888373.html. Zugegriffen 19.03.2013.

LaMarre, A., Robson, J. & Dawczyk, A. (2015). Mothers' use of blogs while engaged in family-based treatment for a child's eating disorder. *Families, systems & health : the journal of collaborative family healthcare 33* (4), 390–394. doi:10.1037/fsh0000153

Leggatt-Cook, C. & Chamberlain, K. (2012). Blogging for weight loss: personal accountability, writing selves, and the weight-loss blogosphere. *Sociology of Health & Illness 34* (7), 963–977. doi:10.1111/j.1467-9566.2011.01435.x

Leis, A., Mayer, M. A., Torres Nino, J., Rodriguez-Gonzalez, A., Suelves, J. M. & Armayones, M. (2013). Grupos sobre alimentacion saludable en Facebook: caracteristicas y contenidos. *Gaceta sanitaria 27* (4), 355–357. doi:10.1016/j.gaceta.2012.12.010

Lessing, L. (2004). *Free Culture. How Big Media Uses Technology and the Law to Lock Down Culture and Control Creativity.* New York: Penguin.

Li, C. & Bernoff, J. (2008). *Groundswell. Winning in a world transformed by social technologies.* Boston: Harvard Business Press.

Li, R., Raber, M. & Chandra, J. (2015). Developing a healthy web-based cookbook for pediatric cancer patients and survivors: rationale and methods. *JMIR research protocols 4* (1), e37. doi:10.2196/resprot.3777

Lichtenberg, J. (2007). Brand Marketers, Meet Social Networks: Building Communities Without Jeopardizing Your Brand. http://www.marketingprofs.com/7/brand-marketers-meet-social-networks-lichtenberg.asp. Zugegriffen 02.01.2013.

Lindenberg, K., Moessner, M., Harney, J., McLaughlin, O. & Bauer, S. (2011). E-health for individualized prevention of eating disorders. *Clinical practice and epidemiology in mental health : CP & EMH 7,* 74–83. doi:10.2174/1745017901107010074

Link, S. (2002). *Wörterbuch der Antike. Mit Berücksichtigung ihres Fortwirkens* (Kröners Taschenausgabe, Bd. 96, Elfte, völlig neu bearb. und erw. Aufl.). Stuttgart: Kröner.

Lohse, B. (2013). Facebook is an effective strategy to recruit low-income women to online nutrition education. *Journal of nutrition education and behavior 45* (1), 69–76. doi:10.1016/j.jneb.2012.06.006

Lotter, M.-S. (2012). *Scham, Schuld, Verantwortung. Über die kulturellen Grundlagen der Moral* (1. Aufl.). Berlin: Suhrkamp.

Lühmann, H. (2013, 6. Mai). Das Geheimnis der Echokammer. *Frankfurter Allgemeine Zeitung*. http://www.faz.net/aktuell/feuilleton/zukunft-der-zeitung-das-geheimnis-der-echokammer-12173291.html. Zugegriffen 06.06.2017.

Lynch, M. (2010a). Healthy habits or damaging diets: an exploratory study of a food blogging community. *Ecology of food and nutrition 49* (4), 316–335. doi:10.1080/03670244.2010.491054

Lynch, M. (2010b). Playing with food. A novel approach to understanding nutritional behaviour development. *Appetite 54* (3), 591–594. doi:10.1016/j.appet.2010.02.006

Lynch, M. (2012). From food to fuel: Perceptions of exercise and food in a community of food bloggers. *Health Educ. J. 71* (1), 72–79. http://www.embase.com/search/results?subaction=viewrecord&from=export&id=L364136455.

Mabe, A. G., Forney, K. J. & Keel, P. K. (2014). Do you "like" my photo? Facebook use maintains eating disorder risk. *The International journal of eating disorders 47* (5), 516–523.

Maher, C. A., Lewis, L. K., Ferrar, K., Marshall, S., Bourdeaudhuij, I. de & Vandelanotte, C. (2014). Are health behavior change interventions that use online social networks effective? A systematic review. *Journal of medical Internet research 16* (2), e40. doi:10.2196/jmir.2952

Matthews, P. & Stephens, R. (2010). Sociable knowledge sharing online. Philosophy, patterns and intervention. *Aslib Proceedings 62* (6), 539–553. doi:10.1108/00012531011089667

Mayer-Edoloeyi, A. (2011). Social Media als Türöffner - Wohin? Und für wen? Begegnungen am runden ThemaTisch. In H. C. Voigt & T. Kreiml (Hrsg.), *Soziale Bewegungen und Social Media. Handbuch für den Einsatz von web 2.0* (S. 89–98). Wien: ÖGB-Verl.

Mayring, P. (2008). Qualitative Inhaltsanalyse. In U. Flick, E. v. Kardorff & I. Steinke (Hrsg.), *Qualitative Forschung. Ein Handbuch* (6. Aufl., S. 468–475). Reinbek bei Hamburg: Rowohlt Taschenbuch-Verl.

McCarthy, J. A. (1995). Öffentlichkeit. In W. Schneiders (Hrsg.), *Lexikon der Aufklärung. Deutschland und Europa* (S. 292–294). München: Beck.

McLean, S. A., Paxton, S. J., Wertheim, E. H. & Masters, J. (2015). Photoshopping the selfie: Self photo editing and photo investment are associated with body dissatisfaction in adolescent girls. *The International journal of eating disorders 48* (8), 1132–1140. doi:10.1002/eat.22449

McMillan, D. W. & Chavis, D. M. (1986). Sense of community: A definition and theory. *journal of community psychology* (14), 6–23.

Meier, E. P. & Gray, J. (2014). Facebook photo activity associated with body image disturbance in adolescent girls. *Cyberpsychology, behavior and social networking 17* (4), 199–206. doi:10.1089/cyber.2013.0305

Meng, J., Peng, W., Shin, S. Y. & Chung, M. (2017). Online Self-Tracking Groups to Increase Fruit and Vegetable Intake: A Small-Scale Study on Mechanisms of Group Effect on Behavior Change. *Journal of medical Internet research 19* (3), e63. doi:10.2196/jmir.6537

Methfessel, B. (2001). Aktivitäten zur Ernährungserziehung in den Schulen. In BFE (Hrsg.), *Ernährungsziele unserer Gesellschaft: die Beiträge der Ernährungsverhaltenswissenschaft. 22. Wissenschaftliche Jahrestagung der Arbeitsgemeinschaft Ernährungsverhalten e. V. (AGEV) 12.-13. Oktober 2000, Bonn* (S. 53–66). Karlsruhe.

Methfessel, B. (2004). Welche Rolle spielt Ernährungskultur in der Ausbildung von Mittlerkräften? In BfN (Hrsg.), *Ernährungskultur: Land(wirt)schaft, Ernährung und Gesellschaft. 26. Wissenschaftliche Jahrestagung der AGEV am 21. und 22. Oktober 2004 in Kassel / Witzenhausen* (S. 92–103). Witzenhausen.

Michelis, D. (2012a). Organisieren ohne Organisationen (Clay Shirky). In D. Michelis & T. Schildhauer (Hrsg.), *Social-Media-Handbuch. Theorien, Methoden, Modelle und Praxis* (2. Aufl., S. 118–133). Baden-Baden: Nomos.

Michelis, D. (2012b). POST-Methode (Charlene Li, Josh Bernoff). In D. Michelis & T. Schildhauer (Hrsg.), *Social-Media-Handbuch. Theorien, Methoden, Modelle und Praxis* (2. Aufl., S. 234–246). Baden-Baden: Nomos.

Miller, D. (2012). Facebook und die Folgen. In P. Kemper, A. Mentzer & J. Tillmanns (Hrsg.), *Wirklichkeit 2.0. Medienkultur im digitalen Zeitalter* (S. 14–19). Stuttgart: Reclam.

Mondot, J. (1995). Pressefreiheit. In W. Schneiders (Hrsg.), *Lexikon der Aufklärung. Deutschland und Europa* (S. 330–332). München: Beck.

Montanari, M. (1999). *Der Hunger und der Überfluss. Kulturgeschichte der Er-nährung in Europa* (Limitierte Sonderaufl.). München: Beck.

Möst, E. (2016). Essen als Religion. Von Gourmettempeln und Kochpäpsten., BR. http://www.br.de/themen/religion/gourmettempel-essen-als-religion-100.html. Zugegriffen 16.08.2017.

Münker, S. (2009). *Emergenz digitaler Öffentlichkeiten. Die sozialen Medien im Web 2.0* (1. Aufl.). Frankfurt, M: Suhrkamp.

Nardi, B. A., Schiano, D. J., Gumbrecht, M. & Swartz, L. (2004). Why we blog. *Communications of the ACM 47* (12), 41. doi:10.1145/1035134.1035163

Neumann, G. (1993). "Jede Nahrung ist ein Symbol". Umrisse einer Kulturwis-senschaft des Essens. In A. Wierlacher, G. Neumann & H. J. Teuteberg (Hrsg.), *Kulturthema Essen. Ansichten und Problemfelder, Band 1* (S. 385–444). Berlin: Akademie Verlag.

Newkirk, R. W., Bender, J. B. & Hedberg, C. W. (2012). The potential capability of social media as a component of food safety and food terrorism surveillance systems. *Foodborne pathogens and disease 9* (2), 120–124. doi:10.1089/fpd.2011.0990

Nguyen, Q. C., Li, D., Meng, H.-W., Kath, S., Nsoesie, E., Li, F. & Wen, M. (2016). Building a National Neighborhood Dataset From Geotagged Twitter Data for Indicators of Happiness, Diet, and Physical Activity. *JMIR public health and surveillance 2* (2), e158. doi:10.2196/publichealth.5869

Niedermoser, K. & Pischlöger, C. (2011). Die Arbeitnehmer_innen-Blogos-phäre. Eine Gegenöffentlichkeit 2.0 der Betreibsräte und Gewerkschaften entsteht. In H. C. Voigt & T. Kreiml (Hrsg.), *Soziale Bewegungen und Social Media. Handbuch für den Einsatz von web 2.0* (S. 79–88). Wien: ÖGB-Verl.

Nielsen, J. (2006). Participation Inequality: Encouraging More Users to Contrib-ute. http://www.nngroup.com/articles/participation-inequality/. Zugegriffen 06.03.2012.

Nietzsche, F. W. (1999). *Jenseits von Gut und Böse. Zur Genealogie der Moral* (1999. Aufl.). München: Deutscher Taschenbuch Verlag; De Gruyter.

Nour, M., Yeung, S. H., Partridge, S. & Allman-Farinelli, M. (2017). A Narrative Review of Social Media and Game-Based Nutrition Interventions Targeted at Young Adults. *Journal of the Academy of Nutrition and Dietetics*. *doi:*10.1016/j.jand.2016.12.014

Oltersdorf, U. (2001). Status quo der Ernährungsverhaltenswissenschaft in Deutschland. In BFE (Hrsg.), *Ernährungsziele unserer Gesellschaft: die Beiträge der Ernährungsverhaltenswissenschaft. 22. Wissenschaftliche Jahrestagung der Arbeitsgemeinschaft Ernährungsverhalten e. V. (AGEV) 12.-13. Oktober 2000, Bonn* (S. 127–142). Karlsruhe.

Open Source Initiative. (2013). Definition der Open Source Initiative. http://de.wikipedia.org/wiki/Open_Source. Zugegriffen 21.02.2013.

O'Reilly, T. (2005). What is Web 2.0. Design Patterns and Business Models for the Next Generation of Software. http://oreilly.com/pub/a/web2/archive/what-is-web-20.html. Zugegriffen 13.02.2013.

Ottovay, K. (2010). I got a brain in there! - >Gesund essen< im Spannungsfeld von Selbstermächtigung und Aktivierungsimperativ. Ein britisches Fallbeispiel.

Panagiotopoulos, P., Shan, L. C., Barnett, J., Regan, Á. & McConnon, Á. (2015). A framework of social media engagement. Case studies with food and consumer organisations in the UK and Ireland. *International Journal of Information Management 35* (4), 394–402. doi:10.1016/j.ijinfomgt.2015.02.006

Pappa, G. L., Cunha, T. O., Bicalho, P. V., Ribeiro, A., Couto Silva, A. P., Meira, W. & Beleigoli, A. M. R. (2017). Factors Associated With Weight Change in Online Weight Management Communities: A Case Study in the LoseIt Reddit Community. *Journal of medical Internet research 19* (1), e17. doi:10.2196/jmir.5816

Pariser, E. (2012). *The filter bubble. How the new personalized web is changing what we read and how we think.* New York, NY [u.a.]: Penguin Books.

Paul, R., Gray, L. & Koch, P. (2016). #eatinggoodtonight: A Social Media Campaign to Increase Awareness of Unhealthful Late Night Eating Among College Students. *Journal of nutrition education and behavior 48* (7), S1.

Perspectives in Public Health. (2013). Online networks of eating-disorder websites: why censoring pro-ana might be a bad idea. *Perspectives in public health 133* (2), 94–95. doi:10.1177/1757913913475756

Pham, K. von & Lau, M. (2011). Sein oder Online. Verstehen genügend Politiker das Internet? Ist die Demokratie modern? Sind Grüne spießig? Ein Pirat, ein Grüner und ein FDPler diskutieren. *Die Zeit 2011* (40). http://www.zeit.de/2011/40/Interview-Nerz/seite-1. Zugegriffen 26.03.2013.

Pinterest. (2012). Acceptable Use Policy. http://pinterest.com/about/use/. Zugegriffen 04.06.2017.

Pistolis, J., Zimeras, S., Chardalias, K., Roupa, Z., Fildisis, G. & Diomidous, M. (2016). Investigation of the Impact of Extracting and Exchanging Health Information by Using Internet and Social Networks. *Acta informatica medica : AIM : journal of the Society for Medical Informatics of Bosnia & Herzegovina : casopis Drustva za medicinsku informatiku BiH 24* (3), 197–201. doi:10.5455/aim.2016.24.197-201

Rausch, P. (2006). CYBERDIETING: BLOGS AS ADJUNCTS TO WOMEN'S WEIGHT LOSS EFFORTS. *Master of Arts thesis, University of Florida.* http://etd.fcla.edu/UF/UFE0015886/rausch_p.pdf.

Rehaag, R. & Waskow, F. (2005). *Der BSE-Diskurs als Beispiel öffentlicher Ernährungskommunikation. Ernährungswende Diskussionspapier Nr.10.* Köln: KATALYSE Institut für angewandte Umweltforschung.

Rehaag, R. & Waskow, F. (2006). Rahmenbedingungen von Ernährungskommunikation. In E. Barlösius & R. Rehaag (Hrsg.), *Skandal oder Kontinuität. Anforderungen an eine öffentliche Ernährungskommunikation.* (S. 21–38). Berlin: WZB (Wissenschaftszentrum Berlin für Sozialforschung).

Roleff, D. (2012). Digitale Politik und Partizipation: Möglichkeiten und Grenzen. *bpb APuZ (Aus Politik und Zeigeschichte) 62* (7), 14–20.

Rössler, P. (2006). Ernährung im (Zerr-)Spiegel der Medienberichterstattung? Einige Befunde zur Ernährungskommunikation aus kommunikationswissenschaftlicher Sicht. In E. Barlösius & R. Rehaag (Hrsg.), *Skandal oder Kontinuität. Anforderungen an eine öffentliche Ernährungskommunikation.* (S. 61–70). Berlin: WZB (Wissenschaftszentrum Berlin für Sozialforschung).

Roth, P. & Wiese, J. (2013). Facebook Nutzerzahlen, Allfacebook. http://allfacebook.de/userdata/. Zugegriffen 19.02.2013.

Roth, G. (2016). *Persönlichkeit, Entscheidung und Verhalten. Warum es so schwierig ist, sich und andere zu ändern* (Elfte Auflage). Stuttgart: Klett-Cotta.

Rüther, T. (2010). Das habe ich erlebt, nicht Helene Hegemann. Der bestohlene Blogger Airen im F.A.Z.-Gespräch. *Frankfurter Allgemeine Zeitung.* http://www.faz.net/aktuell/feuilleton/buecher/autoren/der-bestohlene-blogger-airen-im-f-a-z-gespraech-das-habe-ich-erlebt-nicht-helene-hegemann-1939795.html.

Rützler, H. (2005). *Was essen wir morgen? 13 Food-Trends der Zukunft.* Wien [u.a.]: Springer.

Sama, P. R., Eapen, Z. J., Weinfurt, K. P., Shah, B. R. & Schulman, K. A. (2014). An evaluation of mobile health application tools. *JMIR mHealth and uHealth 2* (2), e19. doi:10.2196/mhealth.3088

Santarossa, S., Coyne, P., Lisinski, C. & Woodruff, S. J. (2016). #fitspo on Instagram: A mixed-methods approach using Netlytic and photo analysis, uncovering the online discussion and author/image characteristics. *Journal of health psychology.* doi:10.1177/1359105316676334

Savolainen, R. (2010). Dietary blogs as sites of informational and emotional support. *INFORMATION RESEARCH-AN INTERNATIONAL ELECTRONIC JOURNAL 15* (4).

Schäfer, S. (2016). Die Religion des Essens, Zeit Online. http://www.zeit.de/2016/06/ernaehrung-essen-palaeo-vegan-nahrungsmittel. Zugegriffen 16.08.2017.

Schalk, F. (1971). Aufklärung. In J. Ritter (Hrsg.), *Historisches Wörterbuch der Philosophie. Band 1: A-C* (S. 620–633). Basel: Schwabe & Co.

Scheid, K. & Chang, B. (2008). Das Leben on- und offline: Europäische Länder im Vergleich. In P. Alpar & S. Blaschke (Hrsg.), *Web 2.0 — Eine empirische Bestandsaufnahme* (S. 278–291). Wiesbaden: Vieweg+Teubner.

Schirrmacher, F. (2009). *Payback.* München: Blessing.

Schmidt, J.-H. (2012). Das demokratische Netz? bpb *APuZ (Aus Politik und Zeigeschichte) 62* (7), 3–8.

Schneider, E. P., McGovern, E. E., Lynch, C. L. & Brown, L. S. (2013). Do food blogs serve as a source of nutritionally balanced recipes? An analysis of 6 popular food blogs. *Journal of nutrition education and behavior 45* (6), 696–700. doi:10.1016/j.jneb.2013.07.002

Schrupp, A. (2011). Jenseits von Mainstream und Nische. Das Internet als Plattform für politische Vermittlungsarbeit. In H. C. Voigt & T. Kreiml (Hrsg.), *Soziale Bewegungen und Social Media. Handbuch für den Einsatz von web 2.0* (S. 329–338). Wien: ÖGB-Verl.

Schuldt, J. P., Guillory, J. E. & Gay, G. K. (2016). Prejudice and the Plate: Effects of Weight Bias in Nutrition Judgments. *Health communication 31* (2), 182–192. doi:10.1080/10410236.2014.940674

Schütz, G. (2011). Be the TV Media. Mit spontanen Clips, Grassroots News und Live-Streaming Präsenz sichtbar machen. In H. C. Voigt & T. Kreiml (Hrsg.), *Soziale Bewegungen und Social Media. Handbuch für den Einsatz von web 2.0* (S. 197–206). Wien: ÖGB-Verl.

Shan, L. C., Panagiotopoulos, P., Regan, A., Brun, A. de, Barnett, J., Wall, P. & McConnon, A. (2015). Interactive communication with the public: qualitative exploration of the use of social media by food and health organizations. *Journal of nutrition education and behavior 47* (1), 104–108. doi:10.1016/j.jneb.2014.09.004

Shirky, C. (2008). *Here comes everybody. The power of organizing without organizations.* New York: Penguin Press.

Shirky, C. (2011). Das Unsichtbare College. In J. Brockman (Hrsg.), *Wie hat das Internet Ihr Denken verändert? Die führenden Köpfe unserer Zeit über das digitale Dasein* (S. 36–40). Frankfurt, M: Fischer-Taschenbuch-Verl.

Sidani, J. E., Shensa, A., Hoffman, B., Hanmer, J. & Primack, B. A. (2016). The Association between Social Media Use and Eating Concerns among US Young Adults. *Journal of the Academy of Nutrition and Dietetics 116* (9), 1465–1472. doi:10.1016/j.jand.2016.03.021

Simpson, C. C. & Mazzeo, S. E. (2017). Skinny Is Not Enough: A Content Analysis of Fitspiration on Pinterest. *Health communication 32* (5), 560–567. doi:10.1080/10410236.2016.1140273

Simmel, G. (1984). Soziologie der Mahlzeit. In G. Simmel (Hrsg.), *Das Individuum und die Freiheit* (S. 205–211). Stuttgart: Köhler Verlag.

Simunaniemi, A.-M., Sandberg, H., Andersson, A. & Nydahl, M. (2011a). Laypeople blog about fruit and vegetables for self-expression and dietary influence. *Health communication 26* (7), 621–630. doi:10.1080/10410236.2011.561520

Simunaniemi, A. M., Sandberg, H., Andersson, A. & Nydahl, M. (2011b). Normative, authentic and altruistic fruit and vegetable consumption as weblog discourses. *International Journal of Consumer Studies* (accepted).

Smith, S. A., Sheats, J. Q., Whitehead, M. S., Delmoor, E., Britt, T., Harris, C. L., Robinson-Flint, J., Porche-Smith, L. M., Umeakunne, K. E. & Coughlin, S. S. (2015). Developing a Cookbook with Lifestyle Tips: A Community-Engaged Approach to Promoting Diet-Related Cancer Prevention Guidelines. *Jacobs journal of food and nutrition 2* (2).

Smith, A. R., Hames, J. L. & Joiner, T. E. (2013). Status update: maladaptive Facebook usage predicts increases in body dissatisfaction and bulimic symptoms. *Journal of affective disorders 149* (1-3), 235–240. doi:10.1016/j.jad.2013.01.032

Solbrig, L., Jones, R., Kavanagh, D., May, J., Parkin, T. & Andrade, J. (2017). People trying to lose weight dislike calorie counting apps and want motivational support to help them achieve their goals. *Internet interventions 7*, 23–31. doi:10.1016/j.invent.2016.12.003

Sonderegger, P. (2011). Die Kraft der vielen koordinieren lernen! Netzwerk-Kampagnen - Bewegung in die Zivilgesellschaft bringen. In H. C. Voigt & T. Kreiml (Hrsg.), *Soziale Bewegungen und Social Media. Handbuch für den Einsatz von web 2.0* (S. 339–348). Wien: ÖGB-Verl.

Spiegel Online. (2014). Neue AGB. Was sich bei Facebook ändert. http://www.spiegel.de/netzwelt/apps/facebook-neue-agb-ab-2015-die-aenderungen-im-ueberblick-a-1005605.html. Zugegriffen 22.02.2018.

Spiekermann, U. (2001). Historischer Wandel der Ernährungsziele in Deutschland - Ein Überlick. In BFE (Hrsg.), *Ernährungsziele unserer Gesellschaft: die Beiträge der Ernährungsverhaltenswissenschaft. 22. Wissenschaftliche Jahrestagung der Arbeitsgemeinschaft Ernährungsverhalten e. V. (AGEV) 12.-13. Oktober 2000, Bonn* (S. 97–112). Karlsruhe.

Spiekermann, U. (2006a). Warum scheitert die Ernährungskommunikation? In aid Infodienst (Hrsg.), *Ernährungskommunikation. Neue Wege - neue Chancen? Tagungsband zum 8. aid-Forum am 11. Mai 2005 in Bonn* (S. 11–20). Bonn: AID.

Spiekermann, U. (2006b). Warum scheitert die Ernährungskommunikation? Eine Antwort aus kulturwissenschaftlicher Perspektive. In E. Barlösius & R. Rehaag (Hrsg.), *Skandal oder Kontinuität. Anforderungen an eine öffentliche Ernährungskommunikation.* (S. 39–50). Berlin: WZB (Wissenschaftszentrum Berlin für Sozialforschung).

Spitzer, M. (2012). *Digitale Demenz. Wie wir uns und unsere Kinder um den Verstand bringen.* München: Droemer.

Stapelkamp, T. (2010). *Web X.0. Erfolgreiches Webdesign und professionelle Webkonzepte.* Berlin: Springer.

Statista. (2017). Anzahl der monatlich aktiven Facebook Nutzer weltweit vom 3. Quartal 2008 bis zum 2. Quartal 2017 (in Millionen). https://de.statista.com/

statistik/daten/studie/37545/umfrage/anzahl-der-aktiven-nutzer-von-face-book/. Zugegriffen 29.08.2017.

Steiman, C. A., Dimov, V. & Eidelman, F. J. (2015). Twitter As a New Medium for Public Health Advocacy. Asthma, Food Allergy and Allergic Rhinitis. *journal of allergy and clinical immunology 135* (2), AB69. doi:10.1016/j.jaci.2014.12.1161

Stein, K. & Hess, C. (2008). Viele Autoren, gute Autoren? Eine Untersuchung ausgezeichneter Artikel in der deutschen Wikipedia. In P. Alpar & S. Blaschke (Hrsg.), *Web 2.0 — Eine empirische Bestandsaufnahme* (S. 108–129). Wiesbaden: Vieweg+Teubner.

Steinberg, A. (2011). *Scheitert die Ernährungskommunikation? Qualitative Inhaltsanalyse von Printratgebern* (1. Aufl.). Wiesbaden: VS-Verl.

Stephan, C. (2012). Wahre Autoren verzweifelt gesucht. In P. Kemper, A. Mentzer & J. Tillmanns (Hrsg.), *Wirklichkeit 2.0. Medienkultur im digitalen Zeitalter* (S. 105–109). Stuttgart: Reclam.

Stern. (2007). Stern-Test: Wikipedia schlägt Brockhaus. http://www.stern.de/digital/online/stern-test-wikipedia-schlaegt-brockhaus-604423.html. Zugegriffen 20.02.2013.

Stochel, M. & Janas-Kozik, M. (2010). Friends of virtual Ana - the phenomenon of pro-anorexia in the Internet. *PSYCHIATRIA POLSKA 44* (5), 693–702.

Stommel, W. & Meijman, F. J. (2011). The use of conversation analysis to study social accessibility of an online support group on eating disorders. Global health promotion *18* (2). http://www.ncbi.nlm.nih.gov/pubmed/21596936.

Su, M.-C., Lin, C.-L. & Tsao, L.-I. (2014). The efficacy of e-health management on weight control in adolescents: a systematic review. *Hu li za zhi The journal of nursing 61* (1), 74–84. doi:10.6224/JN.61.1.74

Suarez-Almazor, M. E. (2011). Changing health behaviors with social marketing. *Osteoporosis international : a journal established as result of cooperation between the European Foundation for Osteoporosis and the National Osteoporosis Foundation of the USA 22 Suppl 3,* 461–463. doi:10.1007/s00198-011-1699-6

Tan, T., Kuek, A., Goh, S. E., Lee, E. L. & Kwok, V. (2016). Internet and smartphone application usage in eating disorders: A descriptive study in Singapore. *Asian journal of psychiatry 19,* 50–55. doi:10.1016/j.ajp.2015.11.007

Tang, J., Abraham, C., Stamp, E. & Greaves, C. (2015). How can weight-loss app designers' best engage and support users? A qualitative investigation. *British journal of health psychology 20* (1), 151–171. doi:10.1111/bjhp.12114

Teufel, M., Hofer, E., Junne, F., Sauer, H., Zipfel, S. & Giel, K. E. (2013). A comparative analysis of anorexia nervosa groups on Facebook. *Eating and weight disorders : EWD 18* (4), 413–420. doi:10.1007/s40519-013-0050-y

Theis, F., Wolf, M., Fiedler, P., Backenstrass, M. & Kordy, H. (2012). Essstorungen im Internet: Eine experimentelle Studie zu den Auswirkungen von Pro-Essstorungs- und Selbsthilfewebsites. *Psychotherapie, Psychosomatik, medizinische Psychologie 62* (2), 58–65. doi:10.1055/s-0031-1301336

Tiggemann, M. & Slater, A. (2017). Facebook and body image concern in adolescent girls: A prospective study. *The International journal of eating disorders 50* (1), 80–83. doi:10.1002/eat.22640

Tiggemann, M. & Zaccardo, M. (2015). "Exercise to be fit, not skinny": The effect of fitspiration imagery on women's body image. *Body image 15,* 61–67. doi:10.1016/j.bodyim.2015.06.003

Tiggemann, M. & Zaccardo, M. (2016). 'Strong is the new skinny': A content analysis of #fitspiration images on Instagram. *Journal of health psychology. doi:*10.1177/1359105316639436

Tobey, L. N., Koenig, H. F., Brown, N. A. & Manore, M. M. (2016). Reaching Low-Income Mothers to Improve Family Fruit and Vegetable Intake: Food Hero Social Marketing Campaign-Research Steps, Development and Testing. *Nutrients 8* (9). doi:10.3390/nu8090562

Tumblr. (2012). A New Policy against Self-Harm Blogs. https://staff.tumblr.com/post/18132624829/self-harm-blogs. Zugegriffen 04.06.2017.

Turja, T., Oksanen, A., Kaakinen, M., Sirola, A., Kaltiala-Heino, R. & Rasanen, P. (2017). Proeating disorder websites and subjective well-being: A four-country study on young people. *The International journal of eating disorders 50* (1), 50–57. doi:10.1002/eat.22589

Turner, P. G. & Lefevre, C. E. (2017). Instagram use is linked to increased symptoms of orthorexia nervosa. *Eating and weight disorders: EWD. doi:*10.1007/s40519-017-0364-2

Turner-McGrievy, G. & Tate, D. (2011). Tweets, Apps, and Pods: Results of the 6-month Mobile Pounds Off Digitally (Mobile POD) randomized weight-loss intervention among adults. *J. Med. Internet Res. 13* (4), e120. http://www.embase.com/search/results?subaction=viewrecord&from=export&id=L560063 3259.

Turner-McGrievy, G. M. & Beets, M. W. (2015). Tweet for health: using an online social network to examine temporal trends in weight loss-related posts. *Translational behavioral medicine 5* (2), 160–166. doi:10.1007/s13142-015-0308-1

TÜV Rheinland. (2017). Bericht zum Breitbandatlas Mitte 2017 im Auftrag des Bundesministeriums für Verkehr und digitale Infrastruktur (BMVI). http://www.bmvi.de/SharedDocs/DE/Anlage/Digitales/bericht-zum-breitbandatlas-mitte-2017-ergebnisse.pdf?__blob=publicationFile. Zugegriffen 22.02.2018.

van Eimeren, B., Frees, B., Busemann, K., Gscheidle, C., Mende, A., Oehmichen, E. & Schröter, C. (2012). ARD-ZDF-Onlinestudie. Zugegriffen 20.12.2012.

van Hildebrandt, T. (2011). Ich twittere also bin ich. Der CDU-Politiker Peter Altmaier hat ein neues Leben begonnen. Im Internet. *Die Zeit* (45). http://www.zeit.de/2011/45/Altmaier. Zugegriffen 26.03.2013.

Voigt, H. C. & Kreiml, T. (2011). Vorwort der Herausgeber. In H. C. Voigt & T. Kreiml (Hrsg.), *Soziale Bewegungen und Social Media. Handbuch für den Einsatz von web 2.0* (S. 7–13). Wien: ÖGB-Verl.

Vollhardt, F. (1995). Autonomie. In W. Schneiders (Hrsg.), *Lexikon der Aufklärung. Deutschland und Europa* (S. 52–53). München: Beck.

Walker, M., Thornton, L., Choudhury, M. de, Teevan, J., Bulik, C. M., Levinson, C. A. & Zerwas, S. (2015). Facebook Use and Disordered Eating in College-Aged Women. *The Journal of adolescent health : official publication of the Society for Adolescent Medicine 57* (2), 157–163. doi:10.1016/j.jadohealth.2015.04.026

Watson, P., Morgan, M. & Hemmington, N. (2008). Online communities and the sharing of extraordinary restaurant experiences. *Journal of Foodservice 19* (6), 289–302. doi:10.1111/j.1748-0159.2008.00110.x

Watson, P., Morgan, M. & Hemmington, N. (2008). Online communities and the sharing of extraordinary restaurant experiences. *Journal of Foodservice 19* (6), 289–302. doi:10.1111/j.1748-0159.2008.00110.x

Watzlawick, P., Beavin, J. H. & Jackson, D. D. (2011). *Menschliche Kommunikation. Formen, Störungen, Paradoxien* (12. Aufl.). Bern: Huber.

Webb, T. L., Joseph, J., Yardley, L. & Michie, S. (2010). Using the internet to promote health behavior change: a systematic review and meta-analysis of the impact of theoretical basis, use of behavior change techniques, and mode of delivery on efficacy. *J. Med. Internet Res. 12* (1), e4. doi:10.2196/jmir.1376

Weber, M. (2013). *Die protestantische Ethik und der Geist des Kapitalismus* (Beck'sche Reihe, Bd. 1614, Vollst. Ausg., 4. Aufl.). München: Beck.

Weston, N. (2006). Foodie: What Is That Anyway? http://www.slashfood.com/2006/02/10/what-is-a-foodie-anyway/. Zugegriffen 02.01.2013.

WHO. (1986). The Ottawa Charter for Health Promotion, World Health Organisation. http://www.who.int/healthpromotion/conferences/previous/ottawa/en en/. Zugegriffen 18.03.2013.

Wierlacher, A. (1993). Einleitung: Zur Begründung einer interdisziplinären Kulturwissenschaft des Essens. In A. Wierlacher, G. Neumann & H. J. Teuteberg (Hrsg.), *Kulturthema Essen. Ansichten und Problemfelder, Band 1* (S. 1–21). Berlin: Akademie Verlag.

Wikipedia. (2017). Hauptseite. https://de.wikipedia.org/wiki/Wikipedia:Hauptseite. Zugegriffen 22.02.2018.

Wilhelm, R., Kunstermann, W., Koerber, K. von & Karg, G. (2005). *BMBF-Forschungsprojekt "Von der Agrarwende zur Konsumwende?" Diskussionspapier Nr. 8: "Nachhaltige Ernährung" in der Ernährungskommunikation ausgewählter Institutionen. Qualitative Fallanalysen von Experteninterviews.* München.

Williams, G., Hamm, M. P., Shulhan, J., Vandermeer, B. & Hartling, L. (2014). Social media interventions for diet and exercise behaviours: a systematic review and meta-analysis of randomised controlled trials. *BMJ open 4* (2), e003926. doi:10.1136/bmjopen-2013-003926

Wolber, H. (2012). *Die 11 Irrtümer über Social Media. Was Sie über Marketing und Reputationsmanagement in sozialen Netzwerken wissen sollten.* Wiesbaden: Gabler Verlag; Imprint: Gabler Verlag.

World Obesity Federation. (2015). Overweight / Obesity by Socio-economic status - adults. https://www.worldobesity.org/data/map/economic-status-adults. Zugegriffen 16.05.2017.

Yeshua-Katz, D. (2015). Online Stigma Resistance in the Pro-Ana Community. *Qualitative health research 25* (10), 1347–1358. doi:10.1177/1049732315570123

Yeshua-Katz, D. & Martins, N. (2013). Communicating stigma: the pro-ana paradox. *Health communication 28* (5), 499–508. doi:10.1080/10410236.2012.699889

Yoo, J. H. & Kim, J. (2012). Obesity in the new media: a content analysis of obesity videos on YouTube. *Health communication 27* (1), 86–97. doi:10.1080/10410236.2011.569003

Zimmer, S. (2010). *Mögliche Einflüsse protestantischer Ethik auf Ernährung, Gesundheitsverhalten und Schlankheitsideal. Online-Ausgabe.* Fulda: Hochschul- und Landesbibliothek.

The manufacturer's authorised representative in the EU is Springer
Nature Customer Service Centre GmbH, Europaplatz 3, 69115 Heidelberg,
Germany. If you have any concerns regarding our products, please
contact ProductSafety@springernature.com

Printed and bound by CPI Group (UK) Ltd, Croydon, CR0 4YY

27/04/2026

02097614-0002